“十二五”国家重点图书

乳房肿瘤整形外科学

Oncoplastic Surgery of the Breast

注 意

在这个领域中，专业知识和最佳实践是在不断变化的。随着新的研究和临床经验在不断拓展我们的知识，在研究方法、专业实践或治疗方面做出某种改变也许是必需的。

在评价和应用本书提供的任何信息、方法、化合物或实验时，执业医师和研究人员必须始终依靠他（她）们自己的经验和知识。在应用这些信息或方法时，他（她）们必须注意自己和他人的安全，包括他（她）们负有专业责任的组织的安全。

至于本书提供的任何药物或药剂，建议读者核对：(1) 有关操作过程的最新信息，或 (2) 每种产品的生产厂商的最新产品信息，以确认推荐的剂量或处方、方法、服用时间和禁忌证。确定诊断、决定患者的最佳服药剂量和最佳治疗方式以及采取适当的安全预防措施是经治医师的责任，这有赖于他（她）们的个人经验和对每一位患者的了解。

在法律允许的范围内，出版商、作者、著者或编者对于与本书所包含的任何方法、产品、指示或观点相关而引起的任何人身损伤或财产损失，均不承担任何责任。

出版者

乳房肿瘤整形外科学

Oncoplastic Surgery of the Breast

原　著　Maurice Y Nahabedian

主　译　李　比　赵建新

译　者　李　比　北京大学第三医院
赵建新　北京大学第一医院
谷廷敏　北京军区总医院
吴鸿伟　北京大学第一医院
张照辉　北京大学第三医院

北京大学医学出版社

RUFANG ZHONGLIU ZHENGXING WAIKEXUE

图书在版编目（CIP）数据

乳房肿瘤整形外科学 / (美) 纳哈贝迪安(Nahabedian, M.Y.) 著；李比，赵建新译. -- 北京：北京大学医学出版社，2012.8

书名原文：Oncoplastic Surgery of the Breast

ISBN 978-7-5659-0396-0

Ⅰ. ①乳… Ⅱ. ①纳… ②李… ③赵… Ⅲ. ①乳腺肿瘤－外科手术②乳房－整形外科手术 Ⅳ. ①R737.9②R655.8

中国版本图书馆CIP数据核字(2012)第111856号

北京市版权局著作权合同登记号：图字：01-2012-2419

Oncoplastic Surgery of the Breast
Maurice Y Nahabedian
ISBN-13: 978-0-7020-3181-6
ISBN-10: 0-7020-3181-X

Elsevier（Singapore）Pte Ltd.
3 Killiney Road，#08-01 Winsland House I，Singapore 239519
Tel:（65）6349-0200，Fax:（65）6733-1817
First Published 2012
2012年初版

乳房肿瘤整形外科学

主　　译： 李　比　赵建新
出版发行： 北京大学医学出版社（电话：010-82802230）
地　　址：（100191）北京市海淀区学院路 38 号 北京大学医学部院内
网　　址： http://www.pumpress.com.cn
E － mail： booksale@bjmu.edu.cn
印　　刷： 北京圣彩虹制版印刷技术有限公司
经　　销： 新华书店
责任编辑： 冯智勇　　**责任校对：** 金彤文　　**责任印制：** 张京生
开　　本： 889 mm × 1194 mm　1/16　**印张：** 11.5　**字数：** 288 千字
版　　次： 2012 年 8 月第 1 版　　2012 年 8 月第 1 次印刷
书　　号： ISBN 978-7-5659-0396-0
定　　价： 139.00 元

译者简介

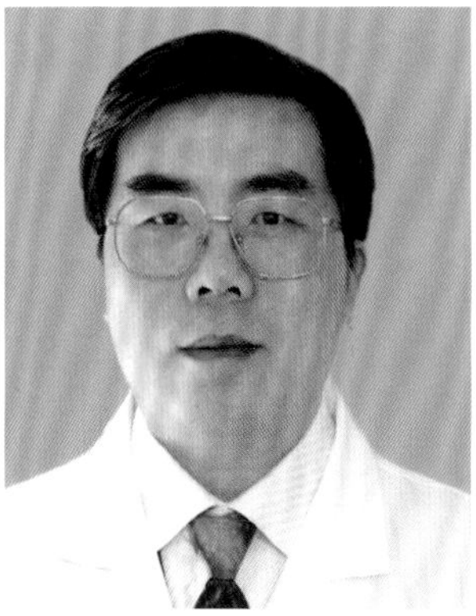

李　比　医学博士，现任北京大学第三医院成形外科主任医师。1989 年本科毕业于北京医科大学医学系。1995 年研究生毕业于北京医科大学第三医院成形外科。主要从事专业为乳房整形与再造。兼任中华医学会整形外科分会会员、中华医学会整形外科分会中青年委员会委员、中华医学会整形外科分会乳房整形美容专业学组委员、中国医师协会美容与整形医师分会乳房亚专业委员会委员、中国中西医结合学会乳房整形专家委员会常务专家、《中国修复重建外科杂志》编委。

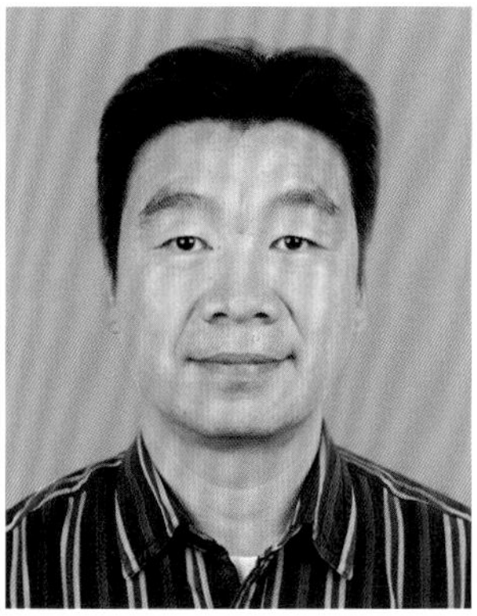

赵建新　医学博士，现任北京大学第一医院乳腺疾病中心副主任医师。1989 年毕业于北京医科大学医学系并保送研究生，导师李通教授，研究题目《多种癌基因及抑癌基因与乳腺癌的关系》，1994 年获医学博士学位。毕业后留校就职于北京大学第一医院普外科，并于 2000–2001 年赴德国慕尼黑大学及慕尼黑红十字医院学习乳腺癌的保乳手术及综合治疗。回国后一直致力于推广规范的乳腺癌保乳手术、前哨淋巴结活检手术、静脉输液港植入手术和新辅助化疗，并积极推进乳腺癌的综合治疗，在国内率先开展乳腺微创手术。在乳腺疾病的诊治与外科治疗方面具有丰富的临床经验和较高的造诣。

作　者

Robert J Allen
Chief
Section of Plastic Surgery
Louisiana State University
Health Sciences Center
New Orleans Louisiana
USA

Elisabeth K Beahm MD FACS
Professor
Department of Reconstructive Plastic Surgery
The University of Texas MD Anderson Cancer Center
Houston, Texas
USA

Jonathan Cheng MD
Assistant Professor
Department of Plastic Surgery
University of Texas
Southwestern Medical Center
Dallas, Texas
USA

Costanza Cocilovo MD
Assistant Professor of Surgery
Department of Surgery
Georgetown University Hospital
Washington, DC
USA

Liron Eldor MD
Fellow, Plastic Surgery
Department of Plastic Surgery
The Methodist Hospital
Institute for Reconstructive Surgery
Houston, Texas
USA

Neil Fine
Associate Professor, Plastic Surgery
Division of Plastic Surgery
Northwestern University, Feinberg School of Medicine
Chicago, Illinois
USA

Moustapha Hamdi MD PhD FCCP
Professor
Department of Plastic and Reconstructive Surgery
Ghent University Hospital, Belgium
Plastic Surgeon Consultant
Edith Cavell Medical Institute
Brussels
Belgium

Catherine M Hannan MD
Resident in Plastic Surgery
Department of Surgery
Georgetown University Hospital
Washington, DC
USA

Steven J Kronowitz MD FACS
Associate Professor
Department of Plastic Surgery
The University of Texas MD Anderson Cancer Center
Houston, Texas
USA

Joshua L Levine MD
The Center for Microsurgical Breast Reconstruction
Manhattan and Charleston
New York, NY
USA

Albert Losken MD
Assistant Professor
Emory Division of Plastic and Reconstructive Surgery
Atlanta, Georgia
USA

Maurice Y Nahabedian MD FACS
Associate Professor of Plastic Surgery
Department of Plastic Surgery
Georgetown University Hospital
Washington, DC
USA

Kristina O'Shaughnessy
Chief Resident, Plastic Surgery
Division of Plastic Surgery
Northwestern University, Feinberg School of Medicine
Chicago, Illinois
USA

P Pravin Reddy MD
Private Practice
Atlanta Plastic and Reconstructive Surgery Consultants
Atlanta, Georgia
USA

Melvin J Silverstein MD FACS
Medical Director
Hoag Hospital Breast Program
Hoag Memorial Hospital Presbyterian
Newport Beach, California;
Professor of Surgery
Keck School of Medicine
University of Southern California

Los Angeles, California
USA

Anu M Singh MD
Clinical Assistant Professor
Georgetown University School of Medicine
Shady Grove Adventist Radiation Oncology Center
Rockville, Maryland
USA

Navin K Singh MD
Clinical Assistant Professor
Johns Hopkins University School of Medicine
Ivy Plastic Surgery Associates
Chevy Chase, Maryland
USA

Scott L Spear
Professor and Chairman
Department of Plastic Surgery
Georgetown University Hospital
Washington, DC
USA

Aldona J Spiegel MD
Director, Center for Breast Restoration
The Methodist Hospital
Institute for Reconstructive Surgery
Assistant Professor
Cornell University – Weill Medical School
Houston, Texas
USA

Justin West MD
Resident in Plastic Surgery
Department of Plastic Surgery
Georgetown University Hospital
Washington, DC
USA

Shawna C Willey MD FACS
Associate Professor
Director, Betty Lou Ourisman Breast Health Center
Department of Surgery
Georgetown University Hospital
Washington, DC
USA

译者前言

乳腺肿瘤的治疗经过多年的研究和发展，其理念和方法在发生着改变。治疗的目标不仅在于根除肿瘤、延长生存期，而且还要具有美学上能够接受的（保存下来的或者重建出的）乳房外形以实现最好的生活质量，使乳腺肿瘤患者身心从治疗中得到最大益处。与以往各个科室相对独立的治疗相比，现代的治疗则是以多学科联合的方式进行，肿瘤外科、肿瘤内科、肿瘤放疗科以及整形外科成为一个治疗团队。在多学科推进乳腺肿瘤治疗的基础上发展起来的一个新的治疗模式就是乳房肿瘤整形外科，它将肿瘤外科的治疗原则与某种形式的乳房重建很好地结合起来以避免乳腺肿瘤术后的畸形。在西方国家，这一模式已经越来越多地被接受并采用，产生了巨大影响。而在国内，对于大多数从事乳腺肿瘤治疗的医生来讲，肿瘤整形的相关概念、原则、方法还非常陌生，缺乏相关的知识。导致这一现象的一个直接原因就是缺乏相关的专业书籍可做参考。

我们有幸看到了这本《乳房肿瘤整形外科学》，并为其专业、全面的内容感到兴奋。该书介绍了近年来最新的理念、最新的技术及最新的研究成果。其内容全面、细致且条理清楚，易于学习、掌握和借鉴。希望该书的翻译出版能弥补国内相关领域的空白，并成为相关领域从业医生（包括乳腺外科医生、整形外科医生、肿瘤内科医生、肿瘤放疗科医生等）的教科书，从而对国内乳腺肿瘤的治疗起到推动作用。

书中难免有翻译不妥之处，希望读者指正。

北京大学第三医院成形外科　李　比
北京大学第一医院乳腺疾病中心　赵建新

原著序言

当M. Nahabedian请求我为其专著《乳房肿瘤整形外科学》撰写序言时，我欣然应允。要知道，“乳房肿瘤整形外科”这一概念乃至这本书都是外科学以及整个医学领域出现新动向且不断深化的明证。从单纯意义上来讲，“乳房肿瘤整形外科”所包含的理念是：治疗疾病已然不够，如今的治疗目标是让患者得到全身心的改善，尽一切努力使患者保有其术前的完整状态，甚至更好。这就意味着尽量减少并发症、副作用、减小手术切口、缩短恢复期以及减轻疼痛。这一趋势的其他相关例证还有：血管成形术、腔镜手术、前哨淋巴结活检、保留皮肤的乳房切除术、保留乳头的乳房切除术以及射波刀。

乳房肿瘤整形外科最初开始于局部或区域的组织重整与乳房肿块切除术或象限切除术的结合，旨在使患癌的乳房尽可能得到保留和重塑，避免严重畸形，尤其是在放射治疗之后。我要特别提出的是，“肿瘤整形外科”一词包含了也理应包含这一理念，即乳房的外形是乳腺癌治疗中所要考虑的关键因素。本书作者中既有普通外科医生，也有整形外科医生，他们均认同如下观点：应当在乳腺癌治疗的同时提供给患者选择的方案，以便她们能够最大限度保有其生活质量。

这样一来，从广义来讲，“乳房肿瘤整形外科”也就意味着要在可能的情况下为每位乳腺癌患者提供：

1. 与整形医生的充分沟通。
2. 保乳选择。
3. 保留乳头或皮肤的乳房切除术选择。
4. 专门针对大乳房或悬垂乳房的肿瘤整形治疗方法。
5. 先进的重建方法，其中包括最新改进的假体以及显微外科辅助的游离组织移植。

上一个十年在乳腺癌的治疗方面发生了许多变化，其中最值得一提的两个变化是采用乳房切除术和双侧乳房切除术的增加。这看上去似乎有悖于“肿瘤整形外科”的理念，但它也符合改善生存质量的广义内涵。随着重建手术方法的不断改进，双侧乳房切除术和重建的前景将会好于一生中频繁接受乳房X线照相、磁共振扫描、穿刺活检、化疗和放疗的困扰。

本书是乳房重建和“肿瘤整形外科”所取得的一些进步的汇总。我们衷心希望书中阐述的理念和方法将惠及患者和她们的医生。

Scott L Spear MD

原著前言

在过去几年里，乳房肿瘤整形手术受到广泛关注，引起了乳腺外科和整形外科医生的极大兴趣。许多乳腺癌患者也对有可能在切除乳癌的同时保留乳头乳晕复合体等乳房的重要组成部分并一步完成修复部分乳房畸形而兴奋不已。这一方法便是“乳房肿瘤整形外科”理念的基础。在过去几年里乳房肿瘤整形外科产生了巨大影响，已经成为患者与其医生间的重要咨询话题之一。随着这一方法不断发展和细化，各种不同应用的相关问题也随之出现。因此，非常有必要让医生和患者都能充分了解适应证和现有方法，从而使乳房肿瘤整形外科发展成为一种安全有效的治疗手段。这就是作者编写此书的初衷。

《乳房肿瘤整形外科学》为所有对乳房肿瘤整形外科感兴趣的外科医生们提供了一种学习的新方法。书中重温了与此相关的许多必要原则、概念和技术，并为帮助掌握这些技术给出了一些建议和临床指导。全书以“设问”结构行文，同时辅以大量照片和图示。各章的作者是从才学、能力、声望以及教学任务几方面遴选出来的。本书介绍了乳房肿瘤整形外科领域的全部现有技术，包括乳房缩小整形术、相邻组织重整以及各种皮瓣重建。书中还概要介绍了肿瘤整形外科手术方法，这将对所有外科医生都有帮助。希望这本书能够提高医生的认知和实际操作能力，更好地实施这些手术。

本书的顺利推出特别要归功于以下一些人：首先是撰写出各精彩章节的作者，他们个个工作繁忙、才智过人，为此书牺牲了大量时间和精力；其次是Elsevier公司的工作人员，他们为这本优秀图书的出版付出了很大努力；最后，我还要感谢我的家人——阿尼萨、丹尼埃尔和索菲亚，在我编著此书的日日夜夜里，她们给予了我莫大的支持、耐心和理解。

Maurice Y Nahabedian MD

致　谢

感谢我的父母，是他们教会了我“努力工作、全心投入与锲而不舍是成功和快乐的基础”这一道理。感谢我的导师 Alan Wile、Paul Manson 和 Scott Spear，是他们倾注时间和心血为我指明了一条超出我预期和梦想的职业坦途。对于这些师长，我内心长存谢意。感谢我有幸在约翰·霍普金斯大学和乔治敦大学与之共事的所有同仁，他们对于整形外科的热爱和高超的医术感召着我不断进取。感谢我的妻子 Anissa，她一向是我的指路明灯和坚实后盾。正是有了她的爱、鼓励和总能找出正确答案的智慧，我的人生才会如此丰富和完美。感谢我的孩子 Danielle 和 Sophia，是他们激励我不断攀上新的高度，我要尽力使自己成为能一直为他们所爱戴的父亲。

目　录

第 1 章

乳房肿瘤整形外科发展史

Maurice Y Nahabedian

引 言

针对乳腺癌治疗的肿瘤整形外科得到了世界范围的关注并获得了广泛的认可。简言之，肿瘤整形外科定义为带有广泛切缘的肿瘤切除以及随后进行的部分乳房切除缺损的即刻重建。当前对于这一方法的青睐大多源于那些显示出了肿瘤学上可行性的安全数据以及显示出了患者满意度的治疗效果数据。这些已然导致了乳腺癌患者术后效果的改善。

乳腺癌的现代治疗方法可以追溯到 20 世纪初，但乳房肿瘤整形外科的历史却相对较短，尚无很完善的记载。在过去的 1 个世纪里，乳腺癌的治疗方法出现了几次较大的变更（表 1.1）。为了更好地了解当前肿瘤整形外科对乳腺癌治疗的影响，有必要对现代乳腺癌的治疗进行简要的回顾。

在 William Stewart Halsted 时代之前，乳腺癌确诊后通常只有极少的治疗方法可供选择，患者生存率很低。随着根治性乳房切除术的出现，乳腺癌的死亡率得到很大改善；然而术后的体形损害是巨大的 [1]。改良根治性乳房切除术（modified radical mastectomy，MRM）保留了胸大肌，清扫了腋窝淋巴结，维持了相似的存活率，而体形损害有所减轻 [2-5]。同期出现的结合放射治疗的单纯乳房切除术继续为进一步减少损伤性的外科方法敞开了大门 [6]。乳房切除方法进一步精细改进考虑到了保留皮肤的方式，但它不改变局部复发或存活状态 [7-9]。随着针对乳腺癌的前哨淋巴结活检的出现，进行腋窝淋巴结清扫的必要性大大降低，单纯乳房切除变得很普遍 [10-11]。最后，出现了保留乳头乳晕复合体（nipple-areolar complex，NAC）的乳房切除方法，并应用于适宜的患者 [12-16]。

由于对乳房实质组织的切除，所有这些乳房切除方法都会导致明显的体形损害。为了改善对体形的损害程度，“乳房重建”被引入并且得到广泛认可（表 1.2）。乳房重建的选择包括使用局部组织、人工假体、肌皮瓣以及穿支皮瓣 [17-25]。这些方法已经产生了巨大影响，并最终导致了肿瘤整形外科技术的发展。

多年以来，随着我们对乳腺癌病理生理知识的进一步了解以及作为治疗辅助方式的放射治疗应用的日臻完善，对初期的手术方法已经有所改进（表 1.3）。对很多乳腺癌患者来说，全乳房切除并不是绝对需要的，可以进行部分乳房切除，这一点已经形成共识 [26, 27]。随着保留乳房治疗

表 1.1　全乳房切除手术的历史（按时间顺序）

作者	年份	治疗方法
Halsted[1]	1890	根治性乳房切除术
Patey[2]	1948	改良根治性乳房切除术
McWhirter[6]	1948	单纯乳房切除术及放射治疗
Toth[7]	1991	保留皮肤的乳房切除术
Noguchi[10]	1996	前哨淋巴结活检
VerHeyden[12]	1998	皮下乳房切除术（恶性疾病）

表 1.2　乳房重建的历史（按时间顺序）

作者	年份	方法
Berson[17]	1944	真皮-脂肪片
Longacre[18]	1953	局部皮瓣
Snyderman[19]	1969	乳房假体
Arnold[20]	1976	大网膜和乳房假体
Schneider[21]	1977	背阔肌
Hartrampf[22]	1982	TRAM瓣
Argenta[23]	1984	组织扩张
Grotting[24]	1989	游离TRAM瓣
Allen[25]	1994	穿支皮瓣

TRAM：横行腹直肌肌皮（瓣）

表 1.3　乳房部分切除术的历史（按时间顺序）

作者	年份	治疗方法
Crile[26]	1973	部分乳房切除术
Montague[28]	1978	保乳治疗
Veronesi[50]	1994	区段性腺体切除
Gabka[31]	1997	肿瘤整形手术
Clough[44]	1998	肿块切除术及缩小上提固定术
Amanti[51]	2002	乳晕周围切口的腺体切除
Anderson[45]	2005	平行四边形切除方法

（breast conservation therapy，BCT）的引入，对多数患者来说，乳腺癌的切除可以仅有 2 ~ 5mm 宽的切缘，乳头乳晕复合体可以得到保留，乳房的形态轮廓可以保存 [28]。手术阶段过后，放射治疗即开始。BCT 后的效果一般来说是令人满意的，据统计，其生存率与 MRM 后的生存率基本上相同。但是，局部复发率有所增加 [29]。虽然在多数患者中，BCT 后的美学效果可达到好甚至完美的程度，但有些患者需要进行二期手术以改进外观并达到对称 [30]。因此，BCT 的缺点包括了局部复发率增高和偶尔的乳房变形。

为减少局部复发的发生并维持自然乳房形态，引入了肿瘤整形外科（oncoplastic surgery）的概念 [31, 32]。肿瘤整形手术与标准的 BCT 的不同之处在于切除的切缘及体积通常大于肿块切除或象限切除。通常切缘切除在 1 ~ 2cm，体积切除在 180 ~ 220cm^3，还有可能切除更大的切缘及体积。所造成的畸形进行即刻修复，采用与组织替代或组织移位相关的方法，包括邻近组织的重整、乳房缩小整形或者远位皮瓣。对侧乳房的修整可以在部分乳房重建时即刻进行或延迟进行。肿瘤整形的方法已经让生存率及局部复发率与 MRM 基本相同 [33, 34]。

本开篇章的目的是回顾这些肿瘤整形方法的历史。本章将重点介绍一些具有里程碑意义的研究及重要的结论。文中还将重点提及一些为肿瘤整形外科理念及实践做出重大贡献的医生。随着肿瘤整形外科不断获得认可和普及，更好地、系统化地掌握相关知识变得越来越有必要。本章将涉及肿瘤整形外科领域内的一些重点内容和历史性的突破。接下来的章节则会详述将肿瘤整形外科成功地付诸实践过程中的诸多重要原则、理念及方法。

关于安全性和功效

肿瘤整形手术的适应证及选择患者标准一直存在着争论、置疑和批评意见。一些人持有这样的看法，认为在推广肿瘤整形手术的进程中，肿瘤的治疗与美容重建之间的界限变得模糊了 [35]。与此观点相反的是，只要遵循肿瘤治疗的原则，肿瘤整形方法在经过适当选择的患者中就可以安全地应用 [36, 37]。无论观点如何，为了肿瘤整形手术能够安全而有效地开展，应当恰当地选择患者，并且患者本人也应完全同意接受这些处置。外科医生应当了解与患者的康复、健康有关的方方面面，这不仅包括复发和生存，而且包括供区的考虑、二期的手术以及长久的效果。提供适当的患者咨询、密切关注短期及长期结果，这些的重要性应当予以认真考虑。对于负责切除及重建的医生来说，这些原则的运用将有助于肿瘤整形手术的接受和成功开展。

要保证肿瘤整形手术的安全性需要关注细节及选择恰当的方法。这一过程从诊断开始，乳腺癌的诊断通过多种手段，包括细针吸取细胞学检查、空芯针穿刺组织学活检以及切除活检。下一个步骤是切除，当有人认为那些在手术切缘未切净肿瘤的患者的相对复发风险要高出 15 倍时，获得干净切缘显然就变得十分重要 [38]。切缘阳性与所进行的活检方法是否相关，针对这一疑问的研究发现是并无相关性的。然而，切缘阳性与原始肿瘤大小（T3 ＞ T2 ＞ T1）及组织学亚型（小叶＞导管的）有关 [37]。浸润性小叶癌患者的切缘阳性的风险可能更高，基于结构变形的存在，这些患者有时可以通过乳腺 X 线照相在术前得到确认 [39]。

从大的肿瘤增加了切缘阳性可能性这一事实中，可以认识到肿瘤整形切除方法的好处。在比较了肿瘤整形切除方法与标准的象限切除方法以后，Kaur 等人已经证实前者切除边缘更宽，而切缘阳性的发生减少了 [40]。在此研究中，肿瘤整形方法切除的平均体积为 200cm^3，而象限切除为 117 cm^3。Giacalone 等人证实，在肿瘤整形手术后腺体切除量增加，组织学切缘更广，再切除的需要相应减少 [41]。肿瘤整形方法切除后再进行全乳房切除术的比例较标准的肿块切除术（12/57，21.1%）有更少的倾向（2/42，4.8%）。这些事实仅仅是对肿瘤整形手术的安全性及功效所做的初步探讨。其他的研究及支持数据将在以下章节阐述。

部分乳房切除后畸形的即刻重建

目前用于部分乳房切除后缺损重建的方法基于两个不同的方式：组织移位和组织替代。组织移位的方法包括局部组织的重整、乳房缩小整形以及乳房上提固定。组织替代方法包括局部皮瓣和来自身体其他不同部位的远位皮瓣。所有这些方法都已广泛应用并被证明很实用。每种方法的适应证是不同的，制定不同规则有助于决策过程 [42-44]。在这些研究中，恰当方法的选择主要依据乳罩杯尺寸及缺损大小。概括地说，乳房较小、下垂轻微的患者比较适合组织替代的方法，比如局部皮瓣、背阔肌肌皮瓣、侧胸皮瓣；而乳房较大、很下垂的患者更适合组织移位的方法，比如邻近组织的重整、乳房缩小整形、乳房上提固定。与肿瘤整形手术相关的方法的历史后面将作进一步回顾（表 1.4）。

乳房缩小整形

是谁第一个开展即刻部分乳房重建已很难确定，但是介绍并推广这一方法最有名的人当属 Melvin J Silverstein 博士。1982 年，在进行一个乳房纤维腺瘤切除以后，他使用乳房缩小整形的方法进行了乳房即刻修复 [45]。

从那以后，乳房缩小整形频繁用于肿瘤整形手术 [44-47]。有多项研究对手术结果进行了报道（表 1.5）。Krishna Clough 博士是肿瘤整形切除术的著名贡献者和提倡者。他在 20 世纪 80 年代开始开展基于乳房缩小的肿瘤整形手术，最近他介绍了在法国巴黎 Curie 中心长达 14 年的经验 [42, 44, 46]。其研究对象包括 101 名患者，她们均因为标准的肿块切除术可能导致明显的外形异常而被选择进行了肿瘤整形切除。所采用的主要方法是 NAC 基于上蒂的倒“T”形缩小

表 1.4　肿瘤整形方法概要、相关并发症发生率及患者满意率

研究作者	年份	方法	例数	相关并发症发生率	满意率
Kat[53]	1999	背阔肌肌皮瓣	30	38%（血清肿，感染）	100%
Losken[49]	2002	乳房缩小整形	20	30%（愈合延迟）	100%
Clough[46]	2003	乳房缩小整形	101	20%（愈合延迟，纤维化）	88%
Gendy[55]	2003	背阔肌肌皮瓣	47	8%（感觉改变，ADL减少）	84%
Spear[48]	2003	乳房缩小整形	11	27%（脂肪坏死）	100%
Losken[54]	2004	背阔肌肌皮瓣	30	33%（复发，血清肿）	NA

ADL：日常运动；NA：不适用

方法。83% 的患者的对侧乳房也即刻进行了缩小整形术，17% 的患者则在二期进行。肿瘤切除的平均重量为 222g。5 年局部复发率为 9.4%，总的生存率为 95.7%，无转移生存率为 82.8%，美容效果满意率达到 82%。当在术前进行放射治疗与在术后进行比较之后，显示出前者易于影响美容效果。

Scott Spear 博士等人报道了从 1996 年至 2002 年的 6 年间采取肿瘤的大范围切除结合进行即刻双侧乳房缩小整形的经验 [48]。这些手术都是在多学科联合的方式下完成的。报道中所有的患者都拥有大乳房，乳罩达 D 杯，每个乳房平均切除量为 1085g。术后随访 1 ~ 6 年，平均 24 个月。虽然 1 例死于肿瘤转移，但无 1 例发生局部复发。并发症包括脂肪坏死（n=3）、乳头色素沉着不足（n=2）、血肿及复杂的瘢痕。对患者的满意度依据视觉分析表进行评分，范围为 1 ~ 4 分，平均为 3.3 分。由独立观察者组成的专门小组也对效果进行了评分，术前进行过放射治疗的打分为 2.9 分，术后进行放射治疗的为 3.03 分。从这个研究得出的主要结论是，在肿瘤整形方法切除后接着进行即刻双侧乳房缩小整形，避免了单独 BCT 后或全乳房切除及即刻全乳房重建后可能发生的明显不对称。另一个重要结论是，大范围的切除与即刻重建相结合在肿瘤学上是安全的。

Albert Losken 博士与佐治亚州亚特兰大市 Emory 大学的团队报道了在肿瘤整形外科原则下采用乳房缩小整形 10 年（1991—2000）的经验 [43, 49]。回顾中共包括 20 例患者。平均肿瘤大小为 1.5mm，切除肿瘤重量平均为 288g。其中 80% 的病例切缘为阴性。最常用的缩小方法是内上蒂或者下蒂法。术后 8 例（40%）乳房 X 线照相发现异常，均做了额外的活检。在平均 23 个月的随访中没有 1 例复发。在所有患者中，乳房美容效果及满意度是可接受的。

这些及其他研究都已经显示了乳房缩小整形在肿瘤整形外科中的应用。因为缩小方法是多变的，对乳房缩小整形来说，特别注意手术的细节很有必要，提倡两个组进行手术的方式。对侧乳房通常同时进行缩小；但在还不能确定获得干净切缘时，延迟方式可能更为安全。

邻近组织的重整

邻近组织的重整也许是部分乳房切除后的缺损重建中最常用的方法。这是因为这些方法极少需要两个组来进行，因为切除肿瘤的医生可以应用这些原则和方法来关闭这些缺损。具体的方法属于组织移位方法的范围。这些方法主要适合于当部分畸形延伸至胸壁，而邻近有足够的组织量用来修复缺损并维持乳房自然外形的时候。因为有足够的局部组织，通常没有必要用组织替代的方法。虽然有一些医生描述过许多组织移位的方法，但普遍公认 Melvin Silverstein 博士是介绍并推广这一理念的开创者之一 [45]。

需要开展这些组织移位的方法源于传统的肿块切除及闭合后造成的乳房外形异常，其原因是切除仅限于病灶范围而未至周围的腺体。邻近的组织没有恰当地动员起来，而切除的缺损主要就是闭合。采用这些组织移位的方法时，切除通常延伸至胸壁，对邻近的腺体组织进行潜行分离并使之能移动起来，从而可以将小或大的缺损关闭而不至于造成乳房外形异常。表 1.6 回顾了多种组织移位的方法。

在这些方法的发展演变中涌现了许多享有盛誉的开创者。Veronesi 及其同事介绍了包括被覆皮肤的区段性腺体大范围切除的概念 [50]。这考虑到了象限切除术的方法，此法有助于确立保乳治疗的可行性。这些手术对位于外侧的肿瘤通常采用放射状切口入路。另

表 1.5　肿瘤整形的乳房缩小整形及相关肿瘤学及美容结果的概要

研究	年份	方法	病例数	肿瘤大小（cm）	随访（月）	切缘累及（%）	局部复发（%）	美容失败（%）
Chang[68]	2004	乳房缩小整形	37	0.6～5.2	未记载	2.7	0	未记载
Spear[48]	2003	乳房缩小整形	11	未记载	24	0	0	未记载
Clough[46]	2003	乳房缩小整形	101	3.2	46	10.9	6.9	12
Newman[70]	2001	乳房缩小整形	28	1.5	24	7	0	未记载
Nos[71]	1998	乳房缩小整形	50	3.25	48	10	7	15

表 1.6　基于肿瘤位置及分布的肿瘤整形的邻近组织重整选择方案（Reproduced with permission from Anderson BO, Masetti R, Silverstein ML. Oncoplastic approaches to the partial mastectomy: an overview of volume displacement techniques.Lancet Oncol 2005;6:145-157）

肿块切除术的类型	肿瘤位置	肿瘤分布
蝙蝠翼形乳房上提固定术	乳房中央	局限
放射状区段象限切除术	乳房外侧	广泛
双环状乳房上提固定术	乳房上部或外侧	广泛
乳房缩小上提固定术	乳房下部	局限

外一种替代的选择是 Amanti 等最先描述的乳晕周围入路[51]。这一切口留下不明显的瘢痕。随着经乳晕周围切口进行皮下的象限切除术（通常也称为乳晕周围双环状乳房上提固定术）的引入，切口可以沿 NAC 圆周切开，痕迹仍相对不明显。Silverstein 介绍了许多概念，其中包括采用平行四边形方式的皮肤切口和蝙蝠翼形乳房上提固定术[45]。平行四边形方式的切口在维持乳房自然外形的同时考虑到大范围的切除边缘。蝙蝠翼形乳房上提固定术是这一概念的延伸，它主要用于靠近 NAC 位于中央部位的肿瘤。Clough 等人介绍了乳房缩小上提固定肿块切除的方法[46]。这个方法对接近乳房下极处的肿瘤特别有用。此处肿瘤的标准肿块切除术常导致 NAC 向下移位。所有这些方法都有依据肿瘤位置的特定适应证，在表 1.6 中有所归纳。

局部皮瓣与远位皮瓣

局部皮瓣和远位皮瓣属于组织替代方法的范围。对于那些基于乳房体积的考虑或切除范围的原因而不适合组织移位方法的缺损来说，这些方法非常有用。可选择的方法包括肌皮瓣和穿支皮瓣，可以带血管蒂移转或者进行游离移植。具体选择何种方法取决于整形医生的能力。很多方法将在随后的章节进行介绍，本章所呈现的是关于这些方法及其起源的概述。

对部分乳房切除后进行即刻重建最常用的皮瓣是背阔肌肌皮瓣[52-57]。采用此瓣对于修复乳房上部、外侧及下部的畸形非常有效（表 1.7）。一般说来，由于在皮瓣设计、皮瓣掀起、皮瓣移转中的技术方面原因，需要由两个组进行手术。背阔肌肌皮瓣的切取有几种方法。传统的方法利用胸后外侧切口，而更现代的方法则利用内镜[54, 57]。利用内镜技术，背阔肌通过乳房及腋窝切口切取，不需要切除皮肤。Kat 等人回顾了 1994 年至 1996 年 3 年间、共 30 例利用背阔肌肌皮瓣进行肿瘤整形手术的经验[53]。所有患者的肿瘤发生在上、外或下象限，没有位于中央部位的肿瘤。所有患者移转的皮瓣完全成活，外观效果满意。Losken 等回顾了 1994 年至 1998 年 5 年间 39 例用内镜切取背阔肌的经验[54]。供区并发症发生 12 例（31%），包括血清肿 7 例以及皮肤坏死、淋巴水肿、伤口裂开、增生性瘢痕和顽固性窦道各 1 例。

另外一种方法是作为小型皮瓣切取背阔肌[55, 56]。小型皮瓣的优点是可以根据乳房需要的组织量来切取不同量的背阔肌。一般通过延长的乳房前外侧切口切取皮瓣，也可用此切口切除乳房。Rainsbury 大量使用了此皮瓣后感觉此皮瓣非常有用，因为它扩展了 BCT 及肿瘤整形手术的作用，可以修复牵涉到 20% ~ 30%乳房体积的畸形，可以用于中央部、内上及外上象限的肿瘤，最后一点是它可以进行即刻重建或者延迟重建[56]。Gendy 等人在 1991 年至 1999 年间应用背阔肌小型皮瓣做了 89 例手术[55]。其结果与

表 1.7　肿瘤整形的背阔肌肌皮瓣重建及与肿瘤学和美容效果关系的概要

研究	年份	方法	病例数	肿瘤大小（cm）	随访时间（月）	边缘累及（%）	局部复发（%）	美容失败（%）
Dixon[67]	2002	背阔肌肌皮瓣	25	未记录	未记录	0	未记录	未记录
Kat[53]	1999	背阔肌肌皮瓣	30	未记录	未记录	0	未记录	未记录
Gendy[55]	2003	背阔肌肌皮瓣	49	2.2	53	0	4	1.8
Nano[69]	2004	背阔肌肌皮瓣	18	3	24	5.5	0	5.5
Losken[54]	2004	背阔肌肌皮瓣	39	未记录	44	0	5.1	未记录

保留皮肤的乳房切除术及即刻重建进行了比较。在术后并发症（8% *vs* 14%）、需要进一步手术（12% *vs* 79%）、乳头感觉丧失（2% *vs* 98%）、活动限制（54% *vs* 73%）及美容结果（视觉分析评分 83.5 *vs* 72）等方面的研究结论是倾向于肿瘤整形方法的。

使用穿支皮瓣进行部分乳房切除后的重建已经受到了关注。有 3 种皮瓣已经在使用：胸背动脉穿支（thoracodorsal artery perforator，TDAP）皮瓣、侧胸皮瓣和肋间动脉穿支皮瓣[58-62]。TDAP 皮瓣是一个包括皮肤脂肪的皮瓣，完全不带有背阔肌。皮瓣的血供来源于胸背动、静脉的穿支。侧胸皮瓣是一个皮肤筋膜皮瓣，由胸外侧动、静脉，腋动、静脉或者胸背动、静脉供应。肋间动脉穿支皮瓣通常由腋前线靠下部分的肋间动、静脉穿支供应。这些皮瓣通常带着血管蒂移转，但也可以进行游离移植。

使用这些皮瓣的临床经验令人鼓舞。Levine 等人为穿支皮瓣的使用提供了一套规则系统[58]。第一选择是 TDAP 皮瓣，接着是侧胸皮瓣，最后是肋间动脉穿支皮瓣。依据术中血管的质量来作出决定。Munhoz 等人使用侧胸皮瓣对 34 名患者进行了部分乳房重建[61]。皮瓣的并发症包括 3 例部分坏死（8.8%），这其中包括 2 例脂肪坏死。另外一例发生了感染。供区并发症包括 5 例血清肿（14.7%）及 3 例伤口裂开（8.8%）。平均随访时间为 23 个月，满意率达到 88%。

保留乳头乳晕的乳房切除术后的乳房重建

在乳房切除中保留乳头乳晕或许是最新近的肿瘤整形方法。虽然这个手术包括的是完全的乳房切除而不是部分乳房切除，但许多人认为它是一种肿瘤整形的方法，因为保留了 NAC。这成为一些争议的焦点，因为依据肿瘤的特性即由于肿瘤的大小、位置或淋巴结状态使得部分乳房切除被认为相对不安全的时候是全乳房切除通常的适应证。在这些例子中，所担心的是 NAC 可能成为肿瘤细胞的港湾。以前的研究显示，肿瘤牵涉 NAC 的发生率在 12% ~ 58%[63, 64]。Lambert 等人在对 803 名患者的一个研究中回顾了预期乳头受累及的因素[65]。具有显著统计学意义的因素包括病程晚期（Ⅲ、Ⅳ期）、肿瘤大小（> 5cm）、阳性淋巴结数量、中央或重叠位置、未分化肿瘤。在 MD Anderson 癌症中心的 Laronga 等人评估了累及 NAC 的 326 名患者，她们接受了保留皮肤的乳房切除术，发现隐性累及发生率在 5.6%[66]。他们发现依据肿瘤大小、核分型或组织学分级在统计学上并无差异。

在保留乳头乳晕情况下进行乳房重建的临床经验有些复杂，但总的趋势是令人满意的[13, 14, 16]。显然，从美学和肿瘤学考虑，选择患者是决定结果的关键。Nahabedian 及 Tsangaris 评价了 14 例保留 NAC 术后的美学结果，显示乳晕感觉存在的占 43%，NAC 延迟愈合占 28%，NAC 不对称占 50%，有关 NAC 的二次手术占 36%[13]。在 11/14 例中进行了重建，其中有 3/11（27%）发生局部复发。除了复发，患者满意率达到 78%。Sacchini 等人的研究显示了非常低的复发率，为 2/64（3.1%）[16]。患者均无肿瘤累及 NAC。87%的乳腺癌患者及 94%的非乳腺癌患者的满意度评分为好至非常好。

结　论

本章着重回顾了肿瘤整形外科的发展史，并为接下来的章节提供了结构框架。所有的原则、概念及特有的技术方法将在以下章节详尽讨论。

（李　比　译）

参考文献

1. Halsted WS. The results of radical operations for the cure of breast carcinoma. Ann Surg 1894; 20:497.
2. Patey DH. The treatment of malignant disease: surgery. Middx Hosp J 1948; 48:111–115.
3. Madden JL. Modified radical mastectomy. Surg Gynecol Obstet 1965; 121:1221–1230.
4. Donegan WL, Sugarbaker ED, Handley RS, et al. The management of primary operable breast cancer: a comparison of time-mortality factors after standard, extended, and modified radical mastectomy. Proc Natl Cancer Conf. 1970; 6:135–143.
5. Scanlon EF, Caprini JA. Modified radical mastectomy. Cancer 1975; 35:710–713.
6. McWhirter R. The value of simple mastectomy and radiotherapy in the treatment of cancer of the breast. Br J Radiol 1948; 21:599–610.
7. Toth BA, Lappert P. Modified skin incisions for mastectomy: the need for plastic surgical input in preoperative planning. Plast Reconstr Surg 1991; 87:1048–1053.
8. Singletary SE. Skin-sparing mastectomy with immediate breast reconstruction: the MD Anderson Cancer Center experience. Ann Surg Oncol 1996; 3:411–416.

9. Slavin S, Schnitt SJ, Duda R, et al. Skin-sparing mastectomy and immediate reconstruction: oncologic risks and aesthetic results in patients with early-stage breast cancer. Plast Reconstr Surg 1998; 102:49–62.
10. Noguchi M, Katev N, Myazaki I. Diagnosis of axillary lymph node metastases in patients with breast cancer. Breast Cancer Res Treat 1996; 40:283–293.
11. O'Hea BJ, Hill AD, El Shirbini AM, et al. Sentinel lymph node biopsy in breast cancer: initial experience at Memorial Sloan-Kettering Cancer Center. J Am Coll Surg 1998; 186:423–427.
12. VerHeyden CN. Nipple-sparing total mastectomy of large breasts: the role of tissue expansion. Plast Reconstr Surg 1998; 101:1494–1500.
13. Nahabedian MY, Tsangaris TN. Breast reconstruction following subcutaneous mastectomy for cancer: a critical appraisal of the nipple–areolar complex. Plast Reconstr Surg 2006; 117:1083–1090.
14. Crowe JP, Kim JA, Yetman R, et al. Nipple-sparing mastectomy technique and results of 54 procedures. Arch Surg 2004; 139:148–150.
15. Cense HA, Rutgers EJ, Lopes Cardozo M, et al. Nipple-sparing mastectomy in breast cancer: a viable option? EJSO 2001; 27:521–526.
16. Sacchini V, Pinotti JA, Barros A, et al. Nipple-sparing mastectomy for breast cancer and risk reduction: oncologic or technical problem? J Am Coll Surg 2006; 203:704–714.
17. Berson MI. Derma-fat-fascia transplants used in building up the breasts. Surgery 1944; 15:451.
18. Longacre JJ. The use of local pedicle flaps for reconstruction of the breast after total or subtotal extirpation of the mammary gland and for correction of distortion and atrophy of the breast due to excessive scar. Plast Reconstr Surg 1953; 11:380.
19. Snyderman RK, Guthrie RH. Reconstruction of the female breast following radical mastectomy. Plast Reconstr Surg 1971; 47:465.
20. Arnold PG, Hartrampf CA, Jurkiewicz MJ. One-stage reconstruction of the breast, using the transposed greater omentum. Case report. Plast Reconstr Surg 1976; 57:520–522.
21. Schneider WJ, Hill HL Jr, Brown RG. Latissimus dorsi myocutaneous flap for breast reconstruction. Br J Plast Surg 1977; 30:277.
22. Hartrampf CR, Scheflan M, Black PW. Breast reconstruction with a transverse abdominal island flap. Plast Reconstr Surg 1982; 69:216–225.
23. Argenta LC. Reconstruction of the breast by tissue expansion. Clin Plast Surg 1984; 11:257–264.
24. Grotting JC, Urist MM, Maddox WA, et al. Conventional TRAM flap versus free microsurgical TRAM flap for immediate breast reconstruction. Plast Reconstr Surg 1989; 83:828–841.
25. Allen RJ, Treece P. Deep inferior epigastric perforator flap for breast reconstruction. Ann Plast Surg 1994; 32:32–38.
26. Crile G, Esselstyn CB, Hermann RE, et al. Partial mastectomy for carcinoma of the breast. Surg Gynecol Obstet 1973; 136:929–933.
27. Crile G. Results of conservative treatment of breast cancer at ten and 15 years. Ann Surg 1975; 181:26–30.
28. Montague E, Gutierrez AE, Barker JL, et al. Conservation surgery and irradiation for the treatment of favorable breast cancer. Cancer 1979; 43:1058–1061.
29. Fisher B, Anderson S, Bryant J, et al. Twenty-year follow-up of a randomized trial comparing total mastectomy, lumpectomy, and lumpectomy plus irradiation for the treatment of invasive breast cancer. N Engl J Med 2002; 347:1233–1241.
30. Matory WE, Wertheimer M, Fitzgerald TJ. Aesthetic results following partial mastectomy and radiation therapy. Plast Reconstr Surg 1990; 85:739–746.
31. Gabka CJ, Maiwald G, Baumeister RG. Expanding the indications spectrum for breast saving therapy of breast carcinoma by oncoplastic operations. Langenbecks Arch Chir Suppl Kongressbd 1997; 114:1224–1227.
32. Masetti R, Pirulli PG, Magno S, et al. Oncoplastic techniques in the conservative surgical treatment of breast cancer. Breast Cancer 2000; 7:276–280.
33. Rietjens M, Urban CA, Rey PC, et al. Long-term oncological results of breast conservative treatment with oncoplastic surgery. Breast 2007; 16:387–395.
34. Asgeirsson KS, Rasheed T, McCulley SJ, et al. Oncological and cosmetic outcomes of oncoplastic breast conserving surgery. Eur J Surg Oncol 2005; 31:817–823.
35. Rew DA. Towards a scientific basic for oncoplastic breast surgery (editorial). EJSO 2003; 29:105–106.
36. Benson JR, Querci Della Rovere G. Towards a scientific basis for oncoplastic breast surgery (reply). Eur J Surg Oncol 2003; 29:629.
37. Chapgar AB, Martin RCG, Hagendoorn LJ, et al. Lumpectomy margins are affected by tumor size and histologic subtype but not by biopsy technique. Am J Surg 2004; 188:399–402.
38. Schnitt SJ, Abner A, Gelman R, et al. The relationship between microscopic margins of resection and the risk of local recurrence in patients treated with breast conserving surgery and radiation therapy. Cancer 1994; 74:1746–1751.
39. Moore MM, Borossa G, Imbrie JZ, et al. Association of infiltrating lobular carcinoma with positive surgical margins after breast-conservation therapy. Ann Surg 2000; 231:877–882.
40. Kaur N, Petit JY, Rietjens M, et al. Comparative study of surgical margins in oncoplastic surgery and quadrantectomy in breast cancer. Ann Surg Oncol 2005; 12:1–7.
41. Giacalone PL, Roger P, Dubon O, et al. Lumpectomy vs oncoplastic surgery for breast-conserving therapy of cancer: a prospective study about 99 patients. Ann Chir 2006; 131:256–261.
42. Kronowitz SJ, Feledy JA, Hunt KK. Determining the optimal approach to breast reconstruction after partial mastectomy. Plast Reconstr Surg 2006; 117:1–11.
43. Losken A, Styblo TM, Carlson GW, et al. Management algorithm and outcome evaluation of partial mastectomy defects treated using reduction or mastopexy techniques. Ann Plast Surg 2007; 59:235–242.
44. Clough KB, Cuminet J, Fitoussi A, et al. Cosmetic sequelae after conservative treatment for breast cancer: classification and results of surgical correction. Ann Plast Surg 1998; 41:471–481.
45. Anderson BO, Masetti R, Silverstein ML. Oncoplastic approaches to the partial mastectomy: an overview of volume displacement techniques. Lancet Oncol 2005; 6:145–157.
46. Clough KB, Lewis JS, Couturaud B, et al. Oncoplastic techniques allow extensive resections for breast-conserving therapy of breast carcinomas. Ann Surg 2003; 237:26–34.
47. Munhoz AM, Montag E, Arruda EG, et al. Critical analysis of reduction mammaplasty techniques in combination with breast conservation surgery for early breast cancer treatment. Plast Reconstr Surg 2006; 117:1091–1103.
48. Spear SL, Pelletiere CV, Wolfe AJ, et al. Experience with reduction mammaplasty combined with breast conservation therapy in the management of breast cancer. Plast Reconstr Surg 2003; 111:1102–1109.
49. Losken A, Elwood ET, Styblo TM, et al. The role of reduction mammaplasty in correcting partial mastectomy defects. Plast Reconstr Surg 2002; 109:968–975.
50. Veronesi U, Luini A, Galimberti V, et al. Conservation approaches for the management of stage I/II carcinoma of the breast: Milan Cancer Institute trials. World J Surg 1994; 18:70–75.
51. Amanti C, Moscaroli A, Lo Russo M, et al. Periareolar subcutaneous quadrantectomy: a new approach in breast cancer surgery. G Chir 2002; 23:445–449.
52. Noguchi M, Taniya T, Miyazaki I, et al. Immediate transposition of a latissimus dorsi muscle for correcting a postquadrantectomy breast deformity in Japanese patients. Int Surg 1990; 75:166–170.
53. Kat CC, Darcy CM, O'Donoghue JM, et al. The use of the latissimus dorsi flap for the immediate correction of the deformity resulting from breast conserving therapy. Br J Plast Surg 1999; 52:99–103.
54. Losken A, Schaefer TG, Carlson GW,

et al. Immediate endoscopic latissimus dorsi flap. Ann Plast Surg 2004; 53:1–5.
55. Gendy RK, Able JA, Rainsbury RM. Impact of skin sparing mastectomy with immediate reconstruction and breast sparing reconstruction with miniflaps on the outcomes of oncoplastic breast surgery. Br J Surg 2003; 90:433–439.
56. Rainsbury RM. Breast sparing reconstruction with latissimus dorsi miniflaps. EJSO 2002; 28:891–895.
57. Monticciolo DL, Ross D, Bostwick J 3rd, et al. Autologous breast reconstruction with endoscopic latissimus dorsi musculosubcutaneous flaps in patients choosing breast-conserving therapy: mammographic appearance. Am J Roentgenol 1996; 167:385–389.
58. Levine JL, Soueid NE, Allen RJ. Algorithm for autologous breast reconstruction for partial mastectomy defects. Plast Reconstr Surg 2005; 116:762–767.
59. Holmstrom H, Lossing C. The lateral thoracodorsal flap in breast reconstruction. Plast Reconstr Surg 1986; 577:933.
60. Holmstrom H, Lossing C. Lateral thoracodorsal flap: an intercostal perforator flap for breast reconstruction. Semin Plast Surg 2002; 16:53.
61. Munhoz A, Montag E, Arruda EG, et al. The role of the lateral thoracodorsal fasciocutaneous flap in immediate conservative breast surgery reconstruction. Plast Reconstr Surg 2006; 116:1699–1710.
62. Angrigiani C, Grilli D, Siebert J. Latissimus dorsi musculocutaneous flap without muscle. Plast Reconstr Surg 1995; 96:1608–1614.
63. Santini D, Taffurelli M, Carolina G, et al. Neoplastic involvement of nipple–areolar complex in invasive breast cancer. Am J Surg 1989; 158:399–402.
64. Menon RS, van Geel AN. Cancer of the breast with nipple involvement. Br J Cancer 1989; 59:81–84.
65. Lambert PA, Kolm P, Perry RR. Parameters that predict nipple involvement in breast cancer. J Am Coll Surg 2000; 191:354–359.
66. Laronga C, Kemp B, Johnston D, et al. Incidence of occult nipple–areola complex involvement in breast cancer patients receiving a skin-sparing mastectomy. Ann Surg Oncol 1999; 6:609–613.
67. Dixon JM, Venizelos B, Chan P. Latissimus dorsi miniflap: a new technique for extending breast conservation. Breast 2002; 11:58–65.
68. Chang E, Johnson N, Webber B, et al. Bilateral reduction mammaplasty in combination with lumpectomy for treatment of breast cancer in patients with macromastia. Am J Surg 2004; 187:647–651.
69. Nano TM, Grantley Gill P, Kollias J, et al. Breast volume replacement using the latissimus dorsi miniflap. ANZ J Surg 2004; 74:98–104.
70. Newman LA, Kuerer HM, McNeese MD, et al. Reduction mammoplasty improves breast conservation therapy in patients with macromastia. Am J Surg 2001; 181:215–220.
71. Nos C, Fitoussi A, Bourgeois D, et al. Conservative treatment of lower pole breast cancers by bilateral mammoplasty and radiotherapy. Eur J Surg Oncol 1998; 24:508–514.

第 2 章

肿瘤整形外科：安全性和功效

Costanza Cocilovo · Shawna C Willey

引　言

20 世纪的大多数时间里，乳房切除术是乳腺癌外科治疗的选择。乳房切除是一个损害体形的手术。Umberto Veronesi 在 20 世纪 70 年代介绍了保留乳房的手术并以多项长期研究表明，保乳手术总体上与乳房切除术有着相似的生存率，但局部复发率高。在 20 世纪 70、80 年代进行的许多研究都阐述了在保乳手术后进行放射治疗的理论。1973–1980 年，Milan Cancer Institute 招募患者进行了随机研究，用以对比根治性乳房切除术与称作“象限切除术”的保乳手术。象限切除术顾名思义是指涉及切除乳房的四分之一。研究对象包括 701 例患者，为浸润型乳腺癌，最大直径≤2cm，没有可触及的腋窝淋巴结。其中，352 例随机做了保乳手术。所有患者均做了腋窝淋巴结清扫，如果做的是保乳手术则给予放射治疗。20 年的随访结果显示，总体生存率和乳腺癌相关生存率在这两组中是相似的。局部复发率在保乳治疗组为高 [1]。Milan Trial Ⅱ设计了“肿瘤切除术”及腋窝淋巴结清扫加放射治疗与“象限切除术”及腋窝淋巴结清扫加放射治疗的比较。研究中将肿瘤切除术定义为切除肿瘤及周围 2mm 宽的健康组织边缘。总的生存率在两个组没有差别，但局部复发率肿瘤切除术组（13.3%）是象限切除术组（5.3%）的 2 倍。局部复发率在有广泛的导管内肿瘤成分的患者中是最高的 [2]。

具有挑战性的是如何选择最适合做保乳手术的患者以及如何在规范的肿瘤学手术要求与可接受的美学效果之间获得平衡。在欧洲，象限切除术常常受到青睐，因为其局部复发率低；但是大量的乳腺组织被切除了。我们的目标是寻找一种方法，使得在进行破坏性切除以达到更大范围的干净切缘的同时能够保持乳房的对称、形状及轮廓。肿瘤整形外科试图达到的就是这个目标。肿瘤整形外科的概念是将整形外科的方法与保留乳房的手术结合起来，在不损害肿瘤治疗原则下，获得更令人满意的最终美学效果。这是一个广义的术语，其内涵包括在患者乳房内的组织重整、使用假体补充组织或者使用自体组织瓣进行体积重建。许多问题由此产生：哪些患者需要这些重建方法？采用肌皮瓣还是组织重整来进行？应该何时进行？是在切除手术当时进行，或者在切除手术后 2 ~ 3 周以即刻 - 延迟的方式进行，还是在放射治疗完成以后进行？切除手术后切缘呈阳性会怎样？以下部分将一一介绍这些重建的选择。

肌皮瓣

Losken 等报道了肿块切除或象限切除后即刻进行背阔肌重建的 39 例病例。平均随访为 3.7 年。4 例导管原位癌（ductal carcinoma in situ，DCIS）患者及 5 例浸润性癌患者的切缘呈阳性或不充分。2 例 DCIS 进行了再切除并确认为切缘阴性。5 例浸润性癌患者中，有 2 例进行了再切除至切缘干净，1 例再切除至切缘阴性但 2 年后出现局部复发而接受了乳房切除术（表 2.1）。

作者报道显示，在随访中，诊断局部复发的影像学检查及体检没有因为皮瓣而受到干扰。一些患者因为切缘阳性或肿瘤复发需要切除背阔肌肌皮瓣以到达局部肿瘤的控制，这样造成了有用的肌皮瓣的损失及显著的畸形。不包括在初始手术时已知道有转移的患者，39 例中的 7 例（18%）患者失去了皮瓣。鉴于这样的皮瓣损失率，作者得出结论：不在新的肿块切除区域进行即刻背阔肌肌皮瓣移转从肿瘤学角度来说更加安全[3]。在进行保乳手术时，有干净的切缘很重要；而要进行即刻肿瘤整形手术，切缘干净就更为重要。没有确定无疑的切缘阴性，不建议即刻皮瓣修复。

组织重整

1985 年 7 月至 1999 年 6 月期间在 Institut Curie，由 Clough 等人报道了组织重整方法的最大系列研究之一。有连续 101 例乳腺癌患者进行了大范围的肿块切除及组织重塑和乳房整形，还进行了对侧乳房的对称性手术。选择的对象是肿瘤较大的患者，如果采用标准的肿块切除术可能损毁乳房外形，但大范围的切除可能达到干净的切缘。89 例患者进行了即刻的对侧乳房手术，12 例进行了延迟的手术。在患侧，11 例涉及切缘阳性，其中 6 例进行了乳房切除术，5 例追加了肿瘤瘤床的切除但没有进行切缘的再切除。20% 的患者出现了早期并发症，这些并发症包括血肿、血清肿、囊肿、伤口延迟愈合、皮肤坏死及乳头乳晕坏死。4 例患者需要再次手术，4 例伤口延迟愈合的患者推迟了放射治疗。7 例患者发生局部复发，其中 4 例复发在相同象限，约占 9.4%（图 2.1）。

表 2.1

初始手术时切缘阳性	背阔肌肌皮瓣损失
9	3（7.6%）
发生局部或远位复发	**背阔肌肌皮瓣损失**
6	4（10.2%）

在 46 个月随访的中期，13 例发生远位转移。88% 的患者有可以接受的美学效果（分为“非常好”、“好”、“尚可”等几级）。在效果差的患者中，最频繁提及的缺点是残留的乳房组织太少。在接受过术前化疗的患者中效果是最差的，因为这些患者切除了大部分组织。作者得出的结论是：她们的效果显示了进行大范围切除并且使用局部组织重整来填补缺损是可行的。她们的生存率比得上大规模试验中的生存率。组织切除量的中位数是 222g。在这个切除量下，接着进行标准的治疗方案并以可接受的方式重建乳房是可行的[4]。

手术切缘的作用

在多数的文献中，作者们报道了局部复发率和转移发生率，但都没有阐明这些组别间有多少交叉。我们都知道，切缘不充分会导致局部复发率高。当局部切除不彻底时，已有报道复发率高达 17%[5]。我们确实发现，如果切除不充分，可导致远位转移的高发；同时也发现，上述那 5 例边缘切除不充分的患者接受的是肿瘤瘤床的追加切除而不是乳房切除术，她们的癌症治疗可能由于这个决定而导致损害。这些作者主张 1cm 宽的边缘，并称他们的许多患者有范围更大的边缘。从肿瘤学观点来看，这些范围更大的切除是有益的，因为降低了局部复发的风险。患者接受新辅助化疗时也很重要，因为即使当化疗有效时肿瘤可以呈多灶方式缩小，但仍需要进行大范围的切除[4]。

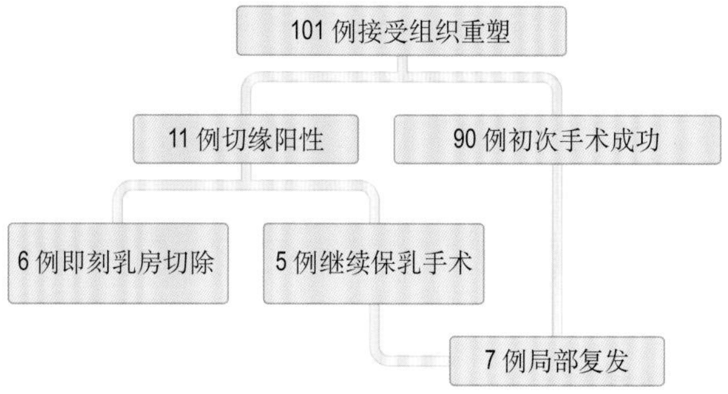

图 2.1

美学效果及随访

据 Clough 等人的报道，在这组患者中，临床的和放射的随访没有受到影响。大乳房患者常常有更多的放射后的变化，其中部分原因是：大剂量的不均一性、每天的组织再生较差以及增加的脂肪成分导致大量的纤维化。通过减少乳房的大小以及减少总体积所需要的放射量，肿瘤整形手术可有令人满意的效果。

上述作者还提出通过进行对侧乳房缩小来降低乳腺癌的风险。虽然有一些回顾性研究支持这个观点[6]，但目前我们还不建议将乳房缩小作为降低乳腺癌风险的方式。在新诊断出的患者中使用磁共振扫描（MRI）可检测出大约 3%的对侧乳房有原发癌，否则这是难以发现的[7]。随着 MRI 使用的增加，未能检出对侧原发癌的情况将不成为问题。

手术时间增加无疑是进行肿瘤整形手术的一个要素，而手术时间越长及手术范围更大可导致更多的并发症。推迟了化疗或放疗的患者数量大约占 4%[4]。尽管最佳时间长度的数据各不相同，但通常建议在初始手术 6 周之内开始下一步治疗。分阶段的治疗方法，尤其对于对侧乳房来说，可能减少辅助治疗推迟的可能性。如果一个患者需要化疗，肿瘤整形部分可以在化疗后进行，但要在放射治疗前。对于无需化疗的患者，等待 2 周或 3 周，一旦确定切缘干净，即可随后进行重建部分的手术。

即刻重建与延迟重建

Kronowitz 等人报道了 69 例患者的经验。其中，50 例进行了部分乳房切除后缺损的即刻修复，包括 14 例局部组织重整、33 例乳房缩小以及 3 例背阔肌肌皮瓣或胸上腹皮瓣修复。19 例患者在放射治疗后进行了延迟的重建，其中 6 例为组织重整、8 例乳房缩小、5 例皮瓣重建。5%的患者显示切缘阳性，其中的 75%进行了全乳房切除。总体上，在平均 35 个月的随访期间，6%的患者发生了局部复发（图 2.2）。

考虑到重建的类型，皮瓣重建后的复发率为 13%。上述作者建议，这些患者可能肿瘤较大且切除后缺损较大，最好进行乳房切除术。其他类型重建方法的术后复发率为 5%[8]。在即刻重建的情况下，皮瓣的方法比组织重整及乳房缩小的并发症发生率要高。在延迟重建的情况下，皮瓣的方法比其他两种方

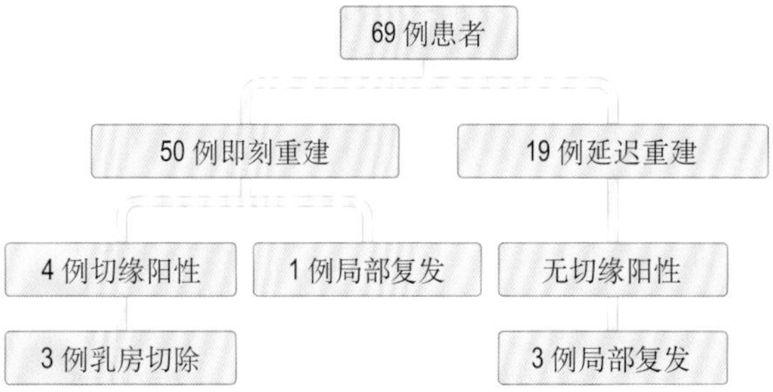

图 2.2

法的并发症发生率要低。这些发现支持了其他一些文献报道。放射治疗后，肌皮瓣可能是缺损修复的最好方法，而组织重塑是即刻或延迟即刻重建的更好选择。在这整个过程中，选择患者很重要。采用肿瘤整形的方法鼓励医生进行大组织量的切除，如果切缘阳性的患者愿意接受随后的乳房切除术，那么在此文及大多数文献中的切缘阳性率是可接受的。延迟即刻重建的计划可使患者进行切缘的再切除或者可选择乳房切除而没有皮瓣的损失及相关并发症的发生。

最新出版的大量相关文献来自意大利的 Rietjens 等人，与 NSABP B07 试验及前述的由 Clough 等人得出的 Institut Curie 数据进行了比较。共有 148 例患者进行了保乳手术结合肿瘤整形方法和组织重塑，4 例缺损较大的患者使用了背阔肌肌皮瓣或者硅凝胶假体。所有的患者均同时进行了对侧乳房的重塑。再次切取了 1cm 宽切缘组织进行大体检查。8%的切缘阳性发生率与其他文献观察的结果相似。所有切缘阳性者都伴有 DCIS。5 年局部复发率为 3%，与 Institut Curie 报道的 9.4% 及 NSABP 试验中的 14.3% 相比更好。作者得出的结论是：对于小于 2cm 的肿瘤，可以认为肿瘤整形与乳房切除同样安全；对于大于 2cm 的肿瘤，认为肿瘤整形比经典的保乳手术安全。最常与局部复发有关的因素是年轻、切缘阳性、多中心肿瘤以及血管的侵及；但是这些因素均没有达到统计学显著性。只有大于 2cm 的肿瘤在局部及远位复发率上具有统计学的显著性[9]。

Asgeirsson 等人对肿瘤整形外科文献进行了回顾。他们进行这一回顾的前提是肿瘤整形手术可以让医生在进行大范围切除时感到安心，并且可减少切缘阳性的发生率，同时也能有一个令人满意的美学结果[10]。多数相关文献篇幅很短，并且报道的是单个医生的经验。虽然这些文献显示出了可接受的结果，但仍建议要做多机构的前瞻性试验、长期的肿瘤学随访并建立选择患者的更明确标准。

选择患者

Losken 等人为那些可能适合肿瘤整形手术的患者建立了一套治疗的规则体系。乳房大小与肿瘤大小相比较是第一步的标准。患者被分为两组，其中一组需要组织替代的方法，例如局部或远位皮瓣的使用；另一组则适合组织移位的方法，例如组织再塑形或乳房缩小。组织替代的方法最好以延迟或即刻 - 延迟方式来进行。一期方法的优点是可能避开了瘢痕组织、放射改变及纤维化，也避免了二次进入手术室。一期方法最主要的缺点是当最后的病理报告上显示为切缘阳性时，在组织重整后切缘阳性的再切除可能不够准确，可能需要进行乳房切除术。

第二个考虑与癌肿有关。局部复发与肿瘤的大小是成比例的，而与切缘距离成反比例。在那些被挑选接受即刻重建的患者中，应当尽力减少切缘阳性的发生。这可以通过细心选择患者来完成。肿瘤大小、位置及淋巴结状况都会在决策时起到影响作用。理想的适合者是其肿瘤可以包含在乳房缩小所切除组织内而且乐于接受小一些乳房的患者。在切缘最常见到的是 DCIS 而不是浸润性肿瘤。在 Losken 等人的相关文献中，所有未能进行边缘再切除的患者都在 40 岁以下。那些作者建议的是这两个组——其一具有广泛的 DCIS，其一年龄在 40 岁以下——要采用分阶段的方法进行治疗[11]。当想要即刻重建时，应当通过 X 线照相检查、大体检查、细胞学检查及病理检查进行术前和术中的切缘评估。建议做宽大些的切除，增加切除瘤床边缘的活检，并放置夹子标记瘤床，特别是对于一次完成的方法，很可能需要切缘的再切除。

在作决定的时候必须考虑患者的喜好和满足度。通过对 NSABP B06 数据的回顾得到了对术后美学效果的评价。作出评价的有四组人：整形医生、普通外科医生、放射治疗医生以及患者。患者和放射治疗医生的评价比普通外科医生高出一个等级，而比整形医生高出一或二个等级。患者的满意度相当高，这不仅依赖于客观的标准（如乳房的形状），还由于成功保留了原有的乳房[12]。

其他一些研究从性心理的影响上将部分乳房切除与全乳房切除后乳房重建进行了比较。Schover 等人发现，大多数治疗中的心理变化在术后 1 年呈现减少现象。局部治疗并非性心理调整的关键因素。在两组之间性生活的水平没有区别。因此作者得出结论：如果得到医疗上恰当的治疗并且对自己的治疗方案感到放心，大多数患者在心理和性功能方面均可以回归良好水平[13]。

当为肿瘤整形手术选择患者时，留意患者的心理状态非常重要。肿瘤整形手术更复杂、更消耗时间，所以需要更长的手术时间和更长的恢复时间。对于一些患者来说，需要做多个手术是令人恐惧的。保乳手术后切缘呈阳性，特别是如果使用了肿瘤整形的方法，那打击简直是太大了。对保留乳房有强烈愿望的患者可以很好地忍受手术的不确定性以及可能的非常艰难的过程。

小　结

毋庸置疑，肿瘤整形外科专业可以从前瞻性的随机试验中受益，连续的随访及大量相关文献的报道都是有帮助的。选择患者可能是决定肿瘤整形手术成功的最重要方面。需要肌皮瓣重建的患者最好在确定切缘阴性后进行延迟的手术。年轻患者及那些有大的 DCIS 成分的患者也最好采用延迟 - 即刻的方法。应与患者探讨肿瘤整形手术失败的影响以及乳房切除术的可能性。在那些进行即刻重建的患者中，应当尽力减少切缘阳性及并发症的风险，否则可能会推迟随后的治疗或者导致额外的手术。为了减少切缘阳性，应当采用所有可利用的技术进行细致的术前评估，例如影像学检查、体格检查、病理检查。对将会需要的术后治疗（例如化疗及放射治疗）应当予以考虑。在手术中，应当达到广泛的大体切除，应当进行术中标本照相以改进定位，特别是在肿物不能摸到时，应按需要进行瘤床边缘的活检。如果这些措施都未能使术后达到干净的切缘，尝试再次切除以达到安全、准确，或者是否让患者进行乳房切除，这些都必须与患者进行细致的讨论来决定。如同长期随访结果所显示的那样，如果患者参与了作出决定的过程，她们就可以从各种方式的治疗中获得满意的结果。

（李比　译）

参考文献

1. Veronesi U, Cascinelli N, Mariani L, et al. Twenty-year follow-up of a randomized study comparing breast-conserving surgery with radical mastectomy for early breast cancer. N Engl J Med 2002; 347(16):1227–1232.
2. Veronesi U, Volterrani F, Luini A, et al. Quadrantectomy versus lumpectomy for small size breast cancer. Eur J Cancer 1990; 26(6):671–673.
3. Losken A, Schaefer TG, Carlson GW, et al. Immediate endoscopic latissimus dorsi flap: risk or benefit in reconstructing partial mastectomy defects. Ann Plast Surg 2004; 53(1):1–5.
4. Clough KB, Lewis JS, Couturaud B, et al. Oncoplastic techniques allow extensive resections for breast-conserving therapy of breast carcinomas. Ann Surg 2003; 237(1):26–34.
5. Renton SC, Gazet JC, Ford HT, et al. The importance of the resection margin in conservative surgery for breast cancer. Eur J Surg Oncol 1996; 22(1):17–22.
6. Tarone RE, Lipworth L, Young VL, et al. Breast reduction surgery and breast cancer risk: does reduction mammaplasty have a role in primary prevention strategies for women at high risk of breast cancer? Plast Reconstr Surg 2004; 113(7):2104–2110, 2111–2112.
7. Lehman CD, Gatsonis C, Kuhl CK, et al. MRI evaluation of the contralateral breast in women with recently diagnosed breast cancer. N Engl J Med 2007; 356(13):1295–1303.
8. Kronowitz SJ, Feledy JA, Hunt KK, et al. Determining the optimal approach to breast reconstruction after partial mastectomy. Plast Reconstr Surg 2006; 117(1):1–11, 12–14.
9. Rietjens M, Urban CA, Rey PC, et al. Long-term oncological results of breast conservative treatment with oncoplastic surgery. Breast 2007; 16(4):387–395.
10. Asgeirsson KS, Rasheed T, McCulley SJ, et al. Oncological and cosmetic outcomes of oncoplastic breast conserving surgery. Eur J Surg Oncol 2005; 31(8):817–823.
11. Losken A, Styblo TM, Carlson GW, et al. Management algorithm and outcome evaluation of partial mastectomy defects treated using reduction or mastopexy techniques. Ann Plast Surg 2007; 59(3):235–242.
12. Matory WE Jr, Wertheimer M, Fitzgerald TJ, et al. Aesthetic results following partial mastectomy and radiation therapy. Plast Reconstr Surg 1990; 85(5):739–746.
13. Schover LR, Yetman RJ, Tuason LJ, et al. Partial mastectomy and breast reconstruction: a comparison of their effects on psychosocial adjustment, body image, and sexuality. Cancer 1995; 75(1):54–64.

第 3 章

乳房肿瘤整形手术的适应证及选择患者

Steven J Kronowitz

引　言

姑且不论美学效果如何，众多患者保留乳房的强烈愿望已然导致了更多地使用部分乳房切除术，也就是在部分乳房切除范畴内的更广泛的局部切除[1]。当部分乳房切除变得范围越来越大，最终产生不是最理想的美学效果的风险可能就会随之增加[2]。近些年来，对乳腺癌患者进行部分乳房切除治疗及放射治疗（partial mastectomy and radiation therapy，XRT）的比例有所增加，这一方法称为保留乳房治疗（breast conservation therapy，BCT）。这一趋势的出现部分是由于乳房 X 线照相筛查的增多而使早期乳腺癌的诊断相应增加所致，还由于那些患有大的可手术癌肿及局部晚期乳腺癌患者的术前化疗使用的增加，其显著的临床效果使得那些本来需要做全乳房切除的患者得以进行保留乳房的手术[3-5]。BCT 以后，报道有 20%～30% 的患者由于患侧畸形而美学效果差[4-7]。但是，BCT 后不理想的美学效果很有可能在这些文献中被低估，因为不少外形差的患者不愿意再寻求进一步的手术治疗。

在本章中，我们基于临床的相关参数介绍部分乳房切除后缺损修复的处理策略，以使临床医生更好地选择最适合的适应证来实施各种修复性外科手术。

修复部分乳房切除缺损的处理策略

我们知道，多数乳房重建的方法都是基于基本的原理和原则，而不是基于设计好的操作指导。在图 3.1 中呈现的是推荐的处理策略，它是作为指导而设计的，旨在为修复部分乳房切除缺损做出决定的过程提供帮助。不过，关于最佳方法的最终决定还是应由多学科的乳腺癌治疗团队及患者本人来最后做出。

与放射治疗有关的修复时机的重要性

如果是等到完成整个乳房的 XRT 后再修复部分乳房切除后较大的畸形，通常需要大量自体组织的复合移植。选择 BCT 的患者经常如此而限

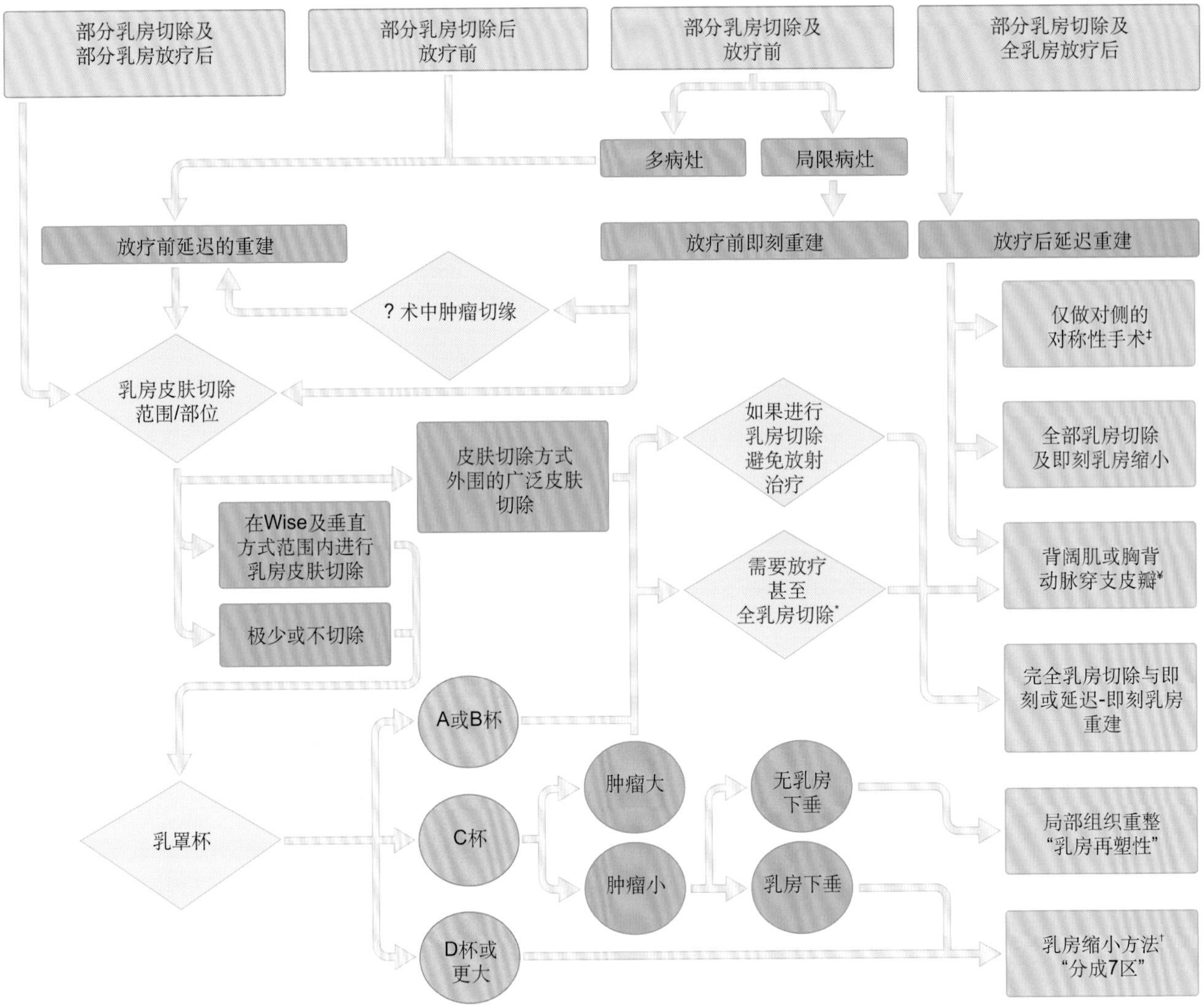

* 患者的方案是接受新辅助化疗使肿瘤体积变小至可以进行BCT，而不是乳房切除术。
† XRT前仅进行患侧的乳房缩小，6个月或以后使用修复患侧同样蒂的设计进行对侧乳房缩小以达到对称。
¥ 最适合应用于部分缺损位于乳房6区或7区的患者。
‡ 仅仅为了对称而进行对侧乳房缩小时，手术之前要给患侧留有适当时间让乳房体积达到稳定。

图 3.1 修复部分乳房切除缺损的处理策略。**患者在部分乳房切除及部分乳房 XRT 后**：这是一个正在增加的患者群，在不久的将来可能成为修复部分乳房切除后缺损最多的人群。在这些患者中，因为 XRT 只用于肿瘤区域，其余的乳房腺体可以重整而不用担心愈合不良。另一个优点是因为已经获得了切缘阴性，肿瘤切除后的腔穴不需要为肿瘤放疗医生进行标明（置放手术夹子）。其缺点就是乳房上已做的切口可能影响皮肤切除方式的设计。这类患者处理方案的决定是基于乳房皮肤切除的范围和位置以及乳房的大小而作出的。具有 D 杯或 C 杯尺寸的乳房且肿瘤小的患者非常适合做乳房缩小或乳房再塑形。乳房很小的患者则大多数受益于背阔肌肌皮瓣，特别是在 XRT 已经完成后。这些乳房小且仅接受部分乳房 XRT 的患者不大可能接受完全乳房切除并即刻或延迟 - 即刻全乳房重建。**患者在部分乳房切除后、XRT 前**：这个组对乳房整形医生来说各有利弊，优点是这些患者通常已经获得阴性肿瘤切缘，缺点是确切的肿瘤切除部位及范围常常不清楚。这在确定乳头 - 乳晕复合体（NAC）是否从其深方腺体得到足够的血供方面特别重要。经过中央部切除或通过检查发现乳晕下有切除迹象的患者应当在决定做乳房缩小之前进行 NAC 血供的探查。对于这些患者来说，确定修复部分乳房切除后缺损的最佳方法也是依据肿瘤切除的位置和范围以及乳房的大小。**患者在部分乳房切除及 XRT 前**：这种情况代表着最理想的方案，融合了多学科在乳腺癌治疗过程中的观念。但是，在这类患者中还有许多重要方面需要考虑。多数接受部分乳房切除的患者为局限的疾病，但如果患者显示为多灶疾病，延迟修复可能更好，因为她们的肿瘤切缘阳性的风险增加了或者严重的乳房畸形可能需要进行全乳房切除及即刻或延迟 - 即刻乳房重建。这组患者最要考虑的是肿瘤边缘的状况。决定即刻进行修复或者等待 1 ~ 2 周直到边缘阴性明确后再进行有赖于乳腺外科医生、病理医生及乳房整形医生之间的交流。虽然这样表面看来可能将修复延迟至每个患者证实了肿瘤切缘阴性以后，但是很多患者在处于低风险的同时还得在 XRT 前经受另外的修复手术。考虑完上述事宜之后，此组进一步要考虑的事情仍要以皮肤切除的位置和范围以及肿瘤大小与乳房尺寸的比例为依据。**患者在部分乳房切除和全乳房 XRT 以后**：遗憾的是，目前这类患者更多倾向于向乳房整形医师求助。本章介绍的处理策略及方法的基本目的就是要消除这两种分类。虽然就此分类做出决定是最直接的，但这些修复通常需要广泛的重建方法即需要转移皮瓣。尽管皮瓣可以提供自身的血液供应，有助于在放射过的手术区域愈合，但是如果需要另外的重建的话，皮瓣在修复部分乳房畸形方面的作用也有利于其在将来的使用。这些为数众多的方法的美学效果往往也会令人不十分满意，因为皮瓣的皮肤不能与残留的局部乳房皮肤相配。有人尝试用残留的乳房组织在 XRT 后进行部分乳房畸形的修复，并发症的发生率非常高。在一些有乳房显著变形的患者中，进行全乳房切除及即刻乳房重建而不是尝试部分修复可能更好，因为后者留下的乳腺组织可能有复发的风险。

制了手术的范围，因此她们并不热衷于接受有风险的二期重建手术。另外，在照射过的手术区域内，对与二期修复相关的邻近乳房组织的使用也因为其被照射过而受到限制，原因是并发症发生率高。在这种情况下，使用假体的并发症有所增加，通常不予推荐。随着作为全乳房照射的替代方法的部分乳房照射的使用增多，使用保留的乳房组织进行重建有可能成为可实施的选择。

XRT 后的延迟重建通常需要背阔肌肌皮瓣或胸背动脉穿支皮瓣，然而这些皮瓣的使用可能会增加上臂淋巴水肿的可能性；并且如果以后需要做进一步重建的话，这可能使患者处于没有自体组织可选择的处境。在 MD Anderson 癌症中心，局部皮瓣在修复部分乳房切除后的缺损中的作用已经有所改变。虽然这些皮瓣仍然是 XRT 后延迟修复最常用的皮瓣，但现在它们更多用于 XRT 前的即刻修复（在证实肿瘤切缘阴性后）。在那些有着小和中等体积的乳房以及那些患局部晚期乳腺癌并需要 XRT 的患者中，显示出这些皮瓣很有用，不论她们接受了部分乳房切除（例如在新辅助化疗后变得适合做 BCT）还是全部乳房切除（图 3.2）。

在一些完成放射治疗的患者中，仅进行对侧乳房的缩小而不修复患侧也将改善乳房的对称性。这一策略的优点是没有对经过放射的乳房进行手术，从而消除了额外并发症的可能性。手术范围是有限的，乳房仍可以达到合理的对称。

在 BCT 后有严重乳房畸形的病例中，可以考虑选择完全的乳房切除及全乳房重建。BCT 后进行全乳房重建的美学效果还达不到最佳，主要是因为放射过的乳房皮肤包被相对无弹性以及乳房切除后皮肤皮瓣坏死的风险有所增加。

在 MD Anderson 癌症中心，修复部分乳房切除后缺损最常用的方法是使用局部乳房组织。这主要是因为这些方法简单易行，也因为这些使用局部组织的方法通常可保持乳房的颜色和质感。然而，如果部分乳房切除后导致事先未预料到的畸形（图 3.3），或者在部分乳房切除时肿瘤切缘情况不明确，则仍然应当考虑在 XRT 前进行修复。在这种情况下，我们更愿意利用残留的乳房组织进行局部重建。

虽然乳房缩小方法一般比局部组织重整更受青睐，但乳房缩小通常仅限于大乳房患者（D 杯乳罩大小或更大）（图 3.4）。对于仅有轻度或没有乳头下垂的中等大小乳房患者（C 杯大小），局部组织重整是很好的选择之一，特别是当肿瘤很小、部分缺损位于乳房

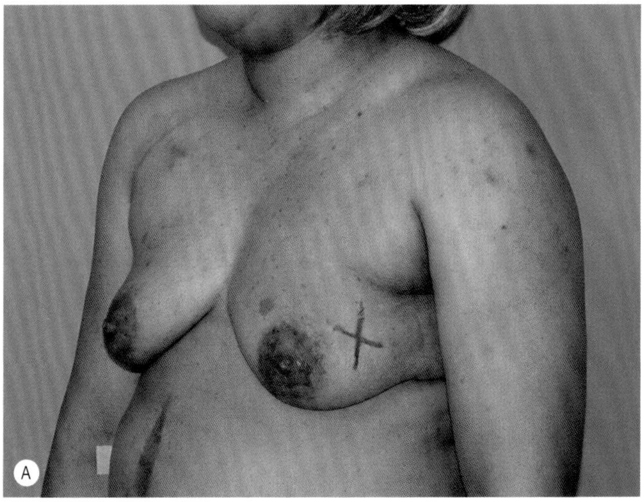

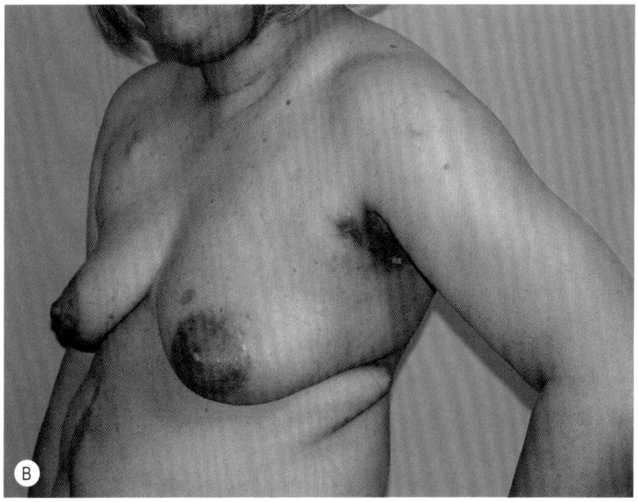

图 3.2　非常适合在 XRT 前用背阔肌肌皮瓣或其他局部带蒂皮瓣进行即刻修复的一个病例。47 岁女性，左侧乳房 T2N2 期肿瘤，对新辅助化疗反应非常好，希望进行 BCT。乳房体积为 C 杯，在肿瘤切除后没有足够的残留乳房组织进行乳房缩小手术，所以她接受了背阔肌肌皮瓣（去除表皮）即刻修复。此患者腹部有广泛的瘢痕，而且更重要的是，不管她是否进行了部分或全部乳房切除，她都将需要接受 XRT——这是正在增加的一类患者，表现为局部晚期乳腺癌，经过新辅助化疗后，肿瘤变得适合进行部分乳房切除。（A）术前：肿瘤位于乳房外侧（以黑 X 标志）。因为没有累及乳房皮肤，仅仅使用乳晕周边及腋下切口进行了肿瘤切除。经腋下切口将背阔肌肌皮瓣通过隧道移转至胸部。背阔肌折叠以适应乳房实质缺损的形状和大小，皮岛去除表皮并置于缺损区的乳房皮肤下，这样在背阔肌萎缩后可以避免挛缩，这一区域的体积可以得到保留。（B）术后 2 个月观：因为进行了即刻乳房重建，患者外表上没有进行乳腺癌手术的迹象。如果此患者是在放射治疗后进行的延迟修复，乳房的皮肤常常因为在未修复的畸形部位存在皮肤挛缩而变得不足，她很有可能需要使用背阔肌肌皮瓣的皮岛来替代乳房的皮肤。

外象限且很少或没有皮肤切除的时候。

即刻修复的方法让整形医生参与到了肿瘤切除手术的设计当中。即使不需要重建（因为缺损比预期要小或者肿瘤比预期更广泛而不能进行部分乳房切除术），术前设计环节有整形医生的参与会使随后可能需要的乳房重建变得简单一些。

肿瘤的多病灶性

决定进行部分乳房切除后缺损的即刻修复取决于很多因素。这些因素包括术前影像检查和术中评估的结果。如果有肿瘤呈多中心生长或者可能是多病灶的证据，并且切除的计划是进行 BCT，那么部分乳房切除后缺损的即刻修复通常是不提倡的。这些患者术后

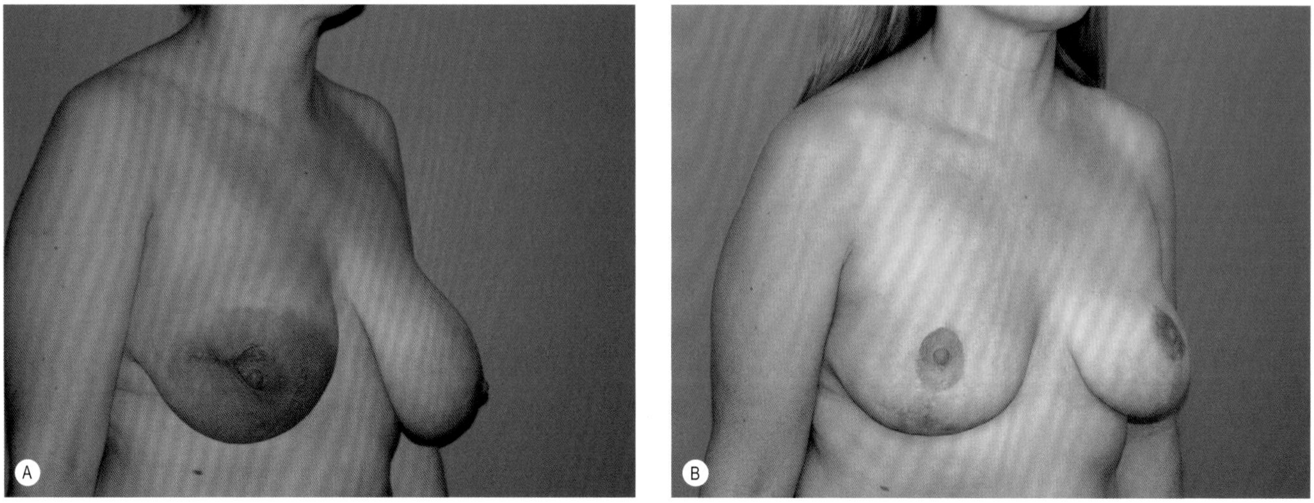

图 3.3 部分乳房切除后未预料到的畸形可能需要在 XRT 前进行延迟修复的一个病例。(A) 41 岁患者，中央部肿瘤行部分乳房切除后 2 周。此患者对结果非常不满意并且知道 XRT 将对美学效果有进一步的不良影响。在 XRT 前采用乳房缩小的方法进行了延迟修复。因为术前中央部切除的范围和确切部位不能确定——这是 XRT 前延迟修复的一个缺点，所以在乳房缩小开始之前，对乳头 - 乳晕复合体（NAC）进行了探查以确定是否有充足的血供。保持了至 NAC 的血液供应足以支持使用内下真皮腺体蒂来进行修复。(B) 修复术后 3 个月。患者同乳腺外科医生一样对这一结果非常高兴。(Reproduced from Kronowitz SJ，Hunt KK，Kuerer HM，et al. Practical guidelines for repair of partial mastectomy defects using the breast reduction technique in patients undergoing breast conservation therapy. *Plast Reconstr Surg* 2007;120:1-14.)

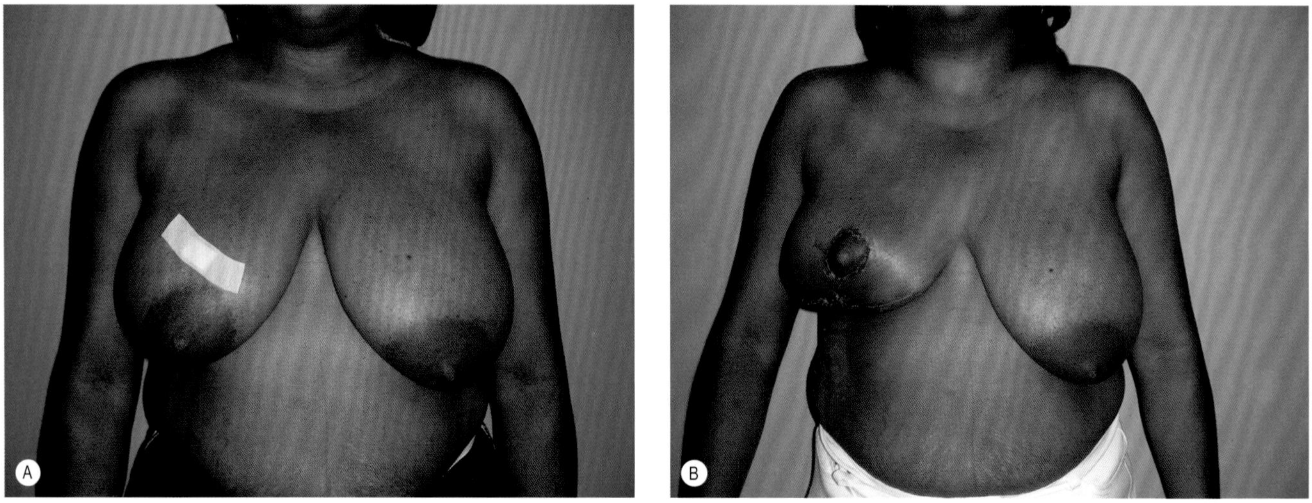

图 3.4 (A) 一例非常适合放射治疗前用乳房缩小进行即刻乳房修复的患者。41 岁女性，着 38DD 号乳罩，右乳内上象限 T2N0（Ⅱ A）期浸润性导管癌。单病灶局限，没有伴随的微小钙化。采用 Wise 皮肤切除方式并于术前进行标记，做好使用乳房缩小方法进行即刻修复的准备。部分乳房切除通过 Wise 皮肤切除方式的内上臂切口进行，因此在修复以后将没有乳腺癌手术的特征痕迹。内下的真皮腺体蒂用来进行缺损的即刻修复。(B) 修复术后 2 周，显示出保留的内侧楔形乳腺组织填补乳房内上象限缺损的效果。按照我们的新方案，在完成 XRT 后大约 6 个月，让修复的乳房有足够的时间达到稳定形态后，将进行对侧乳房缩小。

肿瘤切缘阳性的风险很高。在这种情况下可选择的治疗是将重建推迟至开始 XRT 前完成。

术中肿瘤切缘状态

在乳房组织重整之前关注肿瘤切缘情况是很关键的。如果在术中对肿瘤切缘是否足够有所担心，那么先关闭部分乳房切除的切口而不做任何的组织重整。在依据永久性切片证实为阴性切缘后，再进行部分乳房畸形的修复。通常计划在部分乳房切除后数周内进行，而且不推迟 XRT 的开始。

在我们的文献中[6]，在接受部分乳房切除及即刻修复后，只有 5% 的患者有肿瘤切缘阳性。这个发生率低于报道中因为缺损很小而未做修复的患者的切缘阳性发生率[7]。

肿瘤切缘阳性率如此之低的发现应能减少采用乳房缩小方法进行即刻修复后对肿瘤切缘阳性的担心。进一步来说，我们的大量经验表明，大多数因为预期缺损较大而准备进行修复的患者可能都进行了全乳房切除及即刻乳房重建而不是另外的再切除[6]。相对低的（5%）乳癌局部复发发生率[6]是进一步的证明，它验证了乳房缩小作为一种确定的乳房重建方法来进行即刻修复部分乳房切除后缺损的作用。

预期乳房皮肤切除的范围及部位

当选择最适合的修复方法时，考虑皮肤缺损的预期大小及部位是必需的。在对浸润性或原位乳腺癌进行部分乳房切除中，需要切除乳房皮肤的情况非常罕见，只有在发现肿瘤侵及皮肤或与皮肤非常近时有切除的指征。但是，在需要乳房皮肤切除（肿瘤摘除）并且该皮肤位于 Wise 方式切除范围内的情况下才是理想的。当需切除的皮肤位于 Wise 方式范围外时，这可能是个问题。在这种情况下，可以考虑修改 Wise 皮肤切除方式以包括切除的皮肤。如果需要切除的皮肤仅涉及活检区域的再切除并且活检区与 Wise 方式之间有足够的皮肤间隔，那么活检区可以分开进行再切除，而肿瘤摘除可以通过沿 Wise 方式的上臂或下臂切口进行（图 3.5）。虽然通过分别的切口进行肿瘤切除是否适合取决于乳腺外科医生，但这种方法可以达到最佳的美学效果，乳房外形的变形最小。当需要切除大量的皮肤以达到适当的边缘时，BCT 的许多优点就不存在了。当乳房皮肤缺损范围大至必须使用皮瓣进行修复时，从乳房重建方面考虑，BCT 可能不是最好的选择。虽然背阔肌肌皮瓣可以替代大范围的皮肤，但其皮肤颜色及质地的不同可能产生不令人满意的美学效果。还应当考虑体积缺损的情况以及单独的背阔肌肌皮瓣是否能够充分提供修复所需的体积。在考虑使用假体的情况下，可能最好进行全乳房切除及乳房重建，因为乳房假体在放射治疗时常常与其他的并发症相联系[8]。在不适合做下腹部皮瓣（横行腹直肌肌皮瓣，TRAM 瓣；腹壁下动脉穿支皮瓣，DIEP 瓣；腹壁下浅动脉皮瓣，SIEA 瓣）进行乳房重建的患者（因为组织量不足或过多的腹部血管曲张，或者腹部瘢痕），如果发生乳腺癌局部复发或者 XRT 后的轮廓畸形，背阔肌肌皮瓣可能是唯一可用的自体组织资源。

乳房腺体缺损与乳头 - 乳晕复合体的距离

在乳腺癌手术治疗的设计中，另一个要重点考虑的是预期的乳房腺体缺损与乳头 - 乳晕复合体（NAC）的距离。当预期的缺损位于乳房中央（乳晕下）时，术前患者会被告知这个可能性，即在切除后唯一留下的至 NAC 的血供将来自与皮肤的连接，这可能会影响到乳房缩小方法的使用。其他的选择包括结合游离乳头移植的乳房缩小方法和无 NAC 重置的周围乳房腺体的局部重整（即局部组织重整）。要告知患者当使用局部组织重整方法时，美学结果是难以接受的，要考虑进行全乳房切除及整个乳房的重建，从而避免 XRT 的不利影响。

乳房大小及肿瘤大小对修复的影响

大多数拥有 A 杯或 B 杯大小乳房的患者不是 BCT 手术后即刻修复的适合者，因为残留的乳房组织通常不足够进行修复，从而需要使用带血运的组织瓣以矫正畸形[9]。在这些患者以及一些 C 杯大小乳房但有较大肿瘤的患者中，通常倾向于进行全乳房切除结合即刻乳房重建以避免放射治疗的不利影响。放射治疗有时使乳房皮肤包被变形，并且可能造成 NAC 位置异常。这些变形的随后修复很难奏效[9]。另外，全乳房切除及即刻重建可以允许使用假体的全乳房重建。对于放射后的乳房这是相对禁忌证，特别是对于那些缺乏自体组织选择的患者而言。

虽然做过假体隆乳的患者看似乳房较大，但大多数在术前乳房的大小为 A 杯或 B 杯，因此她们应当类似于较小乳房的患者来对待[9]。不幸的是，接受 BCT 而没有取出已有假体的患者经常发生严重的感染而需要取出感染的假体，或者产生与继发于包膜挛缩及假

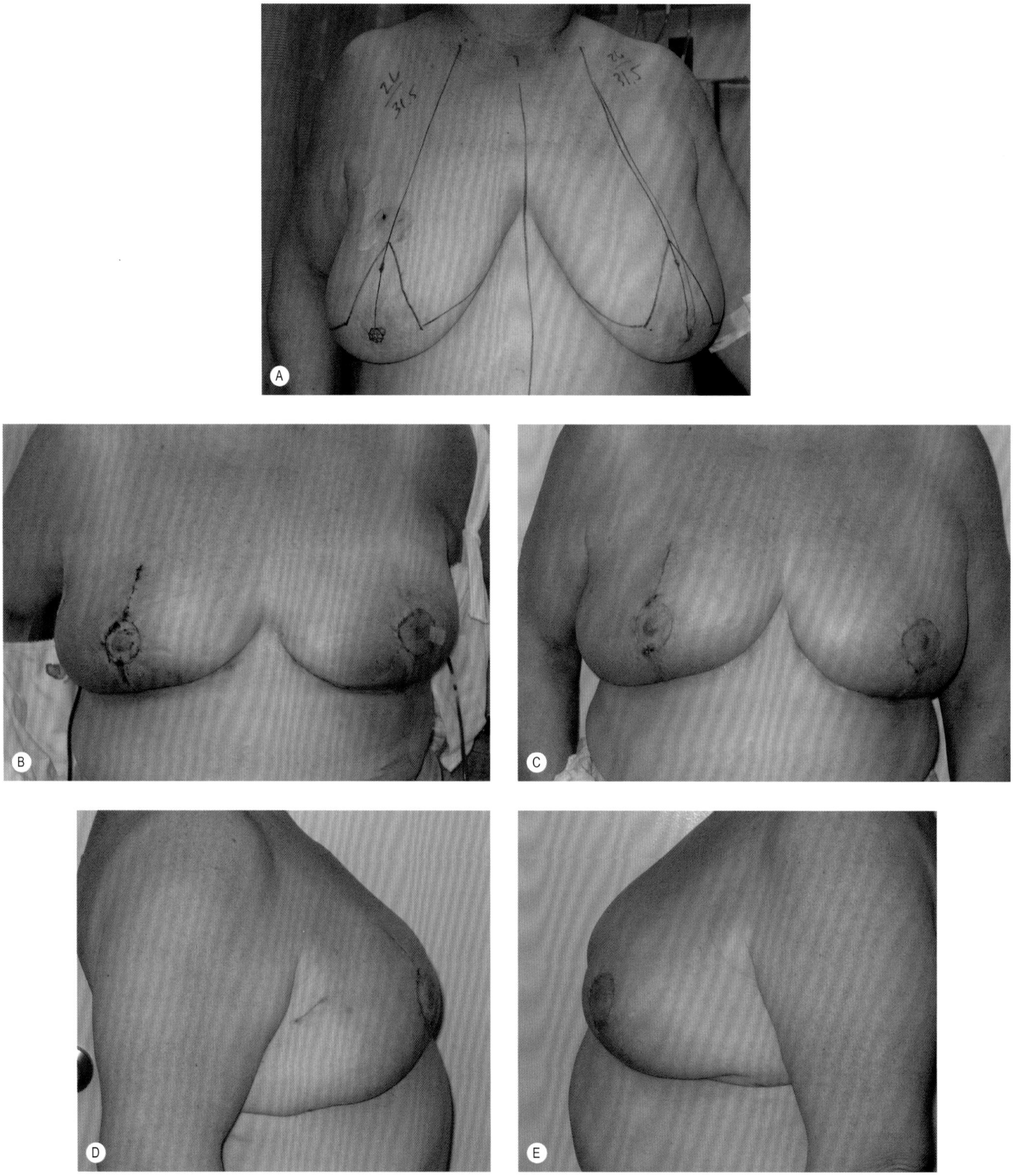

图 3.5 这是一个乳房中等肥大，右侧乳腺癌位于 Wise 切除方式之外的病例。在这类患者，可以切除 Wise 方式范围外其他的皮肤或者可以调整 Wise 方式将肿瘤并入切除范围。（A）术前照片，患者将进行右侧部分乳房切除及双侧乳房缩小整形。延长 Wise 方式的垂直臂以进行部分乳房切除。（B）术后即刻照显示皮肤切口的位置。总的切除量为右侧 440g，左侧 420g。引流 1 ~ 2 天。（C）术后 3 周照显示愈合良好，非常对称。（D）右侧位照显示自然的轮廓。（E）左侧位照显示自然的轮廓。（Case Provided by Maurice Nahabedian MD.）

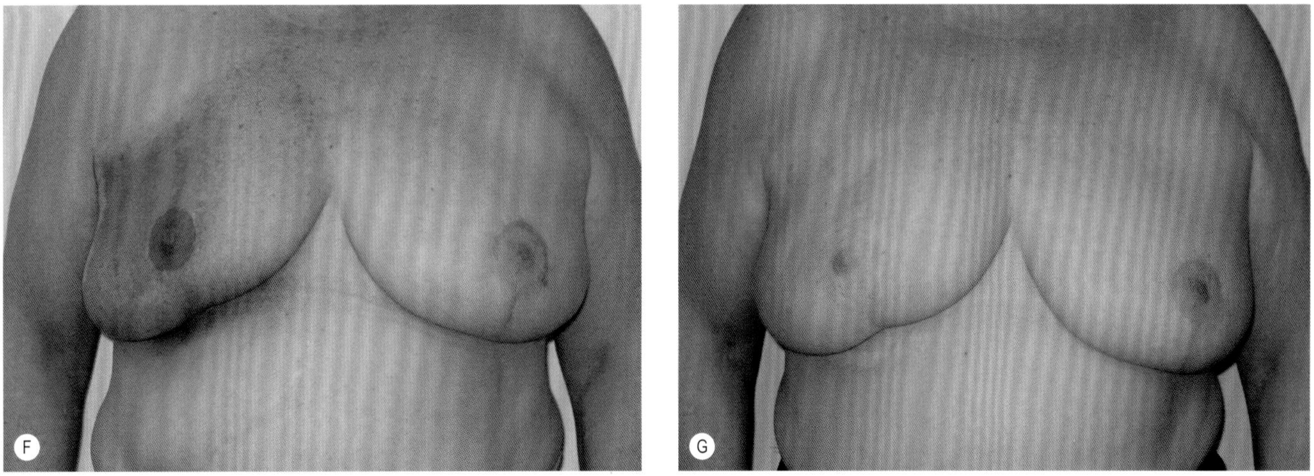

图 3.5（续） （F）放射治疗后 2 周照片，显示右侧轻度的红斑及沿下皱襞线轻度轮廓不规则。（G）放射治疗后 2 年，没有复发迹象，患者对外形满意。

体移位的压缩性疼痛有关的乳房畸形 [9]。由于 XRT 的原因，对于这些患者的修复选择可能是有限的，通常需要使用自体组织皮瓣来帮助愈合。很多这样的患者需要复杂的显微外科手术，比如使用臀部皮瓣，因为小乳房患者往往在下腹部有极少的脂肪组织。对很多这样的患者的一个选择是全乳房切除及假体的取出并进行即刻乳房重建。避开 XRT，可以给这些患者提供包括使用假体的重建选择 [9]。

对于大乳房患者（D 杯或更大），所做的部分乳房切除预示着造成明显的乳房畸形，医生使用乳房缩小的方法时应该考虑多种综合的即刻修复方法。拥有 C 杯大小乳房的患者，特别是那些肿瘤小的患者，也可以从这些方法中受益。但是，没有乳头下垂的 C 杯乳房的患者可能是治疗的难题 [9]，因为她们通常不是很适合乳房缩小的方法。没有乳房下垂就不考虑 NAC 位置的任何改变，这就是为什么这些患者使用局部组织重整的方法可能得到更满意的修复的原因所在。

即刻肿瘤整形修复的放射肿瘤学考虑

放射治疗在减少乳房肿瘤复发及改进 BCT 的患者生存中起着重要的作用。迄今为止，没有临床证据证实即刻肿瘤整形修复在得到最佳外形时限制了放射治疗的效力。但是，当为每个患者决定最佳方案时，进行放射肿瘤学方面的考虑很重要。进行 BCT 的患者的标准放射治疗包括全乳房照射 5 ~ 5.5 周，继而另外 1 ~ 1.5 周的肿瘤瘤床补量照射。对于整个乳房的照射阶段，即刻修复常常改进了乳房的结构而有利于放射治疗，对于乳房大的患者可能有助于减少急性皮肤并发症。然而，在肿瘤瘤床补量的阶段，紧邻肿瘤瘤床的目标组织可能移位并很难定位。因此，应当尽一切努力标记肿瘤瘤床区域或者将其控制在乳房的一个局限区域。这可以在手术前与肿瘤放疗医生计划好。对于将要进行术后部分乳房放射治疗的患者，应当不考虑即刻肿瘤修复。但是，术中部分乳房放射治疗使用的增加可以使即刻修复成为更可行的选择。

小 结

对于进行部分乳房切除的患者，为了完善外形效果并且使术后并发症降至最少，选择最好的方法修复缺损非常重要。在 MD Anderson 癌症中心，为部分乳房切除后重建手术作出决定的过程中所考虑的临床病理因素包括与 XRT 有关的重建时机、肿瘤切缘的状况、乳房皮肤切除的范围、乳房大小以及全乳房切除并即刻乳房重建以后美学效果是否更好，从而避免对 XRT 的需要。

大多数中等或大乳房的患者可能得益于即刻修复，而一些小乳房的患者可能难以受益。部分乳房切除后缺损的即刻修复更倾向于残留的局部乳房组织的利用（局部组织重整或乳房缩小的方法），因为这些方法简单并且使用局部组织的方法可以保持乳房的颜色和质感。在整个乳房 XRT 后再进行部分乳房切除所产生的大畸形的修复通常需要大量自体组织的复合移植，而做 BCT 的很多患者不愿意进行。在我们医院，通常不推荐使用下腹部皮瓣修复部分乳房缺损。虽然在本章中介绍的处理策略已被证明是实用的，但最终要取决于多学科乳房治疗组以及患者来决定最佳方法。

结 论

最后，关于修复部分乳房切除后缺损的最佳时间以及进行修复的手术方法，作出此决定的过程需要由多学科乳房治疗组依据每个患者的情况来完成，并有患者参与。本章中介绍的处理策略可以作为乳房治疗组十分有价值的工具，用来告知患者并且帮助她们选择适合自己的最佳方法。

（李 比 译）

参考文献

1. Slavin SA, Love SM, Sadowsky NL. Reconstruction of the radiated partial mastectomy defect with autogenous tissues. Plast Reconstr Surg 1992; 90:854–865.
2. Clough KB, Cuminet J, Fitoussi A, et al. Cosmetic sequelae after conservative treatment for breast cancer: classification and results of surgical correction. Ann Plast Surg 1998; 41:471–481.
3. Cance WG, Carey LA, Calvo BF, et al. Long-term outcome of neoadjuvant therapy for locally advanced breast cancer. Ann Surg 2002; 236:295–302.
4. Shen J, Valero V, Buchholz T, et al. Effective local control and long-term survival in patients with T4 locally advanced breast cancer treated with breast conversation therapy. Ann Surg Oncol 2004; 11:854–860.
5. Chen AM, Meric-Bernstam F, Hunt KK, et al. Breast conservation after neoadjuvant chemotherapy: the MD Anderson Cancer Center Experience. J Clin Oncol 2004; 22:2303–2312.
6. Kronowitz SJ, Feledy JA, Hunt KK, et al. Determining the optimal approach to breast reconstruction after partial mastectomy. Plast Reconstr Surg 2006; 117:1–11.
7. Pawlik TM, Perry A, Strom EA, et al. Potential applicability of balloon catheter-based accelerated partial breast irradiation after conservative surgery for breast carcinoma. Cancer 2004; 100:490–498.
8. Spear SL, Onyewu C. Staged breast reconstruction with saline-filled implants in the irradiated breast: recent trends and therapeutic implications. Plast Reconstr Surg 2000; 105:930–942.
9. Kronowitz SJ, Hunt KK, Kuerer HM, et al. Practical guidelines for repair of partial mastectomy defects using the breast reduction technique in patients undergoing breast conservation therapy. Plast Reconstr Surg 2007; 120:1–14.

第 4 章

保乳治疗中重建的时机与要点

Elisabeth K Beahm

引 言

总体来说，Ⅰ或Ⅱ期乳腺癌可以通过部分乳房切除术（肿块切除术、象限切除术或区段切除术）或乳房全切术进行治疗。前者术后继以辅助放射治疗并合称为保乳治疗（breast-conserving therapy，BCT）。有 6 个临床前瞻性随机试验的结论已明确显示 BCT 和乳房全切手术的总生存率和无病生存率相同（表 4.1）[1-7]。历史上对 BCT 的顾虑主要集中在对同样病变的 BCT 的复发率可能高于乳房全切术。上述 6 个临床前瞻性试验中有 3 个的结果表明 BCT 局部复发率高，其中 2 个 BCT 没有确切的切缘阴性，而切缘阴性对于预防复发是必需的（表 4.2）。乳腺癌的术后复发是非常复杂且由多因素决定的。BCT 的复发因素同样适用于乳房全切术（比如年轻、未化疗和恶性度高乳腺癌）。复发并不单与手术技术有关，还要考虑肿瘤内在的生物学行为和是否应用辅助与新辅助治疗。早期乳腺癌研究协作组[8]非常令人信服地表明，避免局部复发能转化为生存获益，规范的 BCT 的疗效与乳房全切术相同。

越来越多的患者倾向于保留乳房，BCT 使用的增加以及对乳房全切术的替代不仅反映了早期乳腺癌肿瘤手术技术的进步，同时也是肿瘤治疗理念和方法的进步。乳腺癌筛查技术的应用使得越来越多的早期乳腺癌被发现。辅助化疗和内分泌治疗的应用已经降低了同侧乳腺癌的复发风险。由于肿瘤巨大而起初不适合 BCT 的患者可通过新的辅助化疗使肿瘤缩小，从而部分患者可获得保乳机会。考虑到乳腺癌患者的治疗，所有这些因素均与患者的最佳治疗效果密切相关。

避免 BCT 后的乳房畸形使得肿瘤整形外科的治疗原则应运而生。*Oncoplastic* 一词来源于希腊文，*onco* 是指肿瘤，*plastic* 是指塑形，肿瘤整形即是将肿瘤外科治疗原则与某种形式的局部组织重整结合起来以避免 BCT 后的畸形。

完善结果

评估乳房重建的结果：BCT 还是乳房全切术？

一旦乳腺肿瘤确定需要手术，对外科医生来说，当务之急是要决定哪种

表 4.1　BCT加放疗与乳房全切术的前瞻性随机试验的生存对比

试验	终点	患者数	总生存率（%）			无病生存率（%）		
			BCT+放疗	乳房全切	*P*值	BCT+放疗	乳房全切	*P*值
Milan[2]	18年	701	65	65	NS			
Institut Gustave-Roussy[3]	15年	179	73	65	0.19			
NSABP B-06[4]	12年	1219	63	59	0.12	50	49	0.21
National Cancer Institue[5]	10年	237	77	75	0.89	72	69	0.93
EORTC[6]	10年	874	65	66	NS			
Danish Breast Cancer Group[7]	6年	904	79	82	NS	70	66	NS

表 4.2　BCT加放疗与乳房全切术的前瞻性随机试验的局部复发率对比

试验	终点	BCT+放疗	乳房全切	*P*值
Milan[2]	18年累计复发率	7	4	NS
Institut Gustave-Roussy[3]	15年累计复发率	9	14	NS
NSABP B-06[4]	累计复发率	10	8	
National Cancer Institue[5]	平均随访10.1年毛复发率	19	6	0.01
EORTC[6]	保险计算的10年	20	12	0.01
Danish Breast Cancer Group[7]	平均随访3.3年毛复发率	3	4	NS

乳房重建方案最好，同时还要考虑患者的满意度和美容效果。BCT 中什么情况下需要重建？如何最正确地决定是应用局部组织还是远处皮瓣重建更适合患者？何时是 BCT 中乳房重建的合适时机，是即刻还是延迟？如果延迟重建的话合适的时间窗口是什么？我们能否确定患者、肿瘤或是治疗的具体相关因素以指导作出可达到最佳治疗结果的决定？另外，什么情况下使得我们向患者推荐保留皮肤的乳房切除术（skin-sparing mastectomy，SSM）及重建而不是 BCT？大量的研究试图建立起乳腺癌术后美容效果方面的最佳处理指导原则，但这方面目前缺少共识[9-21]。通常 BCT 和 SSM 及重建的提议者呈两极分化，持相反的观点。乳房外形、皮肤和乳头乳晕复合体（NAC）的保留已证明了 BCT 在心理学上的优点超过乳房切除术[22-26]。另外，BCT 应当避免“有风险”的重建手术以及可能伴随的并发症，如自体组织重建中的供区并发症或纤维包膜挛缩、感染和假体外露等与假体植入相关的并发症。与此相对照的是，SSM 及重建的倡议者可能会表示近来也取得了很好的外形结果（图 4.1）。从美容效果来讲，游离组织移转被认为是“金标准”，这种方法的效果持久且理想（游离皮瓣乳房重建的丧失率一般小于 2% ～ 5%）。对一些合适的患者来说，假体重建也能获得不错的效果，但相对于自体组织重建而言其外形和感觉不够自然（图 4.2 和 4.3）。早期乳腺癌乳房全切除术通常不需要放射治疗。BCT 后的放射治疗毒性（皮肤的和心肺的）比晚期病变放射治疗时要低得多，这也是晚期病变很少使用重建的原因，在这种情况下无论乳房局部还是皮瓣重建的远期效果都很难预测[26-30]。保留 NAC 被认为是 BCT 的一大进步，但支持这种技术有效性的数据尚不明确。其对感觉的保留还缺乏确切效果方面的研究。近期在我院的前瞻性研究使得选择保留 NAC 的乳房全切除术的患者有所增加，这也会改变患者在选择乳房全切除术或 BCT 时的意愿（图 4.4）。BCT 和乳房全切除术及重建的美容效果的对比研究结果非常不一致[2-20, 22-30]。对美容效果的“客观”评价不是轻而易举得出的，它依赖于很多因素，其中包括患者对结果的期望以及评定等级的观察者的背景和偏好[2-20, 22-30]。有一点很清楚，即在对美容效果的评价

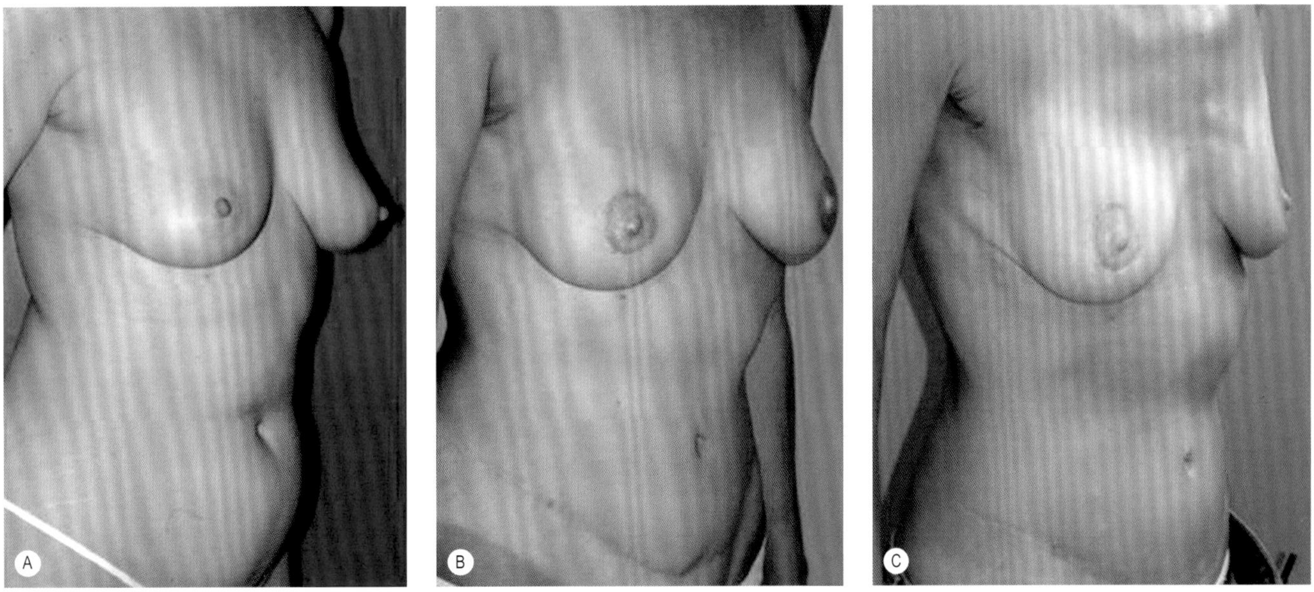

图 4.1 SSM 后游离皮瓣重建的结果。(A) 术前所见。(B) 双侧 SSM 后即刻腹壁下动脉穿支皮瓣 (DIEP) 游离移转重建后 5 年。(C) 术后 9 年。

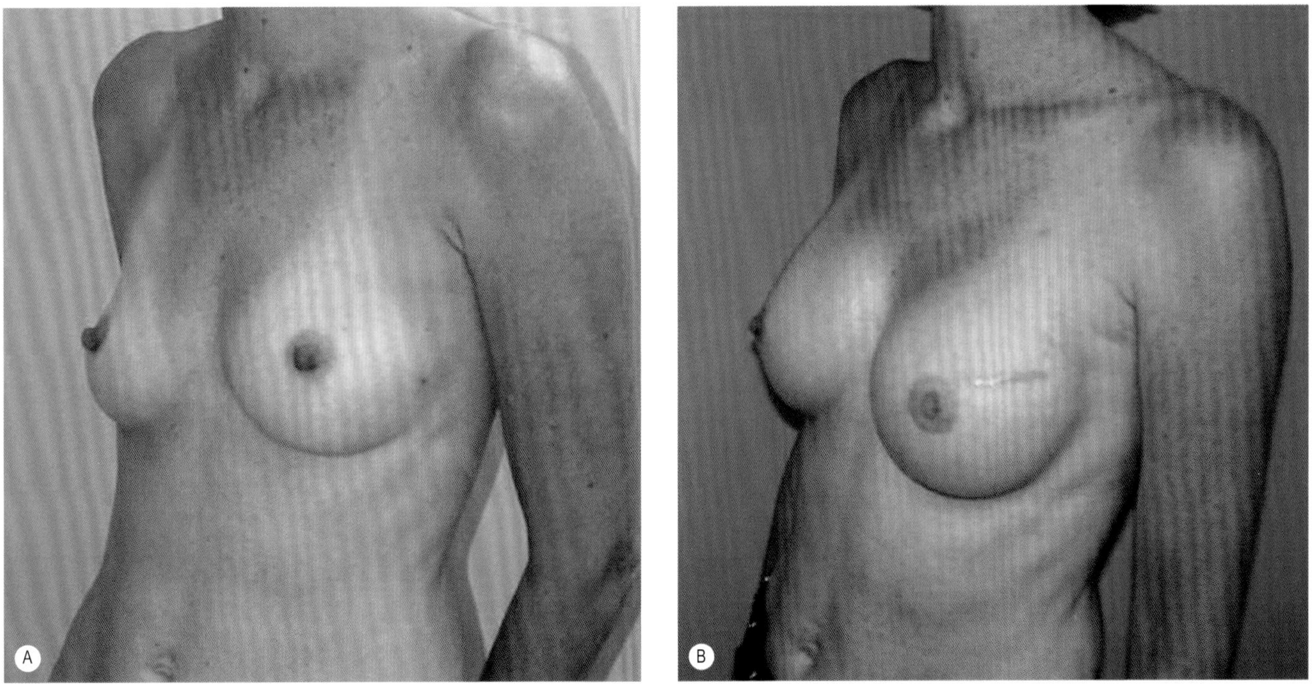

图 4.2 SSM 后假体重建的结果。(A) 术前所见。(B) 左乳腺癌行假体植入重建后 3 年，对侧乳房脂肪移植充填以使两侧对称。

上医生（整形外科医生、肿瘤放疗医生、肿瘤外科医生）和患者之间没有一致性[12, 19, 21, 23, 27, 31]。在近期的医疗市场上，医疗资源的配置越来越被优先考虑。成本分析表明，依靠假体的乳房重建通常比自体组织重建便宜，因为后者的手术风险增加了。BCT 与乳房全切除及重建对比时放射治疗的费用必须予以考虑[32-35]。依此考虑，乳房全切除术不重建是最经济的选择，但没有人会同意在决定手术方式时仅把费用当做决定因素[33]。在评价哪种手术更优时，患者在乳房手术后的生活质量和满意度方面是很难进行准确评估的。对术后效果的研究显示，在经过 BCT、乳房全切除及重建甚至乳房全切除后不重建的患者中有着相似的满意度[2-20, 22-30]。看来各种可

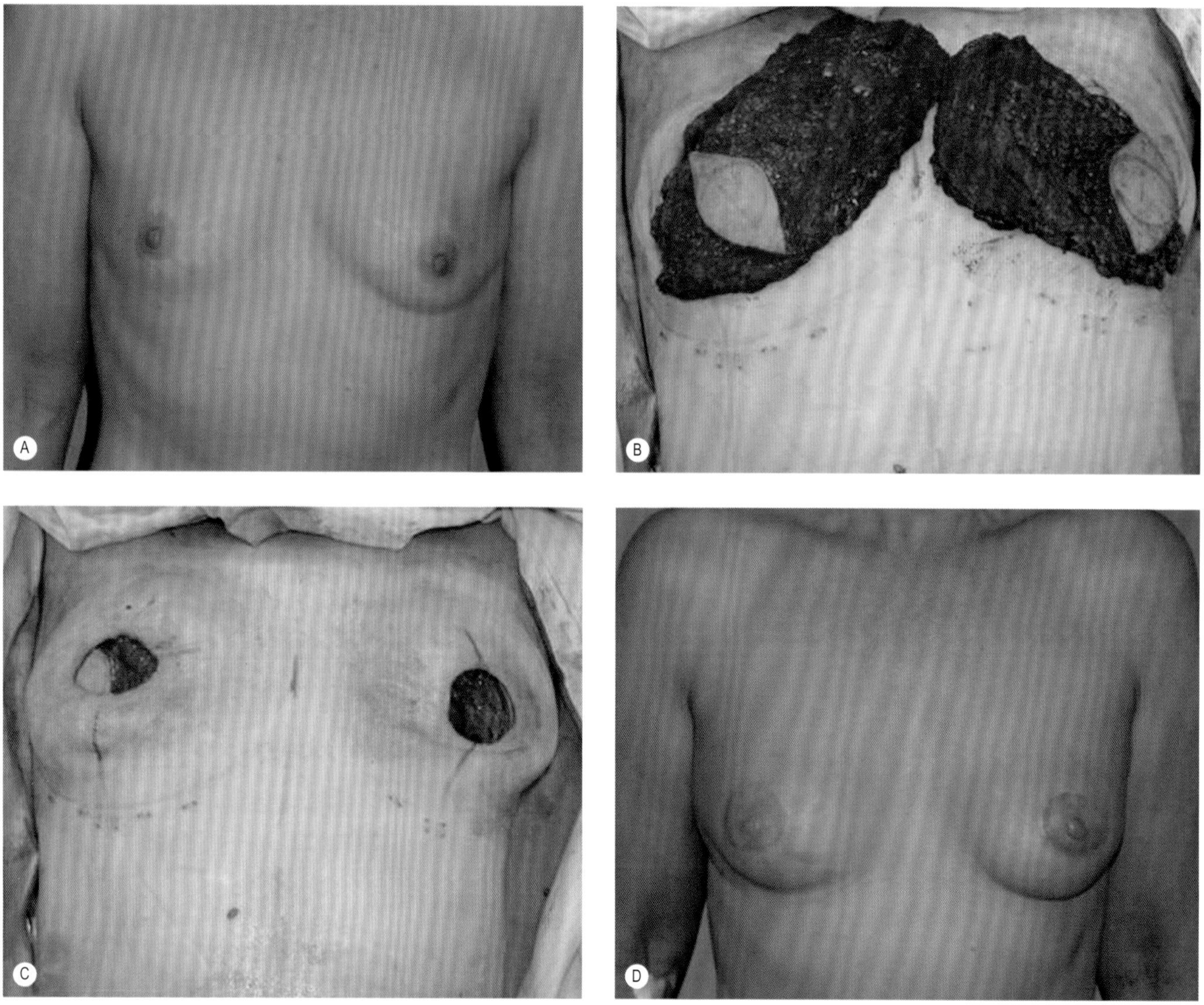

图 4.3　背阔肌肌皮瓣乳房重建的结果。(A) 术前所见，左侧乳腺癌。(B，C) 术中所见。(D) 乳房全切除及即刻双侧背阔肌肌皮瓣加假体重建 4 年后。

变因素是错综复杂而且相互影响的，包括年龄、受教育程度、癌症恐惧和心理状态等都影响到患者的满意度而使评估难度加大 [22-26]。很多研究表明，乳腺癌患者自主决定其无论是肿瘤治疗还是重建的治疗方案，这是最常见、最明显地影响患者满意度的因素之一 [22-26]。但患者的决策过程会不同程度地受到不同因素的影响，包括乳房的保留、美容效果、手术并发症、治疗周期和舒适程度等，如果接受了所希望的治疗患者就会更满意 [22-26]。

并发症和副作用

BCT 中的重建：延迟修复的局限性

患者可能更乐意自己选择的治疗方案，并且可以断定会有满意的结果。对不良的结果应当有所预料并且尽量避免 [22-26]。估计有 20% ~ 35% 的 BCT 患者对结果不满意，其中相当一部分患者会寻求另外的手术进行纠正 [9, 10, 12, 16-21, 31]。BCT 后畸形的修复并不容易，放射治疗的影响大大增加了修复手术的复杂性 [26-31]。部分乳房切除术后的植入乳房假体修复应尽量避免，因为纤维包膜挛缩发生率高。放疗限制了乳房局部组织的重整 [36]。另外，放疗患者可能被要求等待相当长一段时间（通常是放疗结束后 2 ~ 3 年）以使组织状态稳定下来并且让畸形在矫正手术前充分显现出来 [37]。患者常常感觉在这个延迟阶段非常受挫折。那些在一开始希望通过“较小手术”治疗癌症的患者并不热衷于冒明显的手术风险

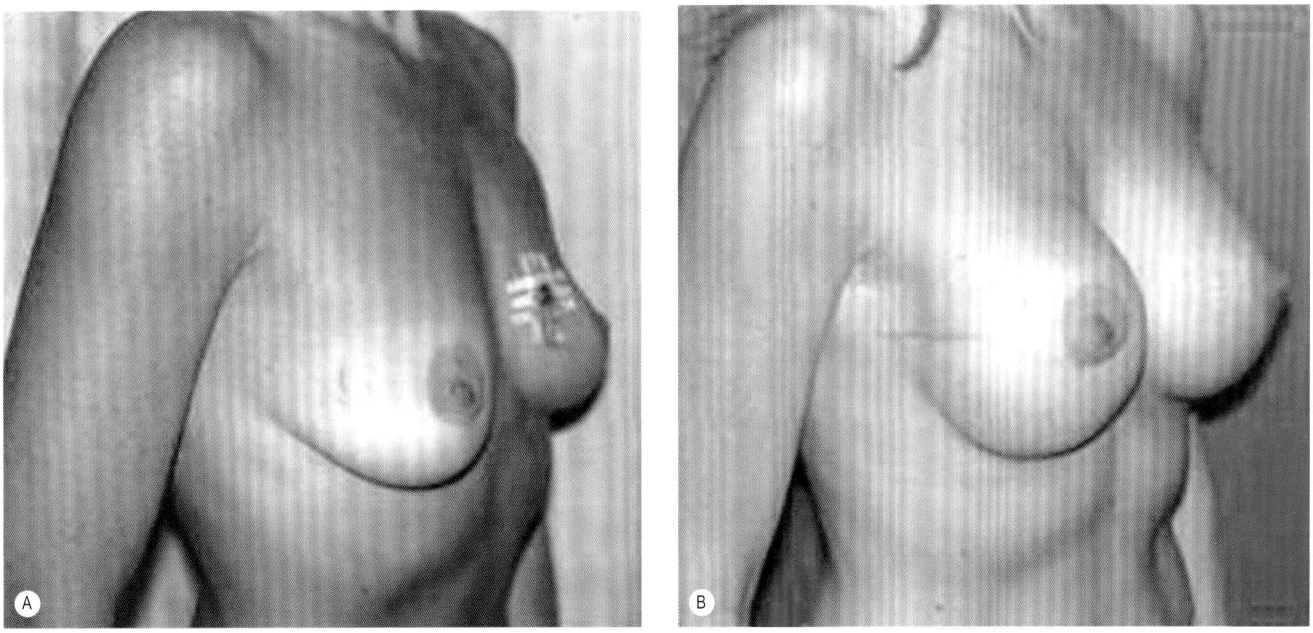

图 4.4　保留 NAC 的乳房全切除后假体重建的结果。(A) 术前所见。(B) 右乳腺导管原位癌乳房切除即刻盐水假体植入重建及对侧乳房对称性假体充填后 5 年。

来解决这个问题。

BCT 后延迟修复的方式以及手术的成功率将依畸形的程度而不同。很多学者对 BCT 后的畸形进行了分类，以便指导治疗和预测治疗效果 [14-21, 27]。依据 Clough[16, 17] 的定义把 BCT 后畸形分为：Ⅰ型（轻微）缺损仅是体积改变而导致的不对称；Ⅱ型（中等度）缺损显示有外形轮廓的畸形；Ⅲ型（严重）缺损有明显的外形轮廓和体积的改变 [16, 17]。由于Ⅰ型缺损相对于对侧乳房来说没有外形改变只是变小了，因此通常采用依照患侧乳房大小来进行健侧乳房的缩小整形而无需动患侧乳房。这种方法最直接而简单，但患者要同意接受一个较小的乳房以及手术瘢痕。没有放射过的乳房会随着时间下垂，因此可能需要再次上提固定手术。幸运的是这种手术的满意率高达 80% 且并发症很少（图 4.5）[16, 17]。缺损越严重并发症发生率就越高，手术满意率也越低。Ⅱ型和Ⅲ型缺损通常需要转移皮瓣来修复。必须向患者强调放疗的作用将会影响美容效果并增加皮瓣转移和插入的复杂性。必须注意皮肤和腺体两者都有的畸形，由于延迟时已有收缩，初看缺损可能显得较小。为了防止纠正不充分，原来的缺损必须重现出来，然后再设计皮瓣。放疗后的组织将不可避免地收缩并在皮瓣周围形成“皱缩的包裹”，这样一来为了获得可能的最好结果，就需要在所有乳房、胸壁和腋窝区域覆盖血供丰富的组织。皮瓣的球拍状皮岛通常与乳房皮肤有颜色和质地上的不匹配而形成收缩的或饼干样 / 针垫样的畸形（图 4.6）。后者可以通过更直线些（与圆形的相反）的皮瓣设计来减少发生，但如果在修复的乳房中存在慢性炎症或感染，这个畸形就会特别明显并且基本上是不可避免的（图 4.7）。

Ⅱ型畸形除了需要移转皮瓣外可能还需要对侧乳房的调整。这样修复后的患者满意度在术后 3 年时大约为 45%（图 4.6）[16, 17]。Ⅲ型畸形将需要皮瓣修复和对侧乳房的调整（图 4.7）。此类患者的满意度可能低至 20%。这取决于畸形的严重程度，很多这样的患者可能最好选择全乳房切除加重建 [14-21, 27]。

BCT 中避免畸形的要点

由于延迟修复的满意率低，因此我们必须确定哪些患者可能出现 BCT 后的明显畸形并努力加以避免。部分乳房切除后有三个因素会促使患者寻求矫治手术：①体积差异超过 20%；②轮廓畸形；③乳头错位。尽管不可能预料所有的 BCT 不良结果，但上述三条是需要手术矫治的可预测结果。BCT 后外形不满意的最常见原因有：①在小乳房（A、B 杯）切除组织超过 15% ~ 20% 或者大乳房切除达 30% 或以上，这种体积的改变可被注意到并使患者担心。②切除组

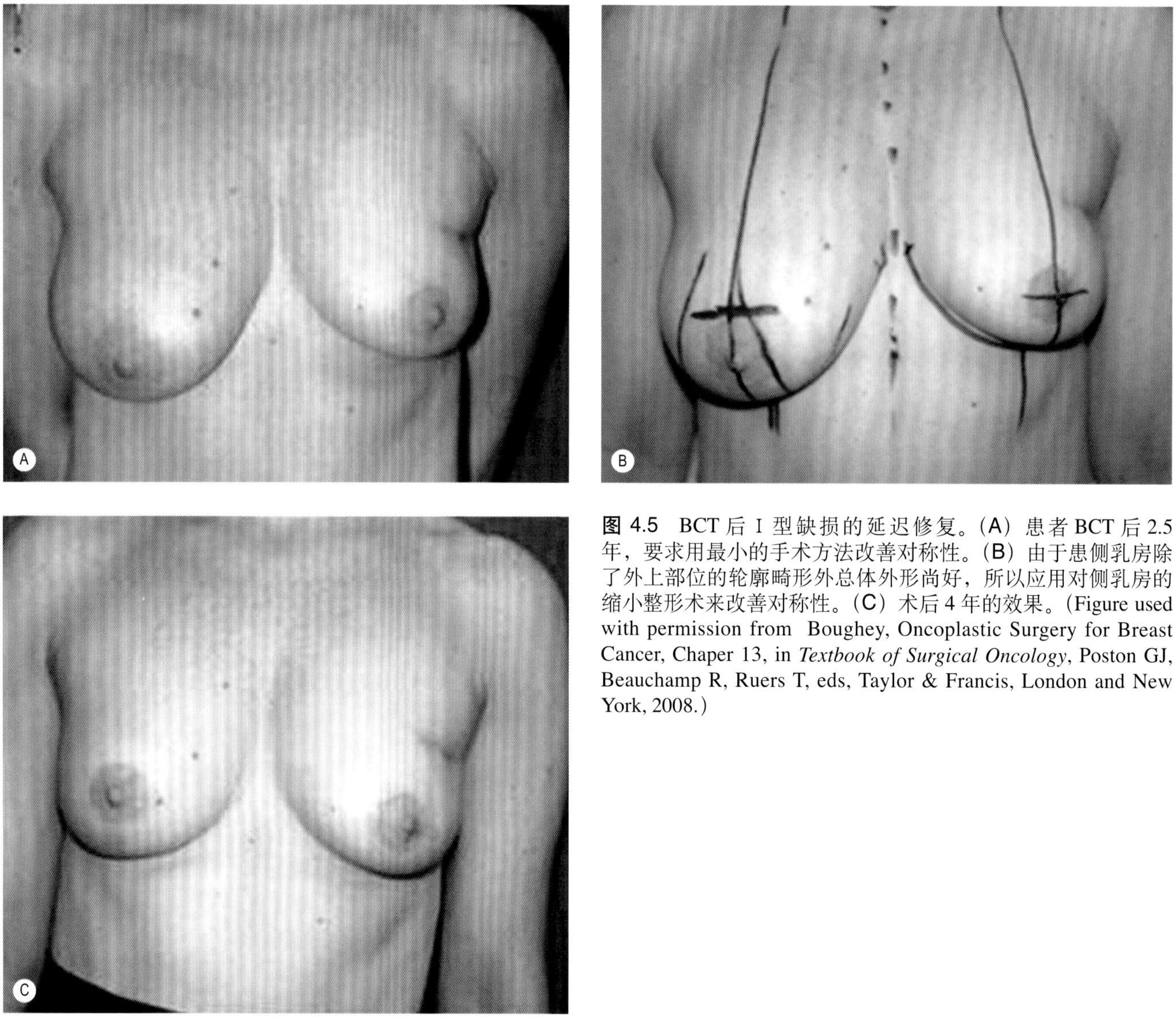

图 4.5 BCT 后 I 型缺损的延迟修复。(A) 患者 BCT 后 2.5 年，要求用最小的手术方法改善对称性。(B) 由于患侧乳房除了外上部位的轮廓畸形外总体外形尚好，所以应用对侧乳房的缩小整形术来改善对称性。(C) 术后 4 年的效果。(Figure used with permission from Boughey, Oncoplastic Surgery for Breast Cancer, Chaper 13, in *Textbook of Surgical Oncology*, Poston GJ, Beauchamp R, Ruers T, eds, Taylor & Francis, London and New York, 2008.)

织部位在美容敏感区域，患者一般能忍受一些轮廓的畸形，但往往不能接受关键的乳间部位的畸形。肿瘤切除通常需要去除大量的乳腺组织或皮肤，特别是一些没有多余组织的区域，比如乳腺内极（或上极）区域，可能会带来长期的问题。③如果局部缺损导致皮肤与深方胸大肌或筋膜粘连时，将引起严重的轮廓畸形。当留下的皮下组织厚度小于 1 ~ 2cm 并且（或）腺体及脂肪组织被切除时，这些缺损导致了胸大肌及筋膜的暴露。术后阶段随着不可避免的血清肿（由于死腔或肿瘤外科医生术中遗留的液体）的吸收，这一畸形常常会更明显。放疗的长期影响会加重这种缺陷。④乳头乳晕的错位很难掩饰，NAC 邻近相对很少的皮肤切除就会引起其位置改变。甚至几乎没有皮肤切除，在 NAC 深方的腺体缺失也会引起乳头成角畸形或者使乳头“倾斜”。皮肤的切除会明显“倾斜”乳头和改变乳头的位置。乳头内侧、外侧、上方的皮肤切除都会造成畸形，但最常见的是下方的皮肤切除造成非常难看的畸形。这种畸形典型地表现在乳房下极部［NAC 和乳房下皱襞（inframammary fold，IMF）之间］的横行切除或沿“朗格线（Langer line）”切除以后，可造成严重的乳头错位。要改变这种情况除非做放射状切口和（或）一些局部组织的重整，而且切除的腺体组织很少 [9-21, 27]。这些轮廓外形的畸形不仅在患者裸体时可见，并且常常影响到患者穿着内衣和

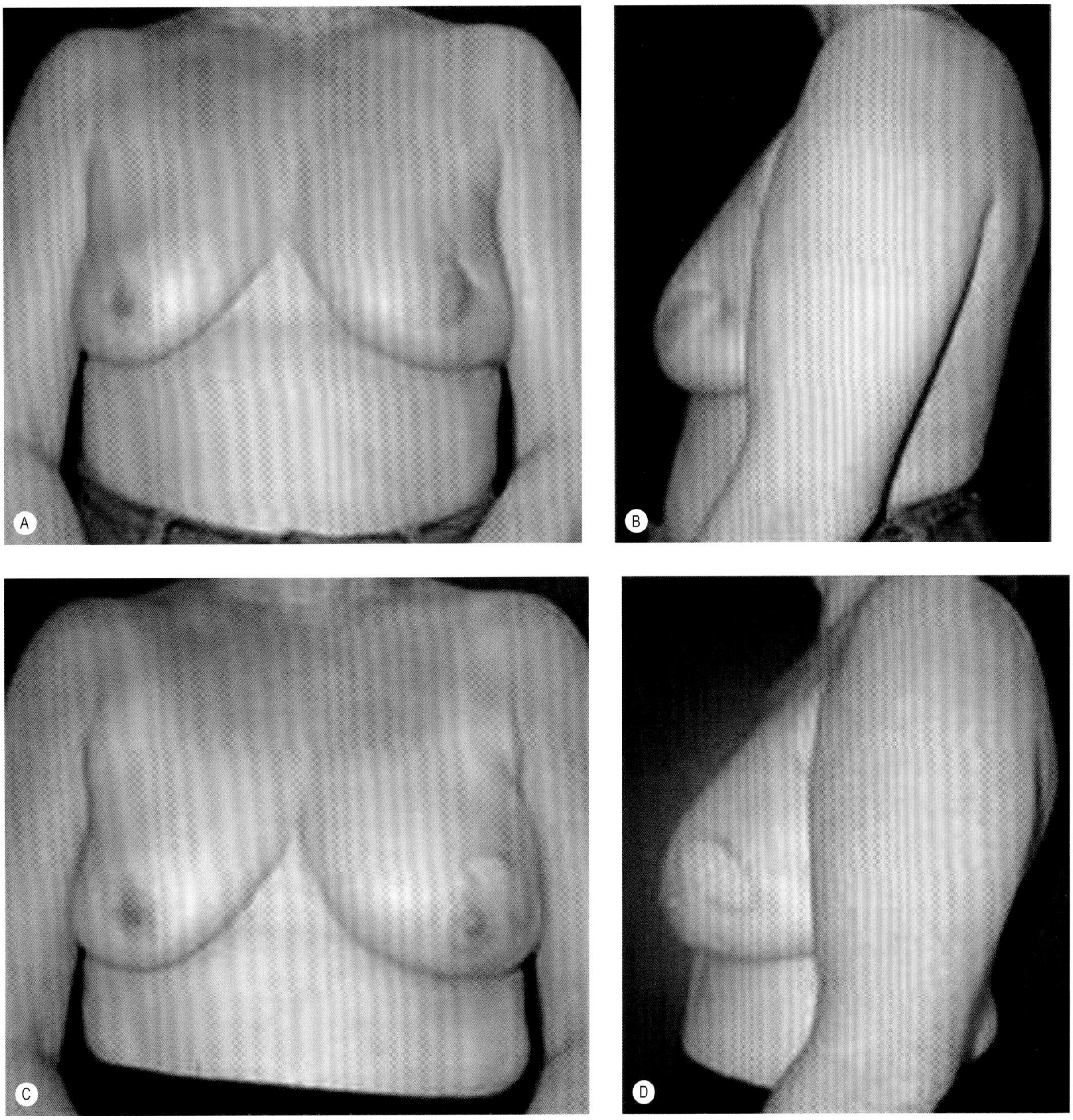

图 4.6 BCT 后 II 型缺损的延期修复。(A，B) 显示有体积和轮廓的畸形，促使患者寻求矫正。(C，D) 同侧带蒂的背阔肌肌皮瓣用来矫正畸形。注意肌皮瓣与乳房连接部位的"补丁"样外观。(Figure used with permission from Boughey, Oncoplastic Surgery for Breast Cancer, Chaper 13, in *Textbook of Surgical Oncology*, Poston GJ, Beauchamp R, Ruers T, eds, Taylor & Francis, London and New York, 2008.)

某些类型的衣服，从而促使患者提出修复要求。

BCT 明显影响到美容效果以及建议 BCT 后重建或乳房全切除后重建的指标包括肿瘤的位置与范围、需要切除的体积、术前乳房大小和下垂程度以及肿瘤切除大小与乳房体积的比例 [9-21, 27]。应对这些挑战的最适合的重建策略并不仅仅取决于缺损的特点，还取决于患者是否愿意接受患侧乳房体积（或）外形改变、对侧乳房为达对称而手术以及使用皮瓣进行重建。BCT 后重建的最大挑战之一是对手术缺损放射治疗影响的准确评估。治疗与患者相关因素的平衡将决定重建的计划和时机，并确定哪些患者仅接受部分乳房切除、哪些患者需要与 BCT 联合重建。手术方法必须进一步确定哪些患者仅需要同侧组织重整、哪些患者为了对称而需要两侧的手术、哪些患者可能需要一个局部皮瓣以及哪些患者最终采用 SSM 加即刻重建比 BCT 的美容效果更好。

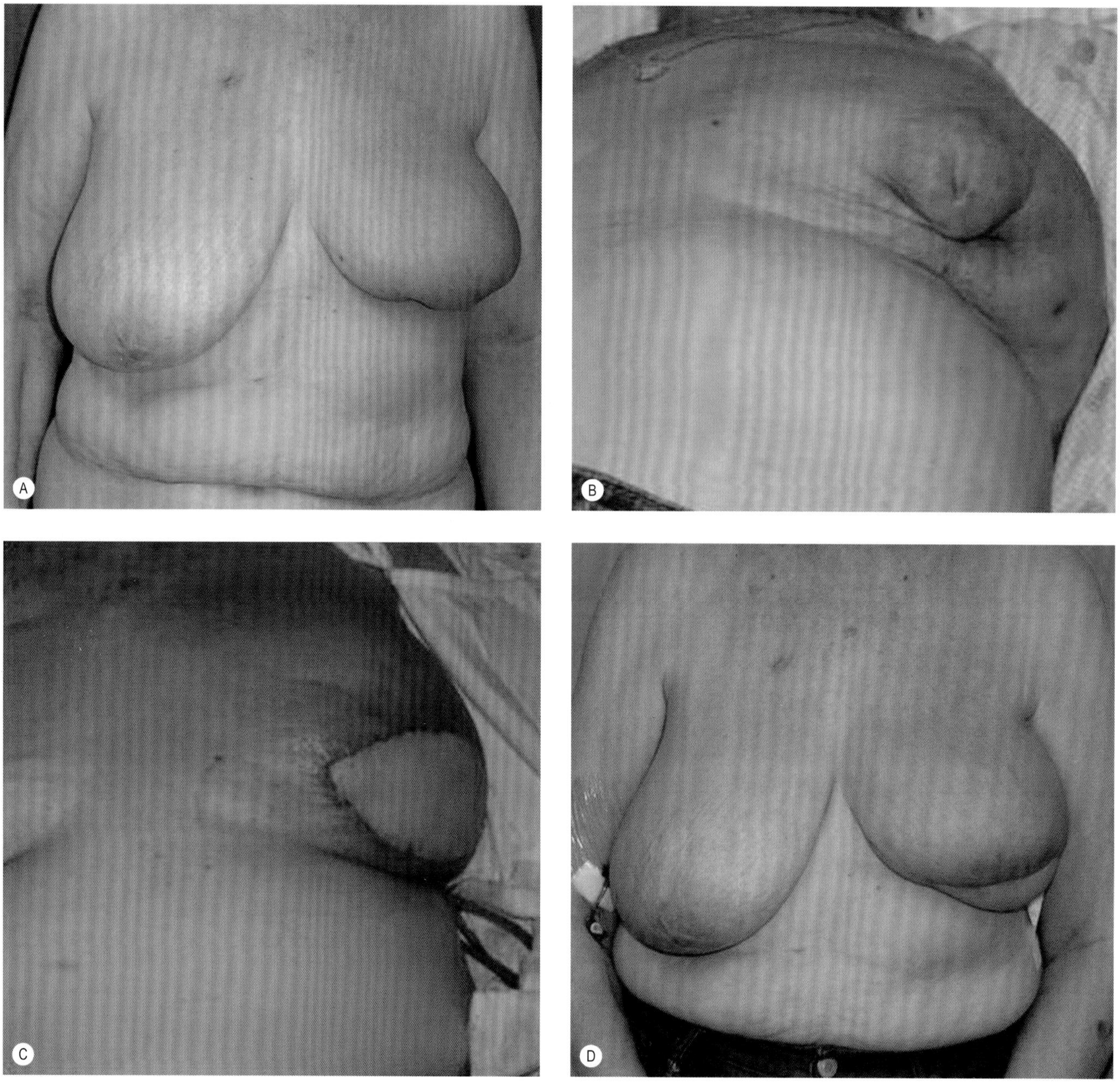

图 4.7 BCT 后严重畸形（Ⅲ型）延期修复的限制。(A，B) 患者为 T1N0 乳腺癌，行 BCT 后，长达 14 个月难治的脓肿反复经乳头和切开引流。(C，D) 经过一系列清创和全身应用抗生素以及背阔肌肌皮瓣移转并插入后，患者总算没有感染复发而愈合了，但由于放疗、原先的组织感染以及未照射的肌皮瓣的相互影响，造成了皮肤颜色不匹配和针垫样畸形，尽管术中仔细地操作，但还是令患者相当不满意。

适应证与禁忌证

BCT 中即刻重建的适应证

手术切除的范围与肿瘤情况的不同

手术切除标本的绝对体积在 BCT 中并没有太大意义，而缺损范围与残余乳腺的体积比值却很重要。同样的缺损通常在较大的乳房会比较小的乳房更好忍受。在乳房很小的病例中，即使很小的缺损都会造成很差的效果 [9-21, 31]。这种情况在肿瘤涉及维持乳腺外观的重要部位时尤其明显，比如内上部位的切除常常会有非常明显可见的轮廓畸形；或者在 NAC 与 IMF 之间的腺体或皮肤的切除不仅会导致轮廓上的畸形，还会造成乳头位置的明显改变（图 4.8）。除非对这些部位的皮肤和腺体都进行代偿性的调整，否则轮廓畸形就会产生并会被后续的放疗进一步加重。在这种情况下即刻重建是必需的，因为在延迟重建中瘢痕松解的尝试常常不成功[9-21, 27-29]。

手术切除范围越大，BCT 后的畸形就越有可能产生。鉴于乳房实际呈圆锥体状，乳房由于切除引起的缺损应更准确地以体积来评估，而不是重量。乳房总体积可以从乳房 X 线照片上按照圆锥体的体积公式 $V=1/3\pi r^2h$ 来估计（h 是乳腺顶端距胸壁的距离，2r 是乳房直径）。切除量小于 $100cm^3$ 的美容效果会比切除体积更大的要好[14]。切除量较大（如 $120cm^3$）的通常都需要同期重建以避免畸形。

其他会导致 BCT 后美容效果差并需要考虑重建的因素有：肿物位于内象限而不是外象限、切缘危险需要补切、需要腋窝淋巴结清扫、手术范围大以及双侧乳房存在明显体积差异而肿瘤涉及的是较小乳房[9-21]。在这些情况下，外科医生必须审慎地考虑如何达到最好的美容效果，选择 BCT 后即刻重建抑或转为 SSM 加重建。

BCT 中重建的患者适应证

年龄较大伴有较严重乳房下垂的患者 BCT 后美容效果较差，建议即刻重建或 SSM 或乳房全切除。肥胖和乳房体积很大的患者通常是在肿瘤切除同时进行双侧缩小整形的较理想适合者[9-21, 28, 38, 39]。肥胖患者乳房全切除后进行重建是一个挑战，因为在高体质指数患者［体质指数（BMI）> 35］行自体组织重建有很高的并发症发生率。单独选择假体重建罕有足够大的体积与其身体相称，而且在这部分患者中有较高的并发症发生率。采用乳房缩小的方法在切除任何部位的大量组织后都可得到较好的美容效果。此方法最好在肿瘤切除时进行，因为放疗后局部组织重整或乳房缩小并发症很多而通常不予推荐。另外，乳房缩小常常能限制一些皮肤毒性以及放射治疗潜在的照射剂量的不均一，而这是与大且下垂乳房相关联的[10-14, 27-29, 36, 37]。

先前行隆乳整形的患者在所有方式的乳房重建中都是很难处理的挑战。这些患者通常有很高的美容标准，并且希望有很小的瘢痕并且保留植入的假体。在 BCT 中保留既往植入的假体的长期后遗症令人不乐观[9-14]。为了达到最佳的美容效果，这些患者最好接受乳房全切除及重建手术，但她们也许并不同意这种做法。相对于残留的乳腺组织，假体越大放疗后的效果就越差[9-14]。患者必须对不可避免的包膜挛缩及乳房变形、可能的肋骨侵害及骨折以及假体丧失和感染做好心理准备（图 4.9）。修复这些畸形常常需要通过用自体组织的复杂手术，必须让患者清楚出现这些结果的可能性。

放疗：对 BCT 中重建的影响？

尽管放疗对总体美容效果的影响还在外科医生和肿瘤放疗科医生之间存在争议，但一般都认为放疗是影响美容效果的唯一最明显障碍[10-14, 27-29, 36, 37]。放疗通常会造成乳房皱缩和纤维化，平均缩小 10% ~ 20% 的乳房体积[26-30]。遗憾的是，放疗对最终美容效果的影响程度并不能完全预测，这使得预料 BCT 中是否需要重建和（或）过度矫正畸形的程度成为难题。患者对放疗的反应是不同的，相似大小的乳房切除的体积相

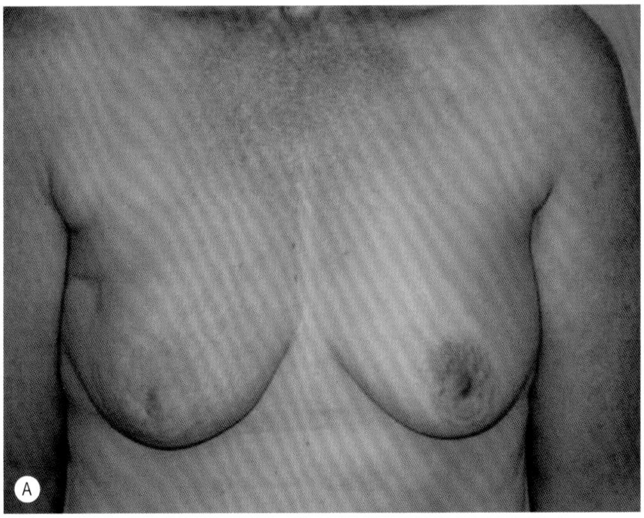

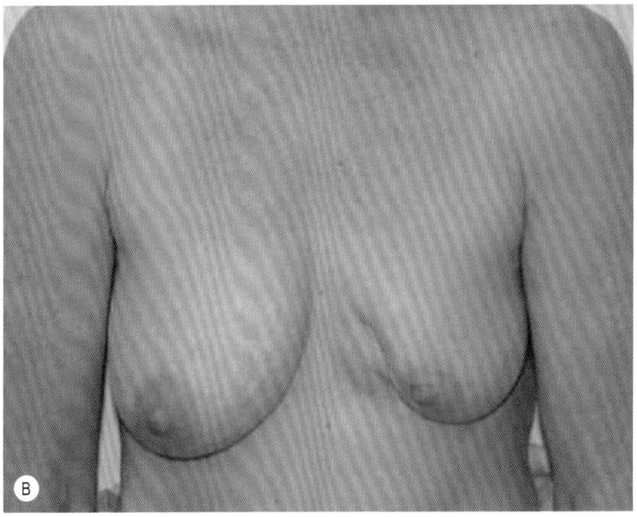

图 4.8　切除位置的重要性在于它决定着 BCT 的效果。同样体积的切除所造成的外侧畸形（A）比内侧畸形（B）更容易忍受并更有可能接受其结果。内侧的切除很有可能产生不满意的结果，产生患者不能接受的畸形，避免此种情况应当进行 BCT 加即刻重建或考虑乳房全切术加即刻重建。

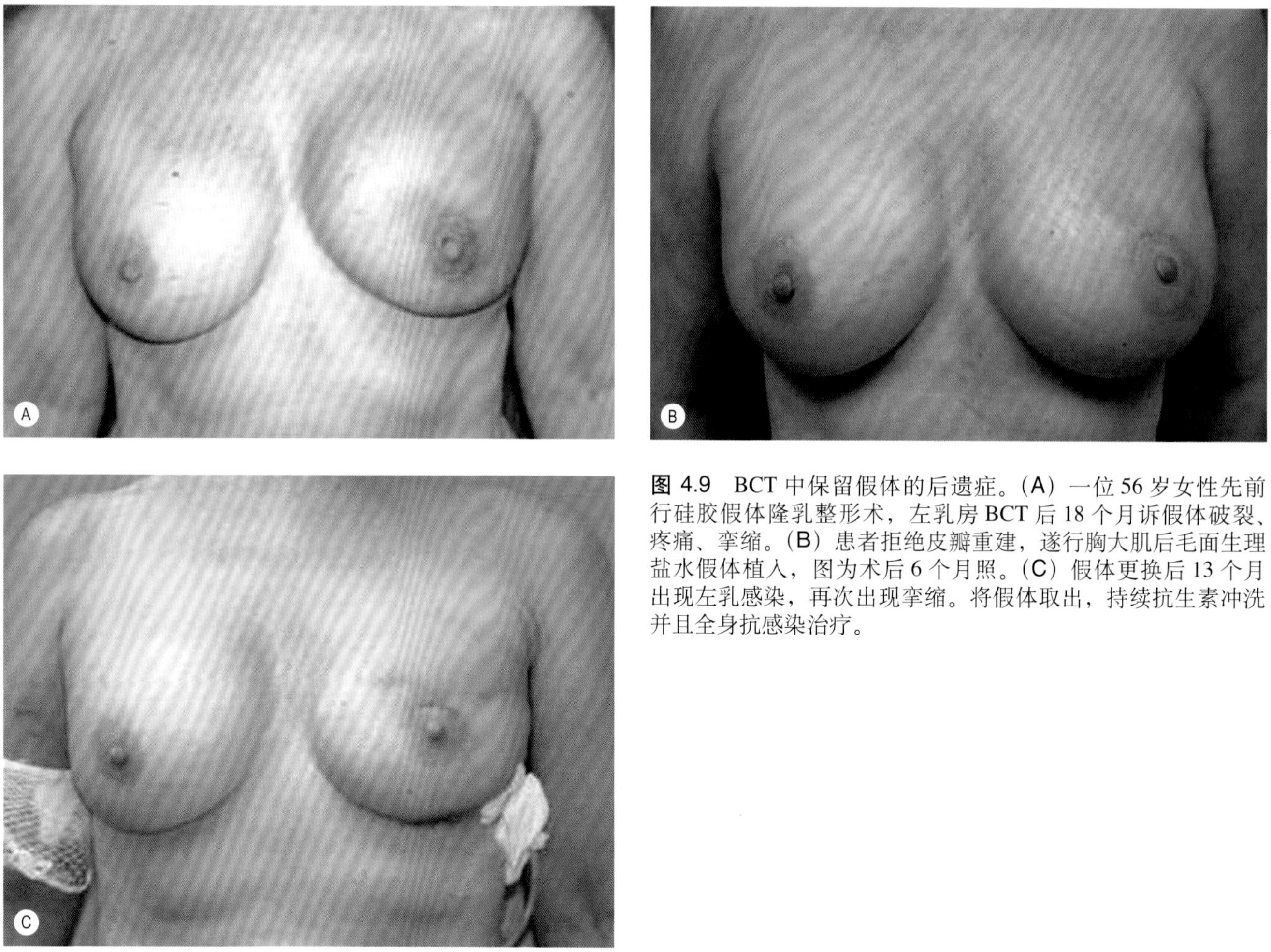

图 4.9 BCT 中保留假体的后遗症。(A) 一位 56 岁女性先前行硅胶假体隆乳整形术，左乳房 BCT 后 18 个月诉假体破裂、疼痛、挛缩。(B) 患者拒绝皮瓣重建，遂行胸大肌后毛面生理盐水假体植入，图为术后 6 个月照。(C) 假体更换后 13 个月出现左乳感染，再次出现挛缩。将假体取出，持续抗生素冲洗并且全身抗感染治疗。

似，由于对放疗反应的异质性，放疗后可能有不同的结果。某些因素可能与 BCT 后经过放疗的较差结果密切有关。传统上认为，放疗应用于较小的乳房或下垂较严重的乳房一般满意度不高，应注意避免，但这并不是普遍规律。在放疗中肿瘤瘤床补量和（或）采用铱而不是电子线可能与 BCT 后美容效果较差有关。大范围手术后的放疗，比如乳房的过多潜行分离和（或）表现为愈合差、皮瓣受损或脂肪坏死的乳房血供障碍的情况下，会产生 BCT 后较差的美容效果 [26-30]。腺体成分较少而脂肪组织较多的成熟乳房倾向于在放疗后比腺体致密的乳房美容效果要差 [26-30]。这些特点提示 BCT 中作为矫正的即刻重建常常未达到预期效果。

围术期病史收集及相关考虑

围术期策划和新辅助化疗对 BCT 结果的影响

限制组织切除的量，会降低或者可能避免重建的需要，改善 BCT 后的效果。仔细地研究术前的影像结果有助于制订治疗方案，如恰当的定位方法（钼靶或超声）、定位病变范围放置的导丝数量、切口位置及精确的切除范围和体积。在乳房部分切除术中以肿瘤为中心切除可以减少正常组织的切除，但必须达到切缘阴性（图 4.10）。肿瘤较大的患者可以从术前的新辅助化疗中获益，它可以使肿瘤缩小。如果患者起初的肿瘤太大而不能行 BCT，新辅助化疗可以使 BCT 成为可能，并且不影响生存。对于开始即适合 BCT 的患者，新辅助化疗可以减少需要切除的组织量，从而改善美容效果 [40]。

术中切缘评价

切缘阳性已被证实是 BCT 后局部复发和疾病特有生存率降低的预报因素 [41]。为了确保手术切缘阴性、降低同侧乳腺癌复发风险，积极的局部治疗是必要的。如果 BCT 中计划进行即刻重建，那么重建前必须保证

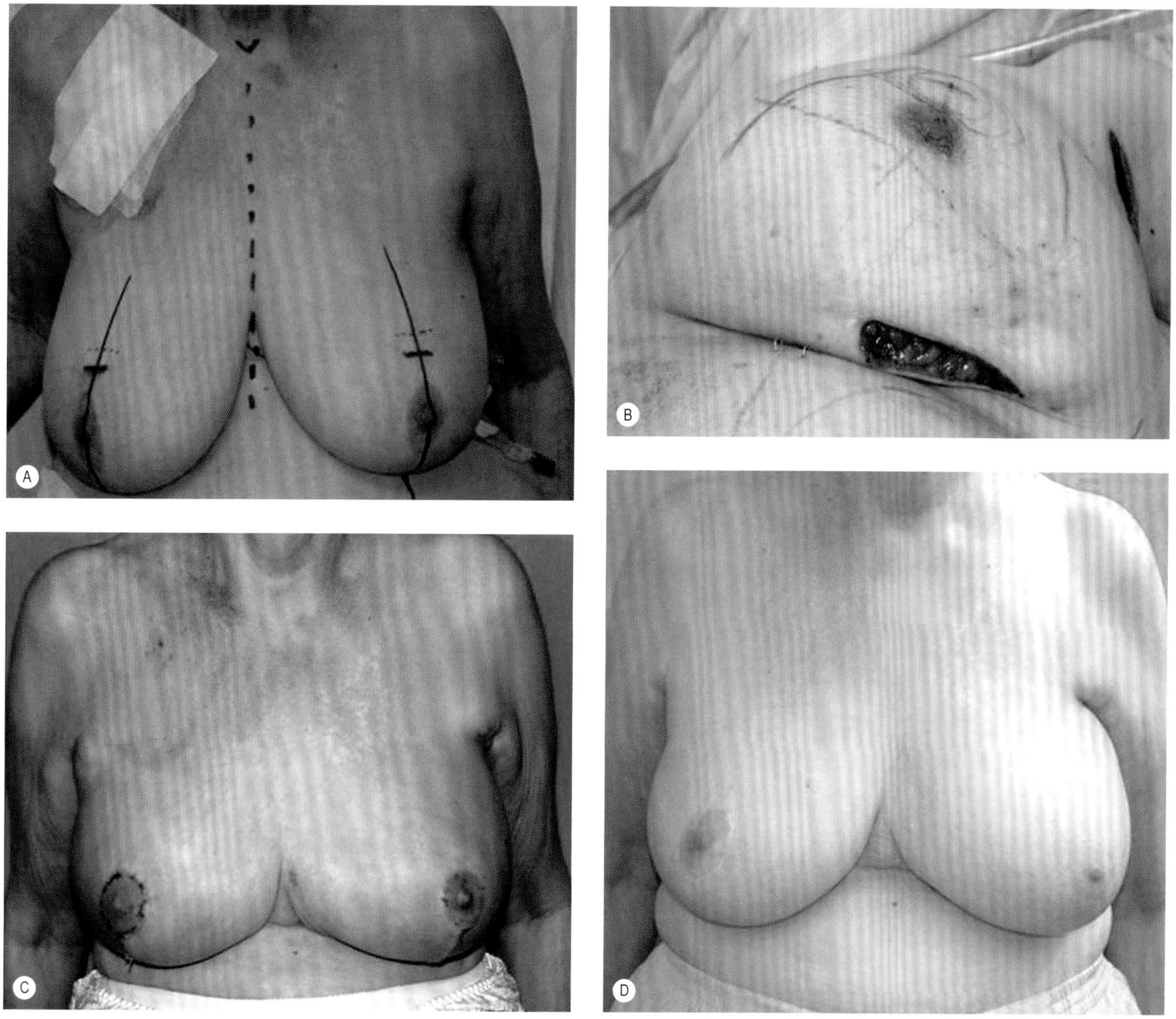

图 4.10　对乳房部分切除标本进行术中评价的作用。仔细定位和评价可以减少需要切除的组织体积并减少 BCT 可能的畸形及对切缘的损害。定位导丝可精确地定位肿瘤位置，采用联合进行重建的即刻乳房缩小整形方法时，可在原位及标本中看到（A，B）。采用水平和垂直皮肤切除的腺体蒂缩小方法在术后短期和 7 年后的效果（C，D）。（Figure used in part and with permission from Boughey, Oncoplastic Surgery for Breast Cancer, Chaper 13, in *Textbook of Surgical Oncology*, Poston GJ, Beauchamp R, Ruers T, eds, Taylor & Francis, London and New York, 2008.）

切缘阴性。标本必须定位、定向，以便如果需要补切时易于确定恰当的位置并将切除局限在病变部位。因此，当在 BCT 中进行即刻重建时，在任何组织转移前必须有广泛的切缘分析结果。在我们医院，我们花费了相当长的时间来准确评价切缘。使用不同颜色标记标本的上、下、内、外侧及基底、表面，并由病理科医生进行检查。对标本进行 X 线摄片对于术中评价来说也是必要的，尤其在肿瘤不可触及时。标本进行连续切片，并经影像科医生及病理科医生检查。所有的微小钙化及术前放置的标记夹都要包括在标本中一并切除。只有当外科医生、病理科医生及影像科医生都认为切缘阴性、所有的异常组织都已被切除时，重建才能开始。手术中需用金属夹标记切除范围。这些夹子可以指导肿瘤放疗医生进行相关治疗。

虽然术中切缘评价费时费力，但这是值得的，尤其是在需要组织重整时。Barrios 等人的研究显示：在初始手术时通过肉眼、细胞学及组织学分析进行的术中切缘评估发现，37.3% 的病例切缘不恰当，需要补切来获得阴性切缘 [42]。而进行上述严格的术中切缘评估可以使需要复切以达到切缘阴性的比例明显下降，从 40% 下降至 22%，从而改善美容效果 [43]。

手术方法

BCT 中乳房重建的手术方法：关于结果和时机的考虑

乳房部分切除术后缺损的修复一般可以分为三大类：利用复合腺体皮瓣进行局部组织重整、乳房缩小整形术以及具有血管供应的局部皮瓣或远位皮瓣的移转。这些方法将在接下来的章节中进行探讨。以下将重点讨论每种手术方式的相对优势、局限性以及选取最适合的重建方法时的关键问题。

皮肤切口

不合适的皮肤切口位置或走行方向与 BCT 的不满意结果直接相关 [9-21]。切除乳腺组织较少时，乳房部分切除术所用的皮肤切口会显著影响 BCT 的美容效果。从肿瘤学观点来看，切口应该以肿瘤为中心。恰当的瘢痕走行方向可以使较差的美容效果转变为可接受的，并且避免了对重建手术的需要（图 4.11）。肿瘤外科医生已经习惯于沿着乳房上自然的“皱纹”以及朗格线（平行于乳晕边缘的同心线）或 Kraissl 线（自然的水平走行的皮肤皱折）做曲线切口。这类方法可能存在问题，因为大多数患者的乳房没有明显的皱襞来隐藏瘢痕，而且瘢痕挛缩会伴随深部腺体组织的丧失而导致乳房明显变形。环乳晕切口能够很好地被接受，但仅适用于较小肿块的切除，到达较远的肿瘤受到限制。放射状切口是更受欢迎的术式，也是乳房缩小术的一个基本原则，在肿瘤整形手术中采用并通过腺体和皮肤的相互推进可以避免轮廓畸形和（或）乳头错位。皮肤切口的设计必须考虑到，如果由于切缘的安全性最后需要行乳房全切除的话，切口的部位可以较好地包含在切除的皮肤之内。

局部复合组织重整

局部组织重整是修复乳房部分切除术后缺损的最直接的选择。这种方法避免了供区的切取，保留了重建的后续选择，它应该是首选的重建方法。当缺损大小有限且采用即刻重整时，这种方法的美容效果最好。复合腺体皮瓣包括腺体的全层及皮肤，最好整块旋转或移转。需要保证移转的组织有良好的血供以避免接下来由于脂肪坏死或移转的腺体瘢痕而影响美观（或肿瘤方面的考虑）。Stephen Kroll 等人将这种方法予以推广，它主要用于将腋下组织从外侧向内侧移转（图 4.12）[17, 44]。复合腺体皮瓣可以保证可靠的血供来源和乳房外形，但不适用于组织缺损较大的病例，否则复合腺体皮瓣可能导致明显的瘢痕和乳头变形。伴随此方法的这一局限性以及通常范围较广的瘢痕可能会导致其首选地位的丧失而被 BCT 中乳房缩小整形方法的即刻重建所取代。

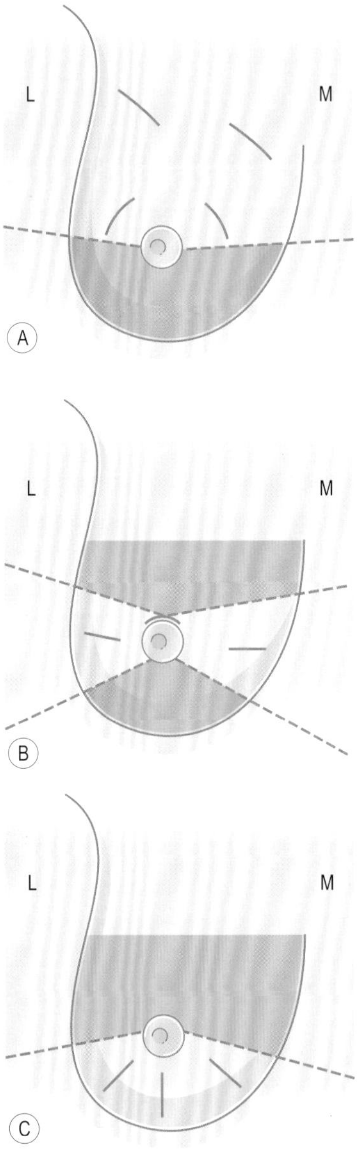

图 4.11　BCT 中减小畸形的皮肤切口。环乳晕切口是最适合的，并且当没有切除大量的乳腺组织和皮肤时，弧形切口可使大部分上象限手术的变形风险最小（A）。放射状切口可减小轮廓的变形（B），尤其是位于下象限时（C）。(Figure used with permission from Boughey, Oncoplastic Surgery for Breast Cancer, Chaper 13, in *Textbook of Surgical Oncology*, Poston GJ, Beauchamp R, Ruers T, eds, Taylor & Francis, London and New York, 2008.)

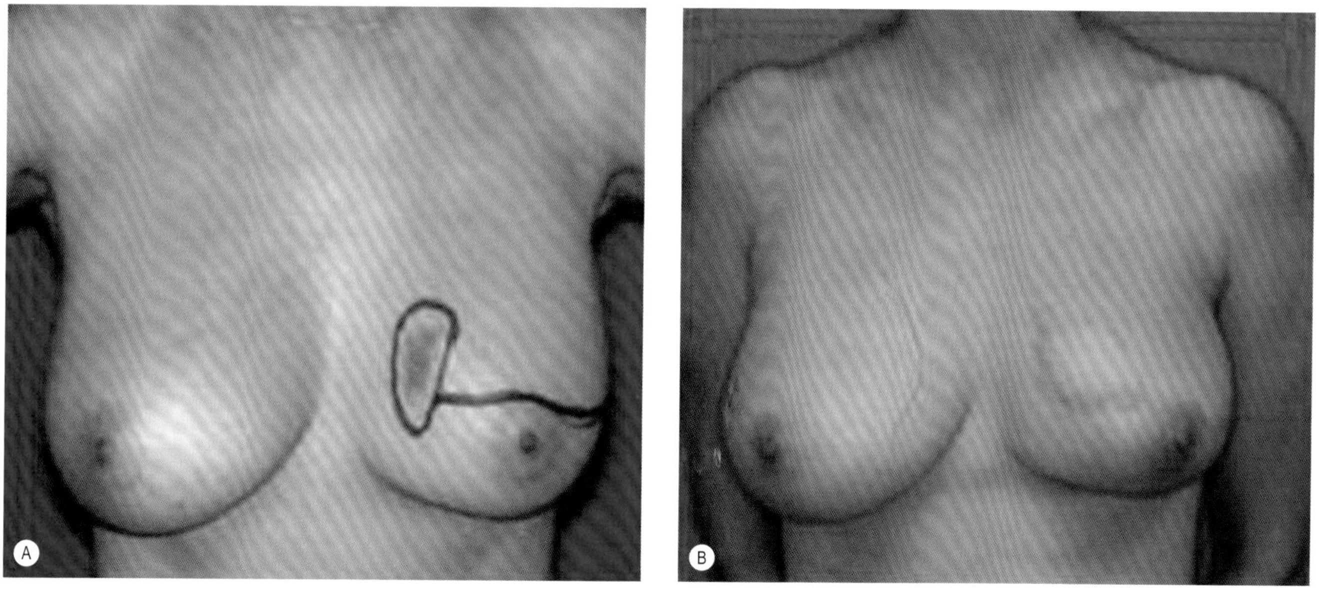

图 4.12　一位 46 岁的女性，上象限的大块复合腺体皮瓣旋转修复后 12 个月。在较大缺损时选用这种方法可造成双侧体积不对称和乳头错位。（Case courtesy of the late Stephen Kroll.）

乳房缩小整形方法

在巨乳症患者中，乳房缩小与乳腺肿瘤切除同时进行而达到 BCT 目的，同时可以带来非常好的美容效果。乳房缩小手术可以减少放射剂量，降低照射野中“热点”的数量及肺和胸壁结构的照射量。缩小手术可提高巨乳症患者放射治疗的同质性，并减轻乳腺照射后发生的如乳腺纤维化等中到重度晚期并发症的风险 [26-30, 38, 39]。乳房缩小整形还能改善巨乳症的症状（如肩部不适、颈部和胸部的重负、乳房痛），并有利于乳房的健康 [45]。其他对于乳房肿瘤整形手术的潜在益处还包括降低对侧乳腺癌的发病风险。尽管乳房缩小整形作为降低乳腺癌发病风险的方法尚存争议，但这个假定还是有一些证据支持的 [46, 47]。虽然在常规乳房缩小手术中切下的乳腺组织标本中发现隐匿癌的概率很低（0.16% ~ 0.5%），但如果对侧已被诊断为乳腺癌，则危险可能会比较高 [48]。这提示了在任何手术之前进行双侧乳腺钼靶摄片的必要性。

如果考虑乳房缩小整形方法的话，就必须细致考虑肿瘤学和美容的预期效果。如果担心因肿瘤切除时为达到切缘阴性会导致明显的乳房畸形而不能通过局部的手段矫正，就必须考虑用远位皮瓣移转即刻重建或者认可全乳切除并重建，这种情况在小乳房的患者中最为常见。除非患者有明显的巨乳症，否则切除量超过乳房的 30% 时将会导致不美观的结果。而多数乳房体积较大的患者，由于乳房部分切除的体积常常要比乳房缩小切除的体积小得多，所以不存在这个问题。

乳房部分切除术后放射治疗对乳房的作用是难以预测的，乳房缩小整形也不例外。在术后早期，水肿、残留血清肿使得乳房外形相当好，但放射治疗后 18 ~ 36 个月时结果可能不太相同。有些学者考虑到放射可能带来患侧乳房的纤维化和皱缩，建议“过度缩小”对侧乳房。但是考虑到放射治疗的很多可变因素及难以预测的结果，这种方法未被普遍认可。应当在手术前就告知患者术后可能需要在未受照射的对侧乳房上进行额外的对称性手术以使两侧乳房对称。在受照射的乳房进行缩小及调整手术也有报道，但因伴有很高的并发症风险从而应当避免。成功使用此方法的报道表明有伤口愈合差、组织丧失和乳头受损等并发症 [36-38, 49]。患者需要提前告知，如果没有良好血供的组织的转入，对照射后的乳房所进行的手术处理非常有可能归于失败。

为了使乳房缩小整形达到最好的美容效果，处理好双侧乳房将要切除的腺体和皮肤的部位和组织量是很必要的。为了保证对称性，患侧乳房和对侧乳房应采用相似的缩小技术和切口。这在手术前预测可能很难。如果在患侧乳房肿瘤切除术完成、边缘安全后再进行对侧乳房的塑形，这样一来对称是非常容易达到的且常常达到得最好。使用有合适血供的组织进行乳房塑形的灵活性在 BCT 的乳房缩小整形方法中非常关键，对两侧皮肤和腺体成分的考虑也非常重要。乳房最终的外形可以认为是腺体和皮肤两者塑造的。短瘢痕或垂直瘢痕的乳房缩小方法用于较小的、下垂较轻的乳房，而传统的倒 T 形瘢痕的乳房缩小方法则用于有明显多余皮肤的患者（图 4.10 和 4.13）。进行乳房塑形的带血供的蒂部应当适合于肿瘤所在的部位，一如 Losken 很好地描述过的[50]（图 4.14）。由于肿瘤更常发生于乳房外侧象限，血供来源于胸廓内动脉穿支的内侧蒂非常有用。

成功的乳房缩小整形需要在手术中对切缘进行广泛而精确的处理。因为如果最终病理评估中发现切缘阳性而需要再次切除的话，不仅会影响肿瘤学结果而且会严重影响美容效果。因此，要想尽一切办法避免再次切除。鉴于这方面的考虑，建议对侧乳房缩小应当等到患侧的最终病理评估完成之后再进行[12, 14, 15, 37-43, 48]。多数患者倾向于接受同期对侧乳房缩小以减少手术的次数，除非有特殊的情况，这已是我们的标准做法。一定要在术前告知患者，如果切缘有疑问或者肿瘤比最初预测的要广泛时，对侧的乳房缩小可能推迟或者需要换一种重建的方法。在切缘有疑问的病例（例如较大的肿瘤经新辅助化疗后），乳房缩小整形可以在最终病理学评估之后、放射治疗之前进行。因为单独进行乳房缩小整形可能会推迟放射治疗的时间，

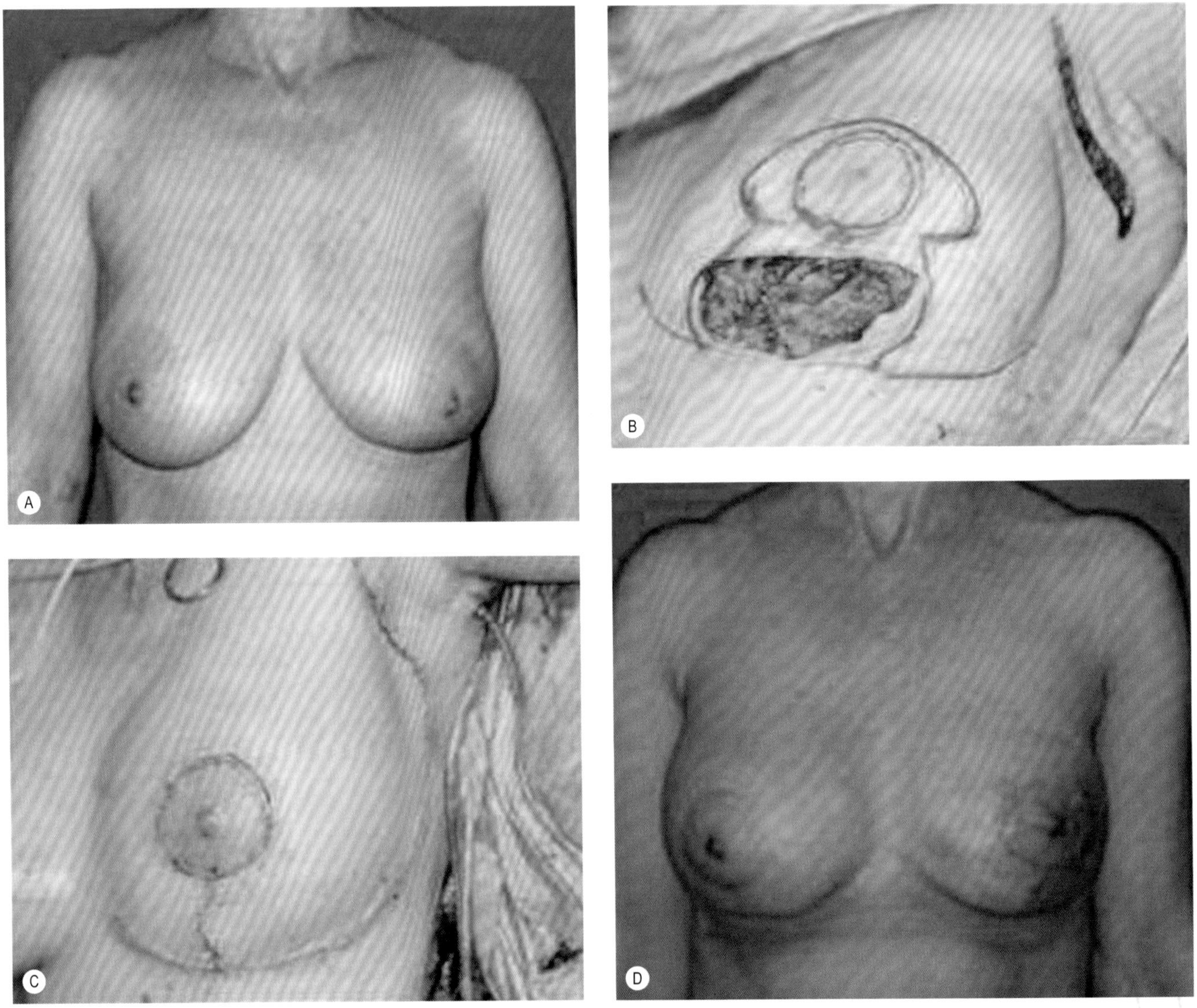

图 4.13 BCT 中为取得良好的效果而采用即刻乳房缩小整形方法及对侧乳房缩小。放射状切除及两侧推进有助于取得良好的效果。(A) 术前照。(B) 皮肤切口方式设计及下极切除后。(C) 术后即刻照。(D) 术后 1 年照。(Figure used with permission from Boughey, Oncoplastic Surgery for Breast Cancer, Chaper 13, in *Textbook of Surgical Oncology,* Poston GJ, Beauchamp R, Ruers T, eds, Taylor & Francis, London and New York, 2008.)

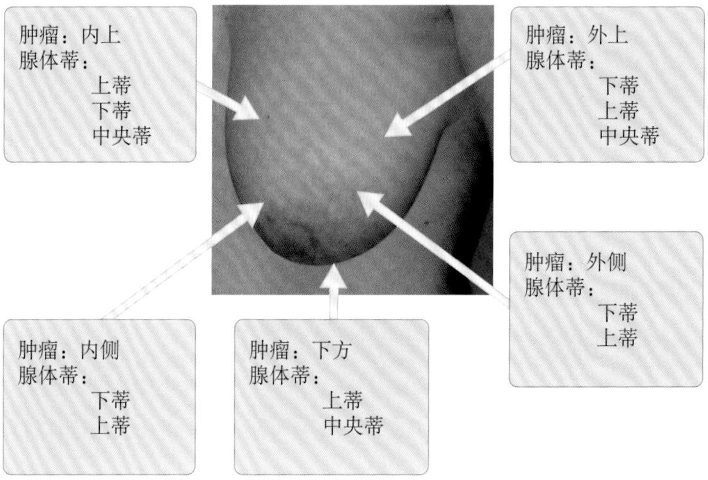

图 4.14　BCT 中的乳房缩小整形术。包含乳头及腺体的带血供的蒂可能依据肿瘤的位置而不同。由于大部分肿物位于乳房外上象限，所以大部分患者可采用上蒂、下蒂和（或）中央蒂。（Figure adapted from Losken50 and used with permission from Boughey, Oncoplastic Surgery for Breast Cancer, Chaper 13, in *Textbook of Surgical Oncology*, Poston GJ, Beauchamp R, Ruers T, eds, Taylor & Francis, London and New York, 2008.）

与多学科乳房治疗团队的所有成员一起讨论其可能性是很重要的。

BCT 中的局部皮瓣和远位皮瓣

如果肿瘤切除术后剩余的乳腺组织不足以进行组织重整，局部皮瓣或者远位皮瓣可以用于乳房肿瘤整形手术。自体组织提供了与乳房的最好匹配，可长久保持稳定，在有些情况下还可能避免为达对称而进行对侧的乳房手术。在 BCT 后出现乳房畸形的患者，因为受照射的乳房进行基于假体的重建有非常高的并发症发生率，带有血供的皮瓣就成为乳房重建的主要方法。但是在部分乳房重建中，这些优势却被带血供皮瓣的潜在局限性抵消了，这主要与供区相关，可能包括供区轮廓畸形、疼痛、感觉迟钝甚至疝的形成。另外，必须记住，一旦患者肿瘤复发，用自体组织进行部分乳房切除缺损的修复可能会明显限制患者将来乳房重建的选择。

背阔肌和胸背动脉穿支皮瓣

基于胸背血管的背阔肌（latissimus dorsi，LD）肌皮瓣一直作为部分乳房切除术后乳房重建的主要方法（图 4.6 和图 4.7）。背阔肌较强健、可靠，可以连同或不连同皮岛一起切取，并且它的相关解剖已经过很好的研究[51]。背阔肌肌皮瓣特别适合于外侧缺损、上象限缺损及小乳房，尤其当局部组织重整受到限制并且在切除很少的组织后会造成乳头变形、乳房轮廓及体积丧失的时候。在很多患者中，由于蒂长度的限制，此瓣修复很靠内侧的缺损时受到较大的限制。

与延迟的修复手术相比，用背阔肌肌皮瓣即刻修复 BCT 缺损在技术上更容易、并发症发生率更低、可能需要的手术步骤更少（图 4.15）[52]。但即刻重建的难度在于无法预测背阔肌的萎缩程度以及放射治疗对乳房体积和形状的影响，反过来导致难以确定需要矫正的程度。多数医生为了补偿背阔肌的萎缩以及放射治疗的影响，会过度矫正缺损 10% ~ 25%，但这种方法是不准确的。

背阔肌肌皮瓣的供区可能成为美容的难题，尤其是当乳房需要较大量的皮肤时。预期的瘢痕位置、范围以及术后为减少血清肿形成放置引流的时间都应当与患者做详尽的沟通（图 4.15）。通过内镜移转或者内镜辅助下切取背阔肌肌肉瓣，从减小瘢痕及血清肿形成角度看，可使供区情况更加满意。传统的背阔肌肌皮瓣带或不带皮肤都会牺牲掉一块有功能的肌肉，但是肌肉的切取对肩部功能的影响还不完全清楚。早期的研究认为背阔肌切取后几乎没有或完全没有功能上的损失，而近期一些研究则认为背阔肌的切取对某一部分患者的日常生活有负面影响。因此，对严重依赖肩部力量的患者（如必须用拐杖的患者），不建议牺牲背阔肌。

背阔肌肌皮瓣的一些改进已被提出，以期最大程度减少对供区的功能影响，这包括 Tobin[53] 描述的“劈开的”背阔肌肌皮瓣的方法以及更近些的背阔肌“小型”皮瓣。在这些改进措施中，背阔肌沿血管轴劈开，利用的是胸背动脉的降支（垂直分支）或者横支（水平分支）。最新的进展是胸背动脉穿支（thoracodorsal artery perforator，TAP）皮瓣，这种方法无须切取肌肉或仅有很少量的肌肉被切取[54, 55]。

TAP 皮瓣是基于胸背动脉降支发出的 2 ~ 3 支

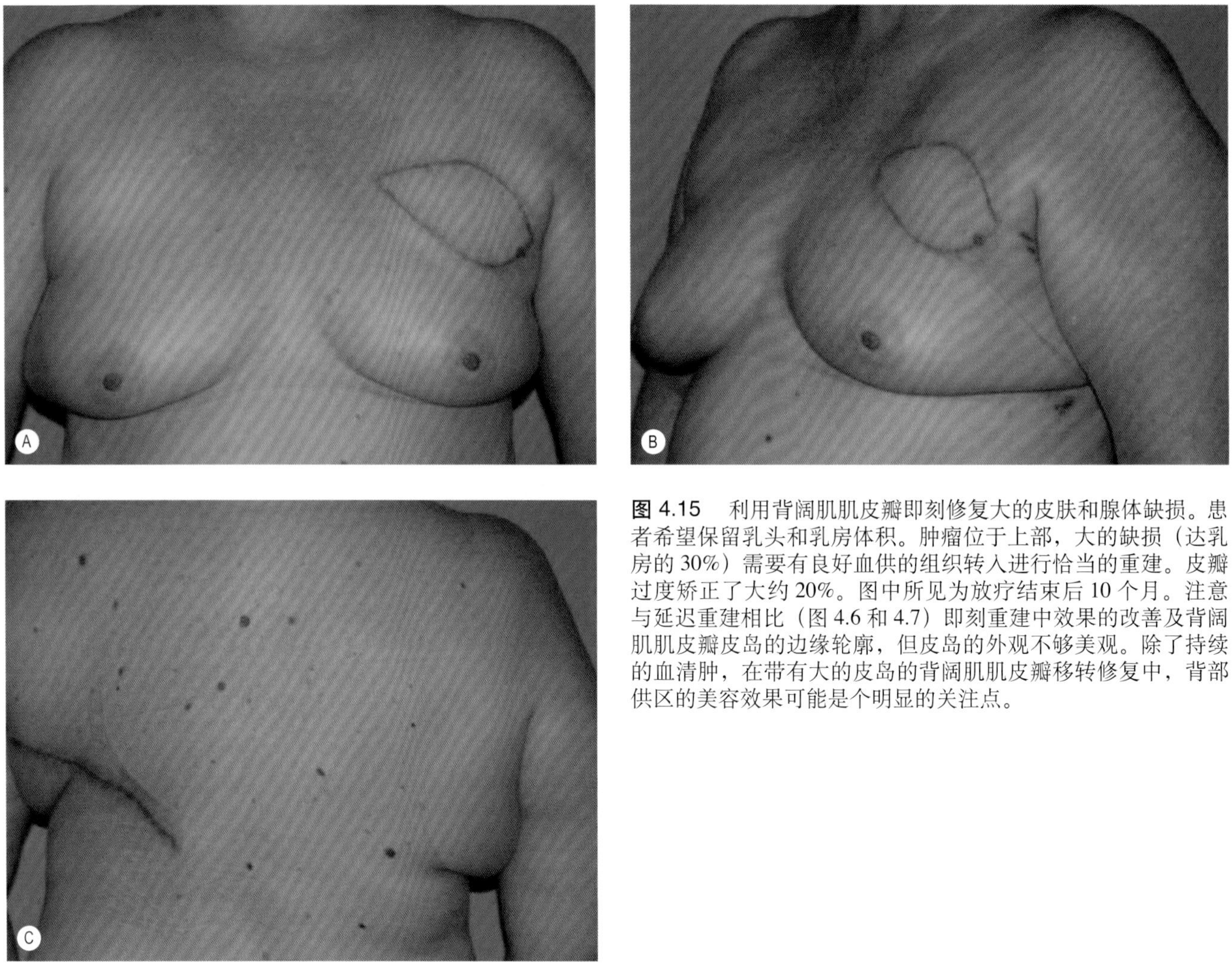

图 4.15 利用背阔肌肌皮瓣即刻修复大的皮肤和腺体缺损。患者希望保留乳头和乳房体积。肿瘤位于上部，大的缺损（达乳房的 30%）需要有良好血供的组织转入进行恰当的重建。皮瓣过度矫正了大约 20%。图中所见为放疗结束后 10 个月。注意与延迟重建相比（图 4.6 和 4.7）即刻重建中效果的改善及背阔肌肌皮瓣皮岛的边缘轮廓，但皮岛的外观不够美观。除了持续的血清肿，在带有大的皮岛的背阔肌肌皮瓣移转修复中，背部供区的美容效果可能是个明显的关注点。

皮肤穿支动脉中的一支。最近端的穿支穿过背阔肌大约在最下方的腋窝皱褶下 8cm、背阔肌外侧边缘后 2 ~ 3cm 处进入皮下组织中；第二个穿支通常出现在上一穿支远侧 2 ~ 4cm 处（图 4.16）。TAP 皮瓣代表了重建手术中皮瓣设计的最新进展，通过将穿支血管从周围肌肉解剖游离出来并将肌肉保留在供区而仅切取了皮瓣，从而减少了供区的畸形 [54, 55]。受解剖变异的影响，这种方法在技术上比较复杂，需要有经验的外科医生进行操作。在 BCT、放射治疗后能否使用 TAP 皮瓣进行延迟重建仍不清楚，有待进一步的研究。在这种情况下，传统的背阔肌肌皮瓣可能是修复部分乳房切除术缺损的最安全的选择。

肋间动脉穿支皮瓣

肋间动脉穿支（intercostal artery perforator，ICAP）皮瓣是由胸腹皮瓣演进而来的，也是最早用于乳房重建的皮瓣之一。ICAP 皮瓣基于背阔肌前缘处的穿支，切取时不会损伤胸背血管。肋间血管通过劈开前锯肌解剖至它们的起始点，可能带有感觉。ICAP 皮瓣的血管蒂较短（4 ~ 5cm），最适用于乳房外侧的小缺损。尽管沿着肋缘解剖可以延长血管蒂，但是比较困难，而且可能损害血管蒂的完整性。此皮瓣的皮肤区域没有很好研究过，还有待进一步的研究阐述。目前这个皮瓣最适合即刻修复小的、BCT 后的缺损 [55]。

远位皮瓣修复部分乳房切除缺损

部分乳房切除缺损的修复中，有多种远位皮瓣可供选择，包括来自腹部、臀部、大腿的皮瓣。来自下腹壁的带血供的皮瓣已经成为乳房全切除术后重建的“金标准”。下腹部区域为重建提供了大量高质量的皮肤和皮下组织，并且有各种来自腹壁深、浅动静脉系统的血管蒂可供使用。基于深动静脉系统的横行腹直

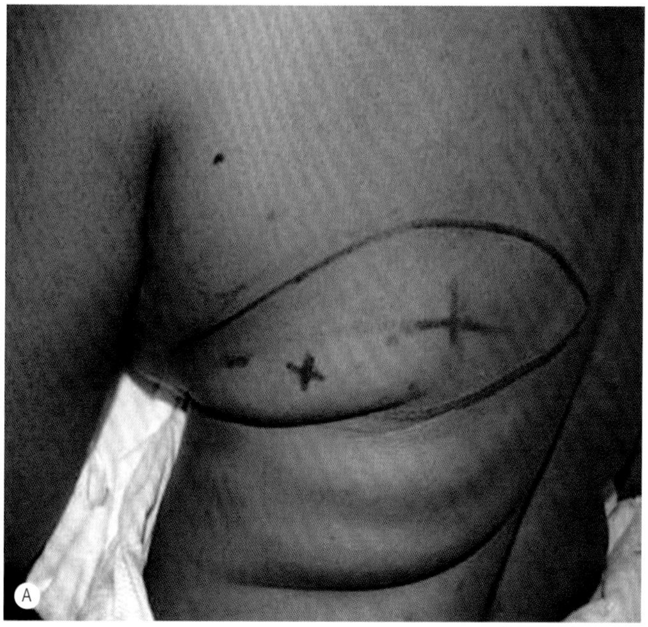

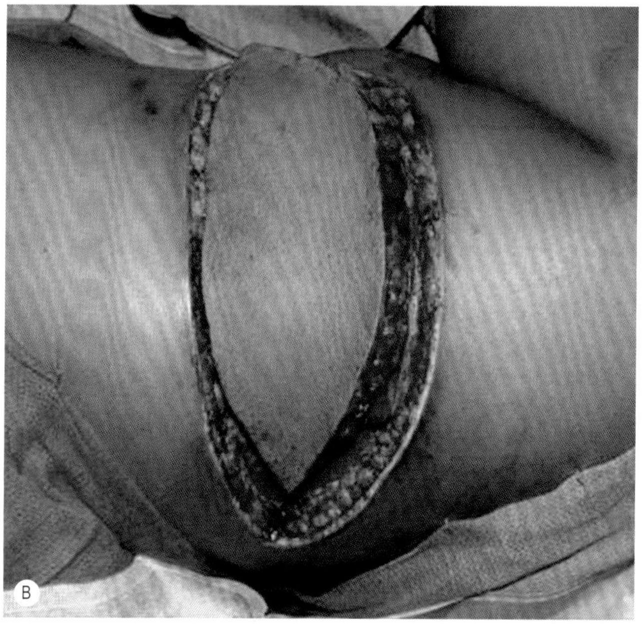

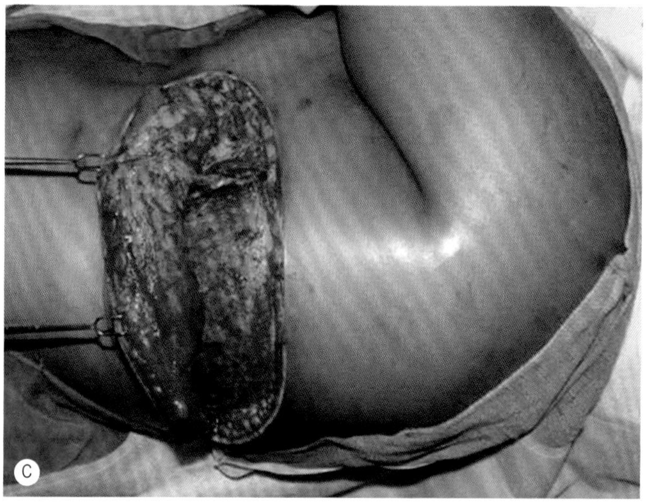

图 4.16　胸背动脉穿支（TAP）皮瓣。TAP 皮瓣基于胸背动脉降支发出的 2 ～ 3 支皮肤穿支之一。(A) 术前使用多普勒定位穿支血管，最近端的穿支穿过背阔肌在最下方的腋窝皱褶下大约 8cm 进入皮下组织中。(B，C) 这种方法可以移转大量的皮肤和皮下组织而无须牺牲背阔肌。由于蒂的限制，皮瓣只限于到达乳房外象限的缺损，但是随着应用此皮瓣经验的积累，其用途正在扩大。

肌肌皮瓣（transverse rectus abdominis myocutaneous，TRAM）仍然是整个乳房重建中最常用的自体组织皮瓣，但为了增进皮瓣的血供、降低供区并发症，通过使用结构有所不同的游离皮瓣和穿支皮瓣已经使下腹部皮瓣得到改进。这些皮瓣可以并且已经可靠地用于矫正 BCT 后的畸形，但是否恰当仍不清楚（图 4.17）。在部分乳房重建中使用大的远位皮瓣仍然存在争议。尽管远位皮瓣是可靠的，但它们有明显的重建风险，并带有潜在的供区并发症，包括瘢痕、轮廓的畸形、疼痛以及腹壁疝或腹部隆起。更重要的是，这种方法的肿瘤学完整性尚存疑问，特别是在即刻重建的情况下。一旦切缘阳性，即刻移转的皮瓣可能需要牺牲掉。在 BCT 后肿瘤复发的情况下，如果之前使用了远位皮瓣，那么乳房全切后修复的最佳选择就没有了（图 4.18）。另一个担忧是应用皮瓣在 BCT 中进行即刻重建后放射治疗对皮瓣的影响。由于放射对皮瓣不可预知的影响，可能造成明显的纤维化和挛缩，对于乳房全切的患者，通常会建议推迟使用皮瓣的重建直到放疗结束之后。而使用远位皮瓣进行即刻重建是莽撞的。用远位皮瓣进行延迟重建从技术上更具挑战性，但从肿瘤学的角度来看更加合理。尽管 BCT 后复发或第二原发癌的发生率与乳房全切术后的发生率相比存在着争议，但在肿瘤切除和乳房重建之间留有合适的时间范围是非常必要的。必须告知患者可能的选择并让其考虑是否以乳房全切及皮瓣重建替代部分切除后的延迟修复。

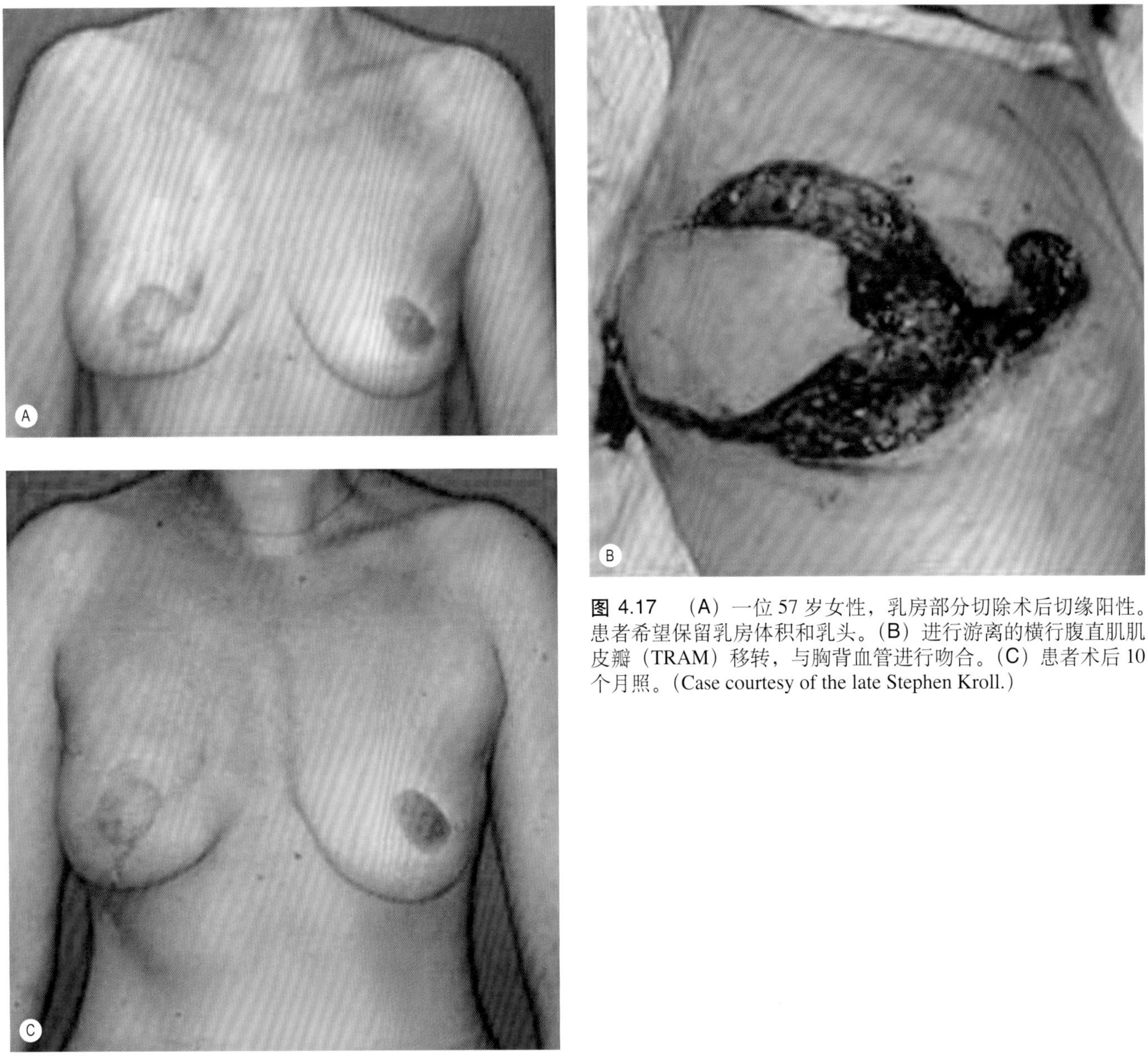

图 4.17 （A）一位 57 岁女性，乳房部分切除术后切缘阳性。患者希望保留乳房体积和乳头。（B）进行游离的横行腹直肌肌皮瓣（TRAM）移转，与胸背血管进行吻合。（C）患者术后 10 个月照。（Case courtesy of the late Stephen Kroll.）

部分乳房切除术后的假体植入

使用假体矫正部分乳房切除缺损伴随着相当多的近期及远期并发症。假体丧失、纤维包膜挛缩伴疼痛和乳房变形均可能发生，美容效果一般认为较差，甚至比那些以前做过隆乳随后进行 BCT 的患者还差[56]。由于至今已发表的回顾性研究中使用了主观的、非标准化的结果评价指标，而且随访时间短、样本量小，所以要准确估计应用假体的并发症发生率和植入效果尤其困难。我们不推荐使用假体进行与部分乳房切除相关的即刻或延迟的缺损修复。

未来的考虑：脂肪组织移植

游离脂肪移植的应用看起来前景广阔，尤其是在小的、孤立的轮廓畸形的修复中。近期一些研究已经表明自体脂肪移植在整形与美容整形应用中的功效，方法是采用小块脂肪通过多隧道送入组织内。脂肪移植后放疗过的组织得到改善（软化）的令人振奋的报道促进了介入“干细胞”方法的设想[57, 58]。这种方法在乳房重建病例的临床功效已经被经验所证实[5, 58]。尽管这一方法看起来对部分乳房切除缺损的延迟修复令人鼓舞，但脂肪移植物的最后转归、在活体中的成活量以及其对周围生物环境的反应机制目前仍然未知。这种方法曾经被认为无效甚至危险的，而更深入的前瞻性、对照研究在脂肪移植广泛应用于女性自体乳房之前将进一步阐述其作用。

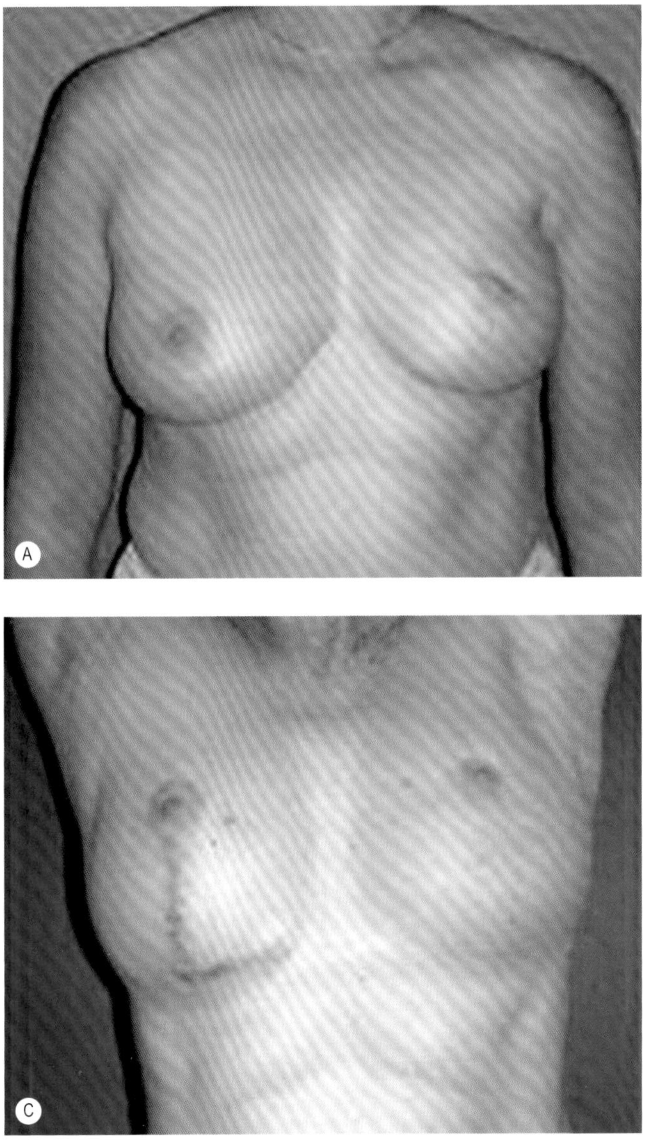

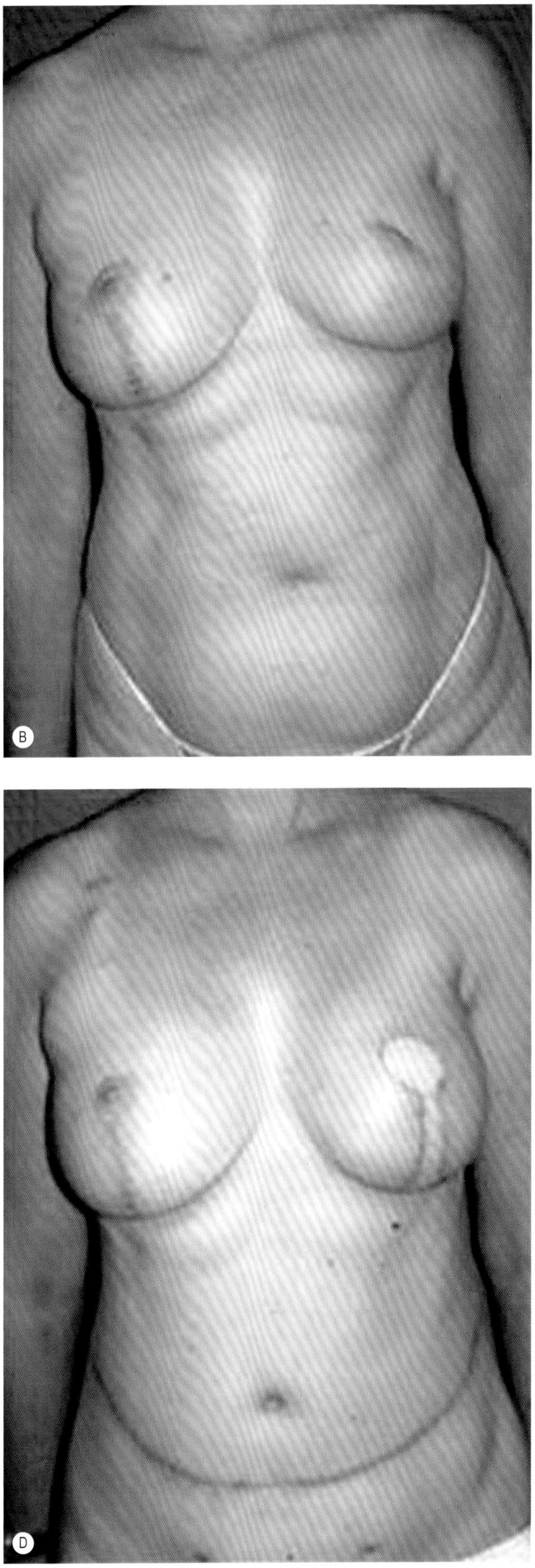

图 4.18　乳房部分切除术后复发。(A) 患者行左乳 BCT 后造成体积和乳头的不对称及畸形。(B，C) 治疗 3 年后患者希望修复缺陷。她拒绝皮瓣重建，而做了对侧乳房的对称性调整手术。术后 6 个月患侧乳腺癌复发，需要行乳房全切除和皮瓣重建。(D) 行单侧腹壁下动脉穿支皮瓣移转重建后 12 个月，患者拒绝乳头乳晕重建。(Figure used with permission from Boughey. Oncoplastic Surgery for Breast Cancer, Chaper 13, in *Textbook of Surgical Oncology*, Poston GJ, Beauchamp R, Ruers T, eds, Taylor & Francis, London and New York, 2008.)

部分乳房切除：重建方法和时机选择的指导原则

治疗乳腺癌选择部分乳房切除还是乳房全切除，最终是一个肿瘤学的决定。从肿瘤治疗学角度来看两种方法效果是等同的，为最大限度地提高患者对其治疗结果的满意度，需要她们亲自参与决策的制定。乳腺癌的不同治疗方法以及重建后的满意度和生活质量非常难以评估。随着渐渐远离乳腺癌的治疗，患者对乳房重建的满意度会降低，会不满意于乳房的外观。对于肥胖或巨乳的患者，部分乳房切除术同期进行缩小方法的即刻重建通常是最有效的乳房重建方法。这些患者不适合进行乳房全切除后传统的自体组织和假体的乳房重建方法。对于较瘦的患者来说，保留乳房的吸引力很强，必须慎重考虑乳房大部分切除的实际美容效果。部分乳房切除后促使患者寻求延迟重建的首要因素是 NAC 的错位、轮廓畸形及明显的体积不足。总体来讲，这些缺陷是可以预料的，并且应当通过部分乳房切除后的即刻重建来避免，或者转为 SSM 加重建。除非患者是巨乳，否则切除量超过乳房的 20% ~ 30% 通常将会造成难看的缺损，但可以采用乳房全切除加重建得到相对更好的效果。在小乳房的患者中，相对较小的体积缺失（15% ~ 20%）都将造成严重的影响，这些局限性显得尤其重要。因此，在选择手术方式时，最好对大乳房和小乳房的患者区别对待。除了乳房的大小外，肿瘤位置也是影响结果的重要因素。在 NAC 下的肿瘤和（或）NAC 与乳房下皱襞之间的肿瘤以及明显内上象限的肿瘤，需要非常仔细地处理，以避免明显的 NAC 变形和轮廓畸形。轮廓畸形在术后早期可能被水肿和血清肿所掩盖而不显露，但放疗后会逐渐表现出来、持续甚至加剧，除非有皮肤和腺体的代偿性调整来矫正这些缺损区域。BCT 是否需要即刻重建的考虑非常重要，因为进行二期修复有其局限性，技术上要求高并且通常认为患者满意度较差。放疗对保乳手术的应用非常重要，它对最后获得美观效果的可行性和技术方面有很大影响。部分乳房切除术后缺损的延迟重建的手术时机选择也是个难题。放疗后的乳房水肿需要很长时间才能完全消退，一些作者推荐等待 3 年后再行修复手术，但这种意见尚缺乏充分的依据。放疗后的乳房重建通常需要皮瓣的重建。局部组织重整在放射后的乳房很危险且少有成功的例子。由于周围放射过的组织床有增加的瘢痕，即使是使用没有经过照射的、血供良好的组织也常常不能完全矫正畸形，放射线会永久损伤成纤维细胞的 DNA，加剧瘢痕形成和纤维化。患者必须被告知放疗对长期的重建选择的限制。还必须考虑部分乳房切除及放疗后出现复发或第二原发肿瘤的可能性。这种情况下，重建会问题重重，并且需要血供良好的皮瓣。对于自体组织供区缺乏的患者，我们推荐采用局部组织的方法进行部分乳房切除缺损的即刻重建，例如局部组织重整或乳房缩小的方法。如果乳房缺损超出了这些方法的范围，那么转而进行乳房全切除加重建则更为合理（图 4.19 和图 4.20）。总之，肿瘤内科、放射治疗科、肿瘤外科和整形外科必须携起手来，用多学科的方法来指导患者作出决定。

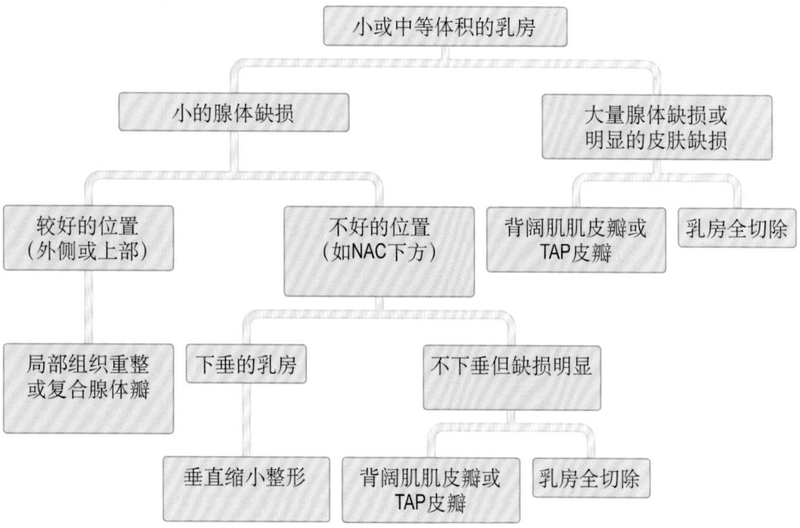

图 4.19 为了获得最佳的美容效果，在较小乳房的患者行 BCT 后即刻重建对比乳房全切除后及重建的治疗流程。与较大的乳房相比，小乳房行 BCT 局部选择受到限制。(Figure used with permission from Boughey. Oncoplastic Surgery for Breast Cancer, Chaper 13, in *Textbook of Surgical Oncology*, Poston GJ, Beauchamp R, Ruers T, eds, Taylor & Francis, London and New York, 2008.)

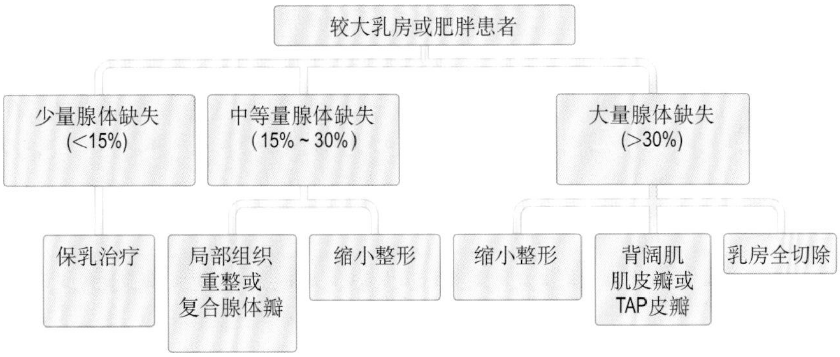

图 4.20　为了获得理想的美容效果，在乳房较大的患者行 BCT 后即刻重建对比乳房全切除后及重建的治疗流程。与小乳房相比，大的乳房行 BCT 有较好的选择方案。(Figure used with permission from Boughey. Oncoplastic Surgery for Breast Cancer, Chaper 13, in *Textbook of Surgical Oncology*, Poston GJ, Beauchamp R, Ruers T, eds, Taylor & Francis, London and New York, 2008.)

(赵建新　吴鸿伟　译)

参考文献

1. NIH consensus conference. Treatment of early-stage breast cancer. JAMA 1991; 265(3):391–395.
2. Veronesi U, Luini A, Galimberti V, et al. Conservation approaches for the management of stage i/ii carcinoma of the breast: Milan cancer institute trials. World J Surg 1994; 18(1):70–75.
3. Arriagada R, Le MG, Rochard F, et al. Conservative treatment versus mastectomy in early breast cancer: patterns of failure with 15 years of follow-up data. Institut Gustave-Roussy Breast Cancer Group. J Clin Oncol 1996; 14(5):1558–1564.
4. Fisher B, Anderson S, Redmond CK, et al. Reanalysis and results after 12 years of follow-up in a randomized clinical trial comparing total mastectomy with lumpectomy with or without irradiation in the treatment of breast cancer. N Engl J Med 1995; 333(22):1456–1461.
5. Jacobson JA, Danforth DN, Cowan KH, et al. Ten-year results of a comparison of conservation with mastectomy in the treatment of stage i and ii breast cancer. N Engl J Med 1995; 332(14):907–911.
6. van Dongen JA, Voogd AC, Fentiman IS, et al. Long-term results of a randomized trial comparing breast-conserving therapy with mastectomy: European organization for research and treatment of cancer 10801 trial. J Natl Cancer Inst 2000; 92(14):1143–1150.
7. Blichert-Toft M, Rose C, Andersen JA, et al. Danish randomized trial comparing breast conservation therapy with mastectomy: six years of life-table analysis. Danish Breast Cancer Cooperative Group. J Natl Cancer Inst Monogr 1992; (11):19–25.
8. Clarke M, Collins R, Darby S, et al. Effects of radiotherapy and of differences in the extent of surgery for early breast cancer on local recurrence and 15-year survival: an overview of the randomized trials. Lancet 2005; 366(9503):2087–2106.
9. Petit JY, Rigaut L, Zekri A, et al. [Poor esthetic results after conservative treatment of breast cancer: technics of partial breast reconstruction]. Ann Chir Plast Esthet 1989; 34(2):103–108.
10. Olivotto IA, Rose MA, Osteen RT, et al. Late cosmetic outcome after conservative surgery and radiotherapy: analysis of causes of cosmetic failure. Int J Radiat Oncol Biol Phys 1989; 17(4):747–753.
11. Abner AL, Recht A, Vicini FA, et al. Cosmetic results after surgery, chemotherapy, and radiation therapy for early breast cancer. Int J Radiat Oncol Biol Phys 1991; 21(2):331–338.
12. Bajaj AK, Kon PS, Oberg KC, et al. Aesthetic outcomes in patients undergoing breast conservation therapy for the treatment of localized breast cancer. Plast Reconstr Surg 2004; 114(6):1442–1449.
13. Rose MA, Olivotto I, Cady B, et al. Conservative surgery and radiation therapy for early breast cancer: long-term cosmetic results. Arch Surg 1989; 124(2):153–157.
14. Taylor ME, Perez CA, Halverson KJ, et al. Factors influencing cosmetic results after conservation therapy for breast cancer. Int J Radiat Oncol Biol Phys 1995; 31(4):753–764.
15. Choi JY, Alderman AK, Newman LA. Aesthetic and reconstruction considerations in oncologic breast surgery. J Am Coll Surg 2006; 2(6):943–952.
16. Clough KB, Cuminet J, Fitoussi A, Nos C, Mosseri V. Cosmetic sequelae after conservative treatment for breast cancer: classification and results of surgical correction. Ann Plast Surg 1998; 41(5):471–481.
17. Clough KB, Kroll SS, Audretsch W. An approach to the repair of partial mastectomy defects. Plast Reconstr Surg 1999; 104(2):409–420.
18. Clough KB, Lewis JS, Couturaud B, et al. Oncoplastic techniques allow extensive resections for breast-conserving therapy of breast carcinomas. Ann Surg 2003; 237(1):26–34.
19. D'Aniello C, Grimaldi L, Barbato A, et al. Cosmetic results in 242 patients treated by conservative surgery for breast cancer. Scand J Plast Reconstr Hand Surg 1999; 33:419–422.
20. Munhoz AM, Montag E, Arruda EG, et al. Critical analysis of reduction mammaplasty techniques in combination with conservative breast surgery for early breast cancer treatment. Plast Reconstr Surg 2006; 117(4):1091–1103.
21. Cocquyt VF, Blondeel PN, Depypere HT, et al. Better cosmetic results and comparable quality of life after skin-sparing mastectomy and immediate autologous breast reconstruction compared to breast conservative treatment. Br J Plast Surg 2003; 56:462–470.
22. Desch CE, Penberthy LT, Hillner BE, et al. A sociodemographic and economic comparison of breast reconstruction, mastectomy, and conservative surgery. Surgery 1999; 125(4):441–447.
23. Keating NL, Weeks JC, Borbas C, Guadagnoli E. Treatment of early stage breast cancer: do surgeons and patients agree regarding whether treatment alternatives were discussed? Breast Cancer Res Treat 2003; 79(2):225–231.
24. Nissen MJ, Swenson KK, Ritz LJ, et al. Quality of life after breast carcinoma surgery. a comparison of three surgical procedures. Cancer 2001; 91(7):1238–1246.
25. Pusic A, Thompson TA, Kerrigan CL, et al. Surgical options for early-stage breast cancer: factors associated with patient choice and postoperative quality of life. Plast Reconstr Surg 1999; 104(5):1325–1333.
26. Moody AM, Mayles WP, Bliss JM, et al. The influence of breast size on late radiation effects and association with radiotherapy dose inhomogeneity. Radiother Oncol 1994; 33(2):106–112.
27. Olivotto IA, Rose MA, Osteen RT, et al. Late cosmetic outcome after

conservative surgery and radiotherapy: analysis of causes of cosmetic failure. Int J Radiat Oncol Biol Phys 1989; 17(4):747–753.
28. Gray JR, McCormick B, Cox L, et al. Primary breast irradiation in large-breasted or heavy women: analysis of cosmetic outcome. Int J Radiat Oncol Biol Phys 1991; 21(2):347–354.
29. Montague ED, Paulus DD, Schell SR. Selection and follow-up of patients for conservation surgery and irradiation. Front Radiat Ther Oncol 1983; 17: 124–130.
30 Braw M, Erlandsson I, Ewers SB, Samuelsson L. Mammographic follow-up after breast conserving surgery and postoperative radiotherapy without boost irradiation for mammary carcinoma. Acta Radiol 1991; 32(5):398–402.
31. Berrino P, Campora E, Santi P. Postquadrantectomy breast deformities: classification and techniques of surgical correction. Plast Reconstr Surg 1987; 79(4):567–572.
32. Palit TK, Miltenburg DM, Brunicardi FC. Cost analysis of breast conservation surgery compared with modified radical mastectomy with and without reconstruction. Am J Surg 2000; 179:441–445.
33. Elkowitz A, Colen S, Slavin S, et al. Various methods of breast reconstruction after mastectomy: an economic comparison. Plast Reconstr Surg 1993; 92(1):77–83.
34. Khoo A, Kroll SS, Reece GP, et al. A comparison of resource costs of immediate and delayed breast reconstruction. Plast Reconstr Surg 1998; 101(4):964–970.
35. Lawrence GA. Cost-effective management of breast cancer. Am J Surg 2001; 182(4):435–436.
36. Spear SL, Burke JB, Forman D, et al. Experience with reduction mammaplasty following breast conservation surgery and radiation therapy. Plast Reconstr Surg 1998; 102(6):1913–1916.
37. Slavin SA, Love SM, Sadowsky NL. Reconstruction of the radiated partial mastectomy defect with autogenous tissues. Plast Reconstr Surg 1992; 90(5):854–865.
38. Smith ML, Evans GR, Gurlek A, et al. Reduction mammaplasty: its role in breast conservation surgery for early-stage breast cancer. Ann Plast Surg 1998; 41(3):234–239.
39. Stolier A, Allen R, Linares L. Breast conservation therapy with concomitant breast reduction in large-breasted women. Breast J 2003; 9(4):269–271.
40. Boughey JC, Peintinger F, Meric-Bernstam F, et al. Impact of preoperative versus postoperative chemotherapy on the extent and number of surgical procedures in patients treated in randomized clinical trials for breast cancer. Ann Surg 2006; 244(3):464–470.
41. Meric F, Mirza NQ, Vlastos G, et al. Positive surgical margins and ipsilateral breast tumor recurrence predict disease-specific survival after breast-conserving therapy. Cancer 2003; 97(4):926–933.
42. Barros A, Pinotti M, Ricci MD, et al. Immediate effects of intraoperative evaluation of surgical margins over the treatment of early infiltrating breast carcinoma. Tumori 2003; 89(1):42–45.
43. Chagpar A, Yen T, Sahin A, et al. Intraoperative margin assessment reduces reexcision rates in patients with ductal carcinoma in situ treated with breast-conserving surgery. Am J Surg 2003; 186(4):371–377.
44. Bold RJ, Kroll SS, Baldwin BJ, Ross MI, Singletary SE. Local rotational flaps for breast conservation therapy as an alternative to mastectomy. Ann Surg Oncol 1997; 4(7):540–544.
45. Bruhlmann Y, Tschopp H. Breast reduction improves symptoms of macromastia and has a long-lasting effect. Ann Plast Surg 1998; 41(3): 240–245.
46. Boice JD Jr, Persson I, Brinton LA, et al. Breast cancer following breast reduction surgery in Sweden. Plast Reconstr Surg 2000; 106(4):755–762.
47. Brown MH, Weinberg M, Chong N, et al. A cohort study of breast cancer risk in breast reduction patients. Plast Reconstr Surg 1999; 103(6): 1674–1681.
48. Jansen DA, Murphy M, Kind GM, et al. Breast cancer in reduction mammoplasty: case reports and a survey of plastic surgeons. Plast Reconstr Surg 1998; 101(2):361–364.
49. Handel N, Lewinsky B, Waisman JR. Reduction mammaplasty following radiation therapy for breast cancer. Plast Reconstr Surg 1992; 89(5): 953–955.
50. Losken A, Elwood ET, Styblo TM, et al. The role of reduction mammaplasty in reconstructing partial mastectomy defects. Plast Reconstr Surg 2002; 109(3):968–975; discussion 76–77.
51. Maxwell GP. Iginio tansini and the origin of the latissimus dorsi musculocutaneous flap. Plast Reconstr Surg 1980; 65(5):686–692.
52. Kronowitz SJ, Feledy JA, Hunt KK, et al. Determining the optimal approach to breast reconstruction after partial mastectomy. Plast Reconstr Surg 2006; 117(1):1–11.
53. Tobin GR, Schusterman M, Peterson GH, et al. The intramuscular neurovascular anatomy of the latissimus dorsi muscle: the basis for splitting the flap. Plast Reconstr Surg 1981; 67(5):637–641.
54. Angrigiani C, Grilli D, Siebert J. Latissimus dorsi musculocutaneous flap without muscle. Plast Reconstr Surg 1995; 96(7):1608–1614.
55. Hamdi M, Van Landuyt K, Monstrey S, et al. Pedicled perforator flaps in breast reconstruction: a new concept. Br J Plast Surg 2004; 57(6):531–539.
56. Thomas PR, Ford HT, Gazet JC. Use of silicone implants after wide local excision of the breast. Br J Surg 1993; 80(7):868–870.
57. Coleman SR, Saboeiro AP. Fat grafting to the breast revisited: safety and efficacy. Plast Reconstr Surg 2007; 119(3):775–785.
58. Rigotte G, Marchi A, Galie M, et al. Plast Reconstr Surg 2007; 119(5):1409–1422.

第 5 章

肿瘤整形的保乳手术

Melvin J Silverstein

引　言

肿瘤整形的保乳手术是肿瘤学原则和整形手术方法的结合。但它远不只是两个学科的合并，而是一种哲学，需要细致的观察、激情、解剖知识以及对美学、对称性和乳房功能的认识与理解。肿瘤整形医生必须不停地思考："如何能切除肿瘤时伴有大范围的正常切缘，同时又使患者看起来和术前一样，甚至更好？"（框 5.1）。

肿瘤整形的最高成就应是采用标准的方法将通常是肿瘤学和（或）美容上的失败转化成为肿瘤学及美容上两方面的成功。避免看起来不可避免的全乳房切除并以非常好的美容效果结束治疗是达到上述目标的一条途径。下面的病例即描述了这样的情况。

一位 58 岁的女性以左侧乳房内下象限复发的导管内癌（DCIS）就诊。她在 2 年前以最小切缘切除了肿瘤。其左侧乳房在手术后严重畸形（图 5.1）。当局部复发后，她被多位外科医生告知乳房全切除是唯一的选择。经过重新评估，包括数字钼靶摄片、超声和磁共振（MRI）检查，发现其复发灶只位于上次手术的切口边缘。于是做了导丝定位下左乳区段切除及对侧（右侧）乳房缩小术（图 5.2 ~ 5.5）。这次手术切除了残留的 DCIS，并保证了各向切缘均大于 10mm。外形得到了很大的改善，并持续到 4 年后（图 5.6）

肿瘤整形的保乳手术在美国的历史

关于肿瘤整形的保乳手术在美国的由来没有文字记载。我们在 20 世纪 80 年代早期偶然开始开展肿瘤整形的方法。

1979 年，美国第一家独立的乳腺疾病中心在加利福尼亚州的 Van

框 5.1　肿瘤整形的保乳手术的目标：

1. 将病灶完全切除
2. 达到切缘干净——范围越大越好
3. 良好至非常好的美容效果
4. 一次手术完成所有的步骤

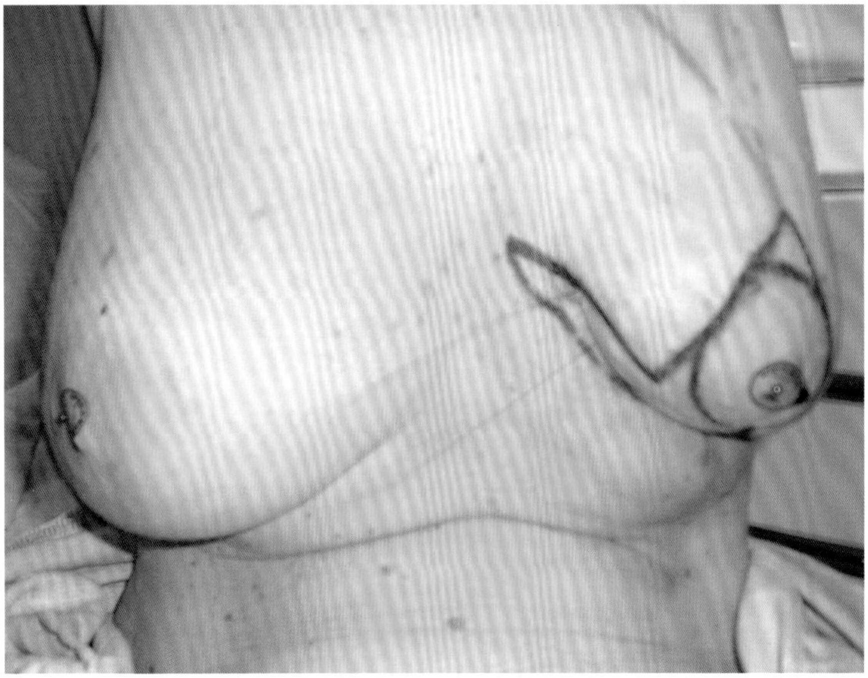

图 5.1　一位 58 岁的白人女性以左乳内下象限复发的导管内癌（DCIS）就诊。她在 2 年前进行了两次切除，以最小切缘切除了肿瘤，但其左乳严重畸形。她被多位外科医生建议进行乳房全切除。

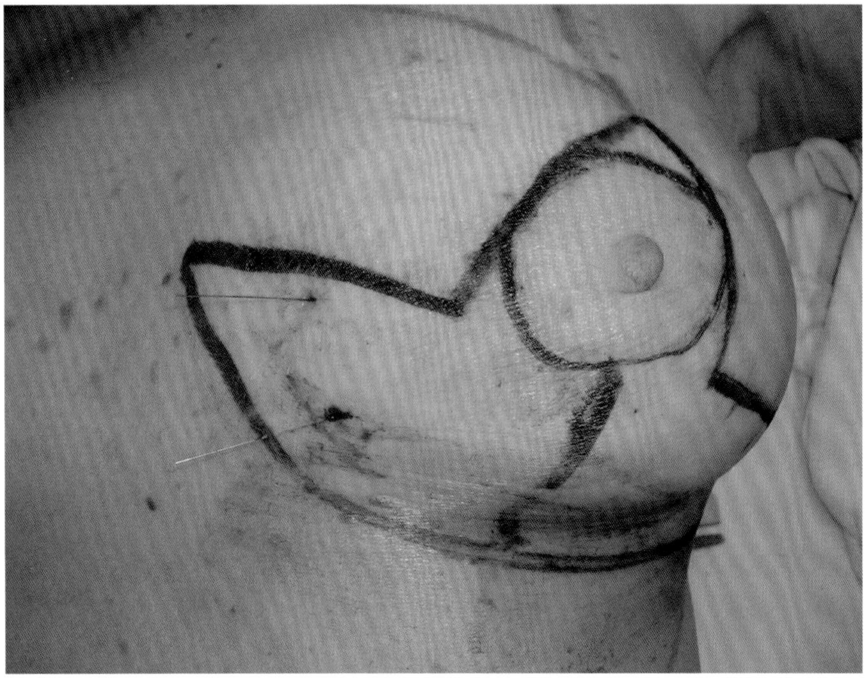

图 5.2　采用缩小整形方法的切除设计。放置两根导丝来定位复发的钙化灶。

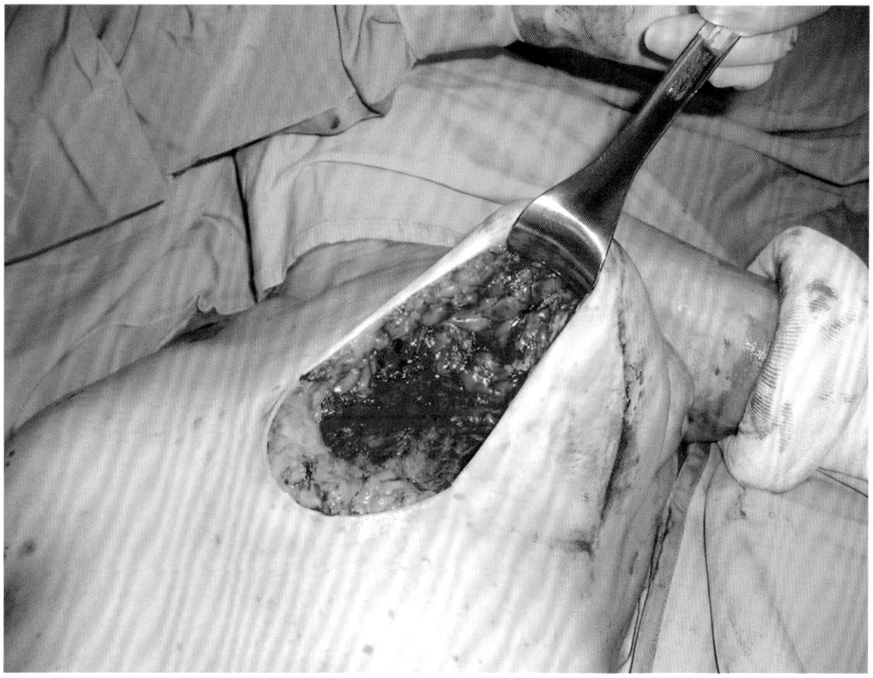

图 5.3　内下象限已被切除。

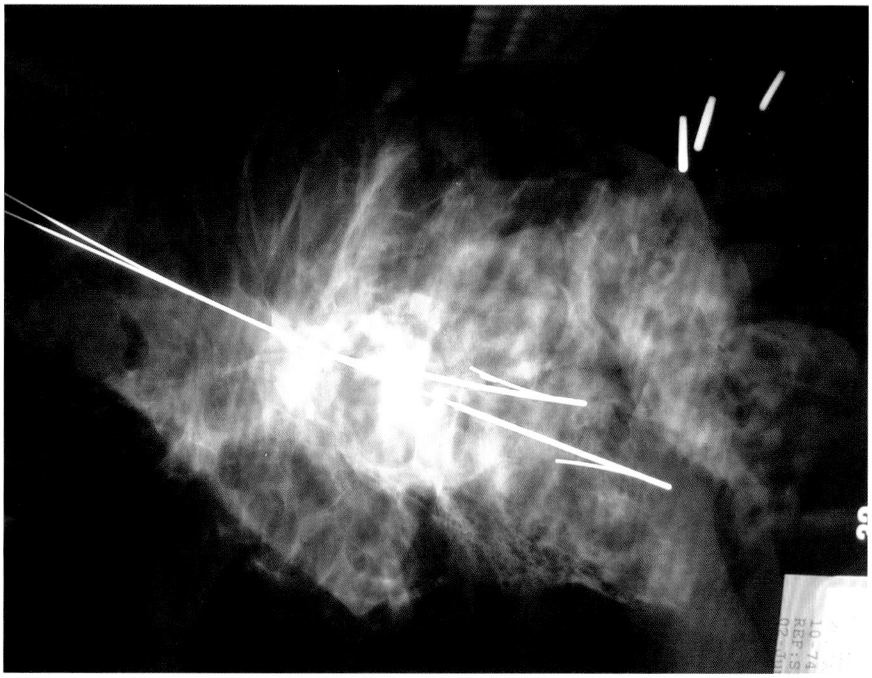

图 5.4　标本的 X 线照片显示切除的钙化灶以及影像上看到的扩大的切缘。

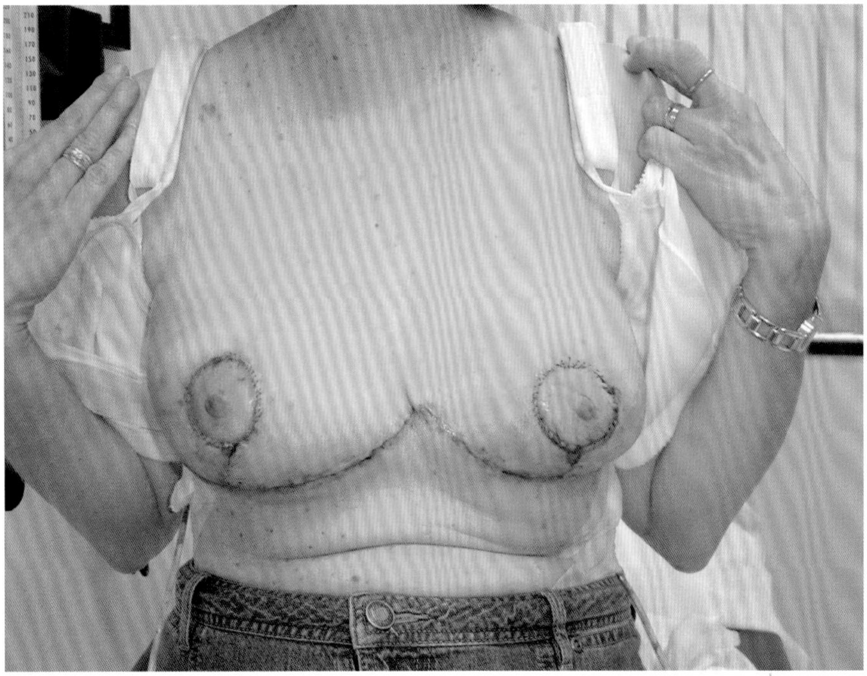

图 5.5 患者术后 5 天，仍留有引流管。

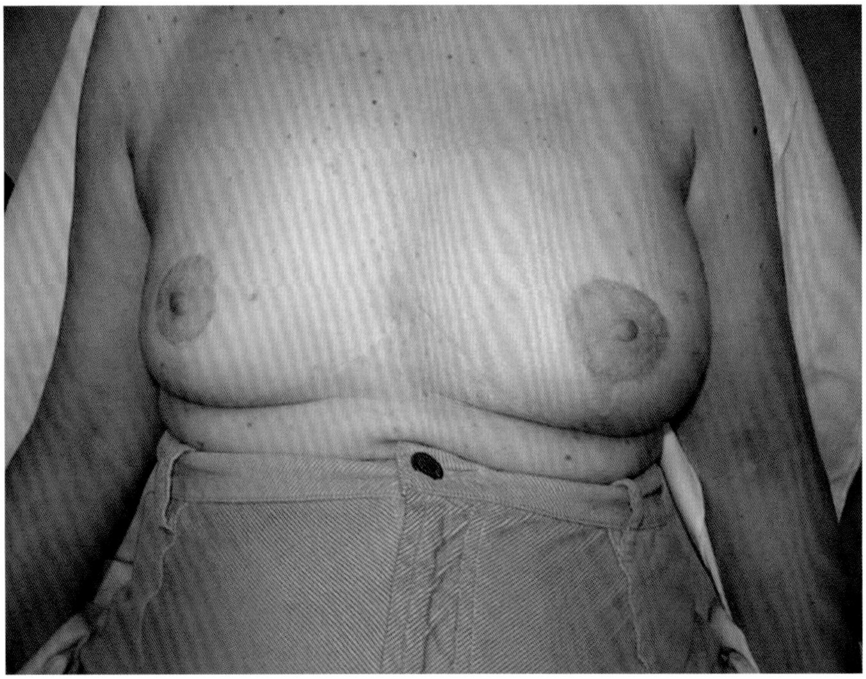

图 5.6 患者术后 4 年，没有复发。美容效果保持良好。

Nuys 成立[1, 2]。我们的团队由整形外科医生、肿瘤外科医生、肿瘤内科专家、放射学专家、肿瘤放疗专家及心理学专家组成。在成立初期，经常可见肿瘤外科医生协助整形外科医生进行缩小整形手术以及整形外科医生协助肿瘤外科医生完成乳房全切除和腋窝淋巴结清扫。正因为如此，这两个学科彼此非常了解对方的治疗并相得益彰。

我们做的第一个真正的肿瘤整形病例是在 1982 年。一位年轻的怀孕女性因活检证实的巨大乳腺纤维腺瘤而转诊（图 5.7）。等到她分娩几周以后，由一名肿瘤外科医生和一名整形外科医生组成的团队用乳房缩小的方法对那个良性肿物进行了切除并同时进行了对侧乳房的缩小（图 5.8）。由于肿瘤体积太大（约 20cm），术后乳头位置有点偏高，但总体上的肿瘤整形效果是非常出色的（图 5.9）。

那以后不久，一位不愿意接受标准乳房缩小手术的老年女性由一位整形外科医生通过乳房上象限大的区段组织切除而进行了缩小。当被问及如何称呼这个奇怪的切口时，她回答为："蝙蝠翼……因为看起来像蝙蝠侠的标志"。与此同时，我们也更多地了解到扩大切缘的重要性，而这是 20 世纪 80 年代中期以前未被认识到的。我们很快就采用了"蝙蝠翼"形切除，用于乳腺癌在大乳房上半部分的患者，这种方法能提升乳头乳晕复合体（NAC）而使患者从中获益。我们很快向我们的"肿瘤整形"整套体系中增加了更多不同的切除方法，很多会在下文中谈到。

肿瘤整形的切除

当治疗活检证实为乳腺癌时，非肿瘤整形的方法可能是在切除部位的表面做一个小且位置美观的弧形切口（图 5.10）。通常切除肿瘤周围相对较少的乳腺组织而不包括皮肤。干净的切缘的定义是基于无肿瘤的横断。并不常规要求完整连续的组织切片，而术后的放疗是常规步骤。

然而治疗趋势正在发生改变。在过去的 25 年中，我和我的同事为乳腺癌的切除尝试了一系列的多学科联合的肿瘤整形方法[3-5]。需要与病理学家、放射学家并且常常和整形外科医生协同进行手术。肿瘤整形手术是将合理的肿瘤外科原则与整形外科方法结合起来。两个外科学科的结合可以防止在扩大切除后得到不好的美容效果，也可以增加接受保乳治疗的患者人数，使之有更可接受的美容效果。这些方法既可以用于非浸润性癌，也可以用于浸润性癌。

肿瘤整形的切除是治疗的步骤，而不是乳腺肿物活检。它施行于诊断明确的乳腺癌患者。这个方法在 2005 年关于影像诊断乳腺癌的会议上得到了明确支持[6]。治疗乳腺癌患者的一个重要目标是只进一次手术室并采用一个确切的步骤而不需要二次手术。只要有可能，初始的乳房活检应该使用微创的经皮方法[6]。这样通常可以提供足够的组织用于诊断。

当切除乳腺癌时，外科医生面对的是两个相反的目标：干净的切缘和可接受的美容效果。从肿瘤学的

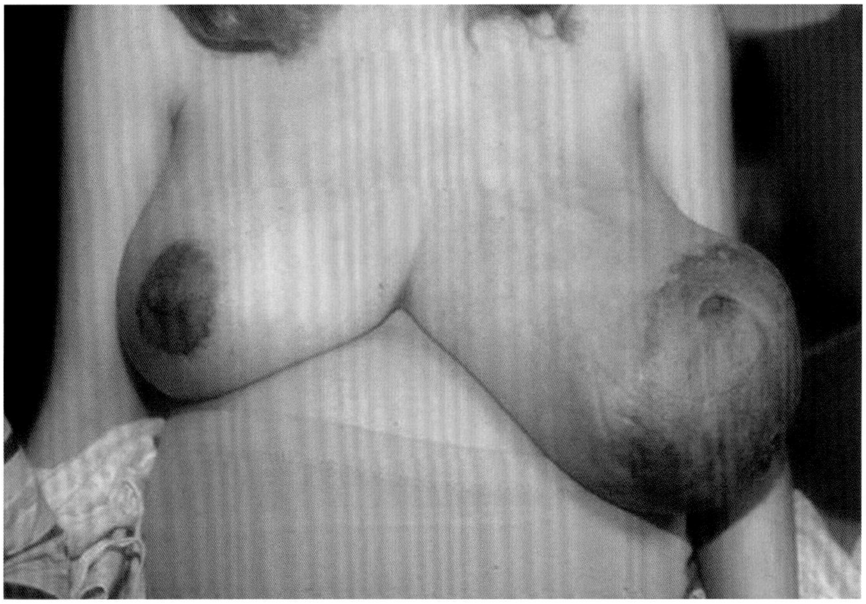

图 5.7 一位 27 岁的怀孕女性，活检证实为巨大纤维腺瘤。

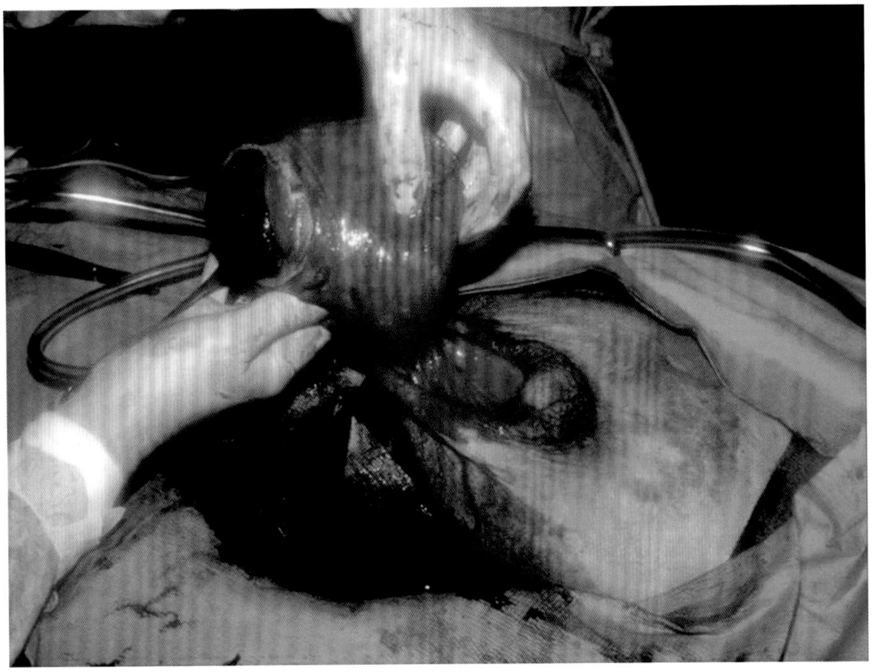

图 5.8 肿瘤被切除，测量为 20cm。

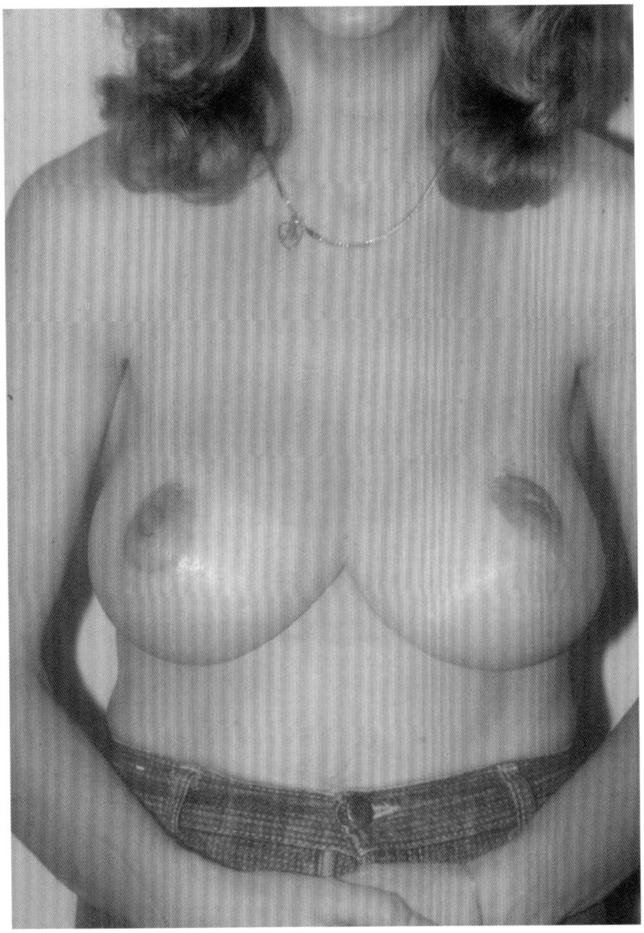

图 5.9 使用缩小的方法切除了多余的皮肤，并且缩小了对侧的乳房。图示为术后 7 年。

观点来看，应该尽可能以最大切缘切除肿物；而从美容观点来看，则应该切除尽量少的组织以得到最好的美容效果。外科医生必须找到合适的尺度来满足双方的原则。初次尝试切除肿瘤是很关键的。初次切除提供了整块切除肿瘤、评估其侵犯范围和切缘状态并获得尽可能好的美容效果的最佳机会。

目前，多达 40% ~ 50% 的新发乳腺癌病例是由现代更清晰的影像技术（大多是钼靶摄片）发现的，并且大部分病变在手术中既摸不到也看不到。在这种情况下，外科医生基本上是在盲目地手术。在放射照片上，多根带钩的导丝可以帮助定位病灶的范围。在定位针的帮助下，外科医生应该尽量整块地切除病变。这样经常会包含表面覆盖的皮肤和胸大肌筋膜（图 5.11 和 5.12）。应该准确地为病理学家定出组织方位。

如果标本并不是整块切除而是很多块，就不可能准确评估病变的切缘和大小。图 5.13 显示一块标本及四块补切的组织，组成了所谓的新的切缘。但是补切的组织太小，并不能反映初始标本的真实切缘。如果依据这些小的补切组织来评估切缘干净的情况，其判断很可能是不准确的。

肿瘤整形手术的步骤

肿瘤整形手术有几项重要的步骤。

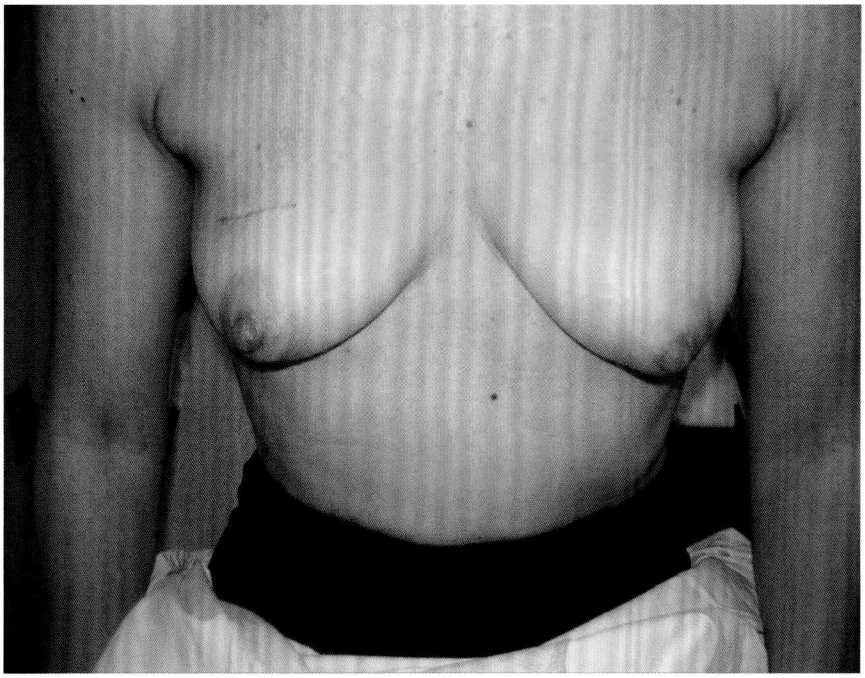

图 5.10　一位活检证实为乳腺癌的患者。通过病灶表面小且位置美观的弧形切口切除了肿瘤。没有切除皮肤。到目前为止，这仍是标准的乳腺癌切除方式。

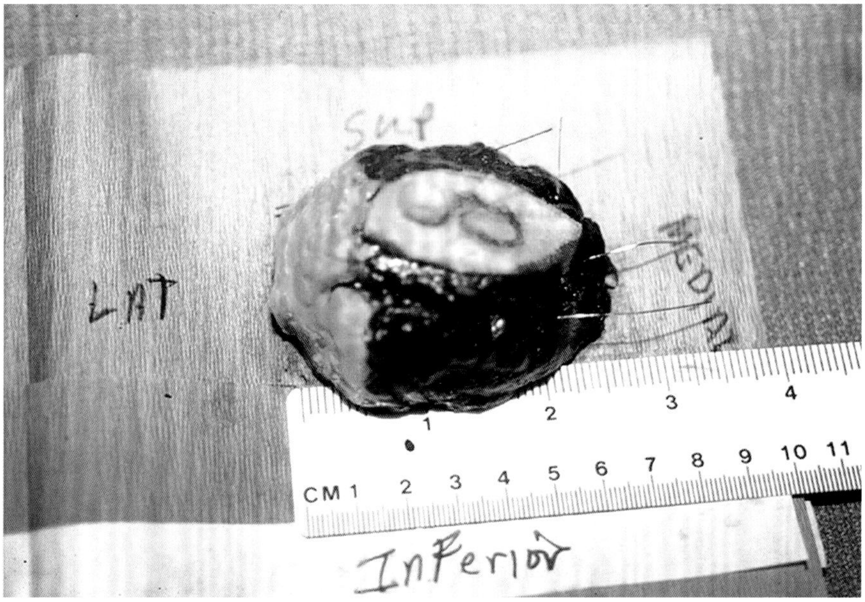

图 5.11　切除的有着色标记的标本（从皮肤到筋膜）并含有定位导丝。

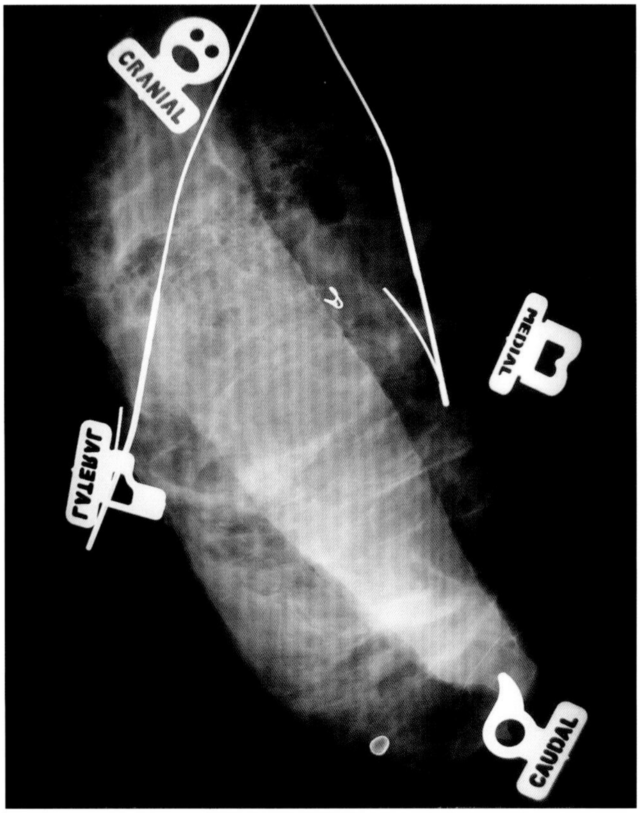

图 5.12　术中标本的 X 线照相显示有皮肤、定位导丝、标记活检部位的夹子以及由切缘图（Beekley 公司，Bristol，CT）定位的肿物的方位。

1. 术前计划（包括外科医生和影像学家）应该包括：
   (a) 钼靶摄片（最好是数字的）；
   (b) 乳腺超声（至少病变区段所在的 1/4 乳腺，最好是双乳的）；
   (c) 腋窝超声和细针穿刺活检（如果有指征）；
   (d) 乳腺磁共振；
   (e) 评估肿瘤大小与乳房大小的关系；
   (f) 详细的家族史和遗传学咨询（如果需要的话）；
   (g) 了解患者的意愿。
2. 整块切除病灶（通常包括皮肤、乳腺区段和胸大肌筋膜）。
3. 重塑乳房。
4. 使之对称。

术前计划需要肿瘤整形医生与影像专家一起讨论。所有的术前检查都要评估并要完善病变的病理学亚型的相关信息。需要考虑浸润性小叶癌是否比估计的范围更大？是否由典型的 DCIS 构成？患者是否要求双侧乳腺对称？如果要求，相关手术应该在切除肿物时同时进行还是延迟手术完成？等等。

肿瘤整形的切除方法

肿瘤整形的手术切口有很多方式，包括：

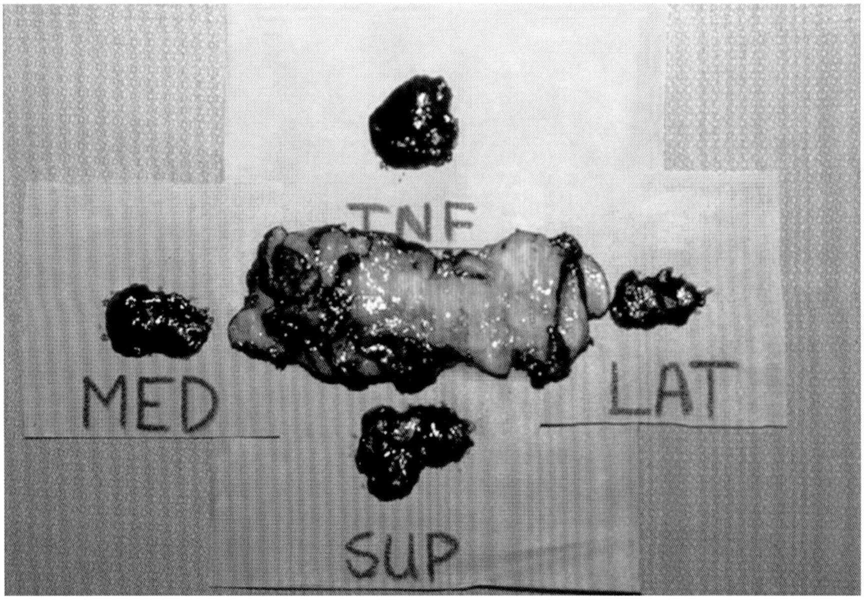

图 5.13　一块切除标本及四块补切的组织，后者被说成是新的切缘。补切的组织太小并且依据它们不能反映初始标本的真实切缘。如果依据这些小的补切组织来评估切缘干净的情况，其判断很可能是不准确的。

1. 上象限：
   (a) 新月形；
   (b) 蝙蝠翼形；
   (c) 半蝙蝠翼形；
2. 下象限：
   (a) 三角形；
   (b) 菱形；
   (c) 缩小切口；
   (d) 乳房下皱襞切口（隐藏瘢痕）（不切除皮肤）；
3. 乳房的任意区段：
   (a) 放射状 - 椭圆形（最常用的）；
   (b) 环乳晕切口及推进皮瓣（不切除皮肤）；
   (c) 双环切口乳房上提固定术。

接下来会通过一些病例来介绍其中一些切口。

放射状椭圆形切口

图 5.14 所示是一位患者的术前标记，她的病灶位于右乳 9 点位置。皮内注射的 3 团异硫蓝用来标记前哨淋巴结的位置。（除了皮肤要被切除外，不要用皮内注射来标记，否则它会使皮肤文身。）整个外侧段深至胸大肌筋膜并包括该筋膜要予以切除，周围组织进行潜行分离（图 5.15）。前哨淋巴结进行活检。残留组织进行推进并在深部进行缝合而重塑乳房外形（图 5.16），图 5.17 ~ 5.20 显示了放射状的椭圆形切口切除的美容效果。

在区段切除之后，所有患者都将留置引流 24 ~ 48 小时（图 5.19）。各伤口都逐层缝合。在伤口关闭的过程中应持续观察并不断评估美容效果。在术中小心地抬高手术床床头以重新评估美容效果及对称性。

放射状区段切除可能会改变乳房的大小和形状，但是通常都能达到较好的美容效果（图 5.17 ~ 5.20）。即使切除了一部分皮肤，放射状切口一般不会使乳头乳晕复合体移位。如果乳头乳晕复合体发生了移位，可以切除一块新月形的皮肤使之重新处于中心（详见后文“新月形切除”）。

与“血清肿是你的朋友”的古谚语截然不同，当进行肿瘤整形手术时完全相反才是合理的。最好的情况是伤口愈合过程中血清肿及出血越少越好。不论如何关闭伤口，切除活检腔内总会有少量液体，但是应当尽可能得少。

使用不同乳房缩小整形方法的区段切除

对于一个充分咨询过的大乳房患者，本来就可能受益于乳房缩小整形术或乳房上提固定术，如果她的肿物恰恰位于合适的位置（通常位于乳房的下半部），可以设计成不同的缩小或上提固定的切除方法而使肿物完全切除。

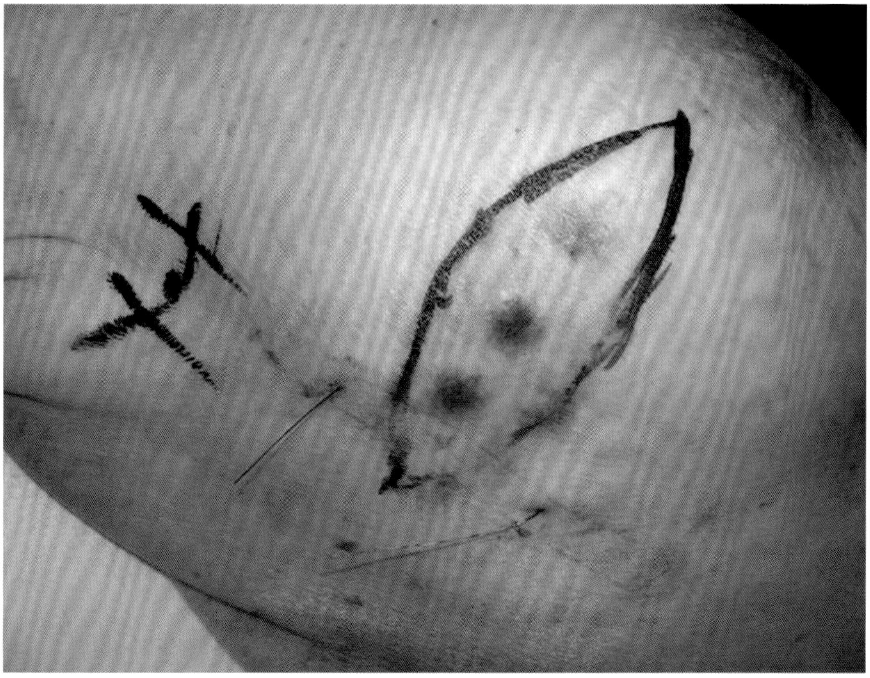

图 5.14　一位患者的术前标记，她的病灶位于右乳 9 点位置。皮内注射的 3 团异硫蓝用来标记前哨淋巴结的位置。前哨淋巴结活检切口也被标出。

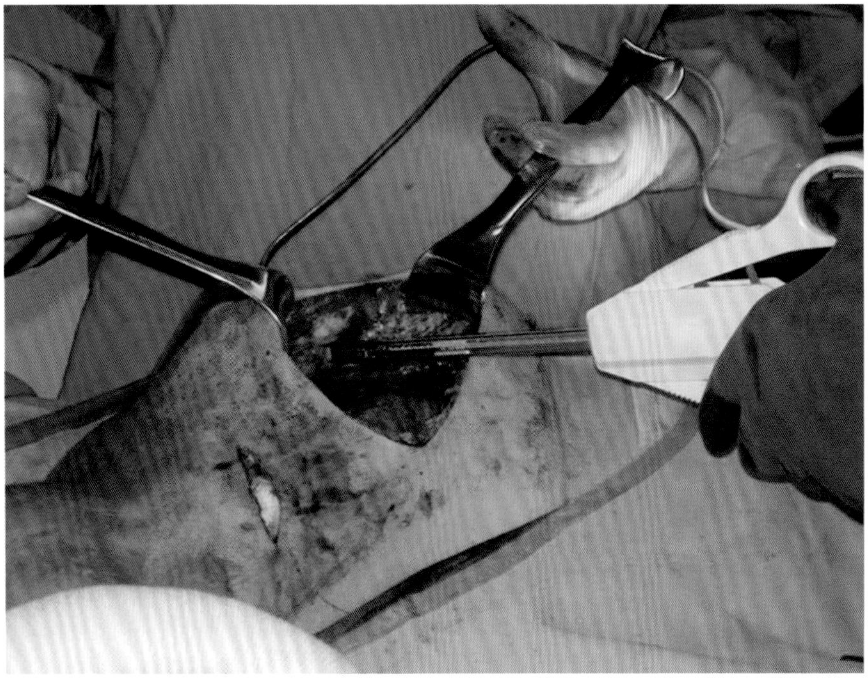

图 5.15 整个外侧段深至胸大肌筋膜并包括该筋膜都予以切除，周围组织进行潜行分离。用小夹标记上方、下方、内侧、外侧及基底切缘。前哨淋巴结活检也已完成。

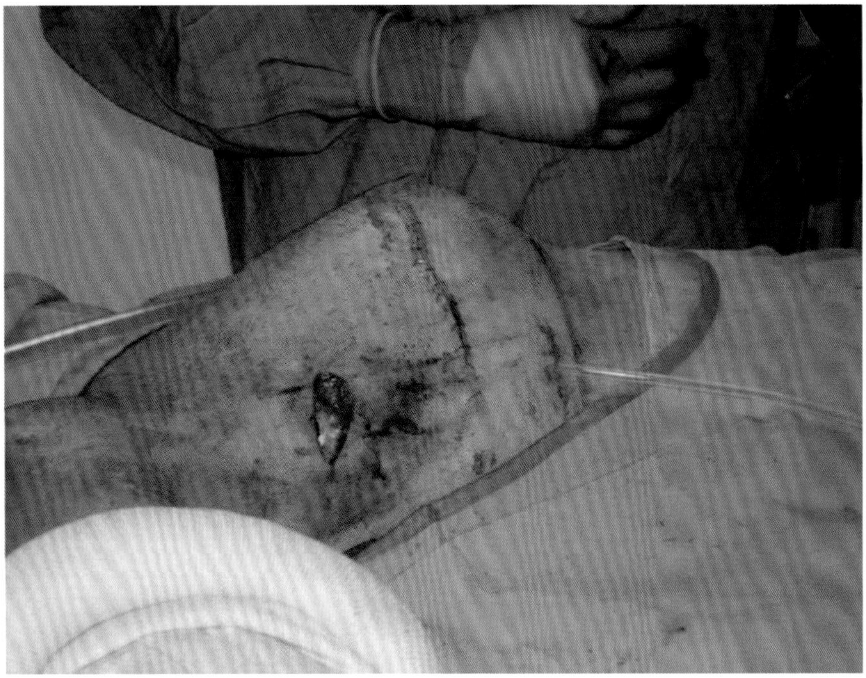

图 5.16 残留组织进行推进并在深部进行缝合而重塑乳房外形。在缝合前皮肤已经钉合在一起，在乳房下皱襞做小切口放置引流管。

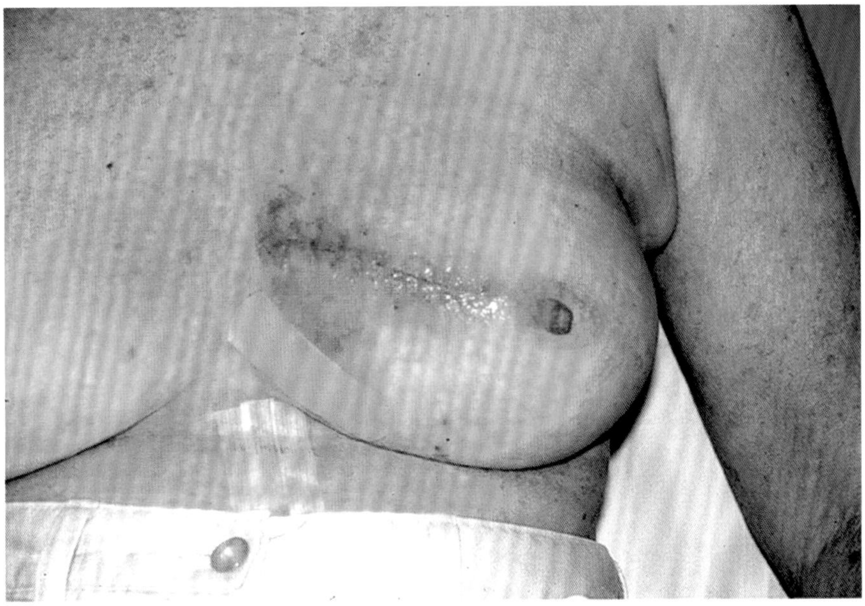

图 5.17　左乳内上象限放射状椭圆形切口的效果。使用皮内缝合和 Dermabond (Ethicon 公司 , Cicinnati, OH) 关闭皮肤切口。术后第 4 天照。

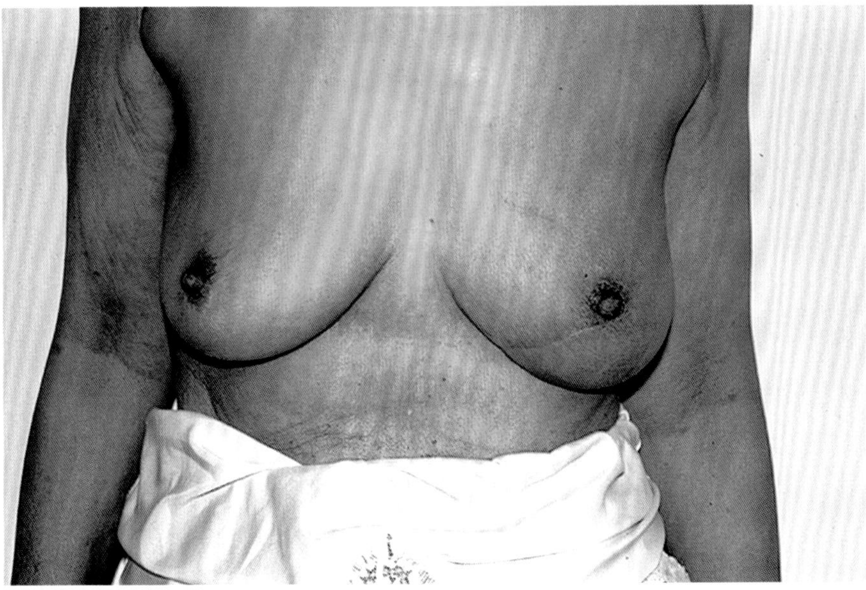

图 5.18　左乳内下象限放射状椭圆形切口。术后 2 年。

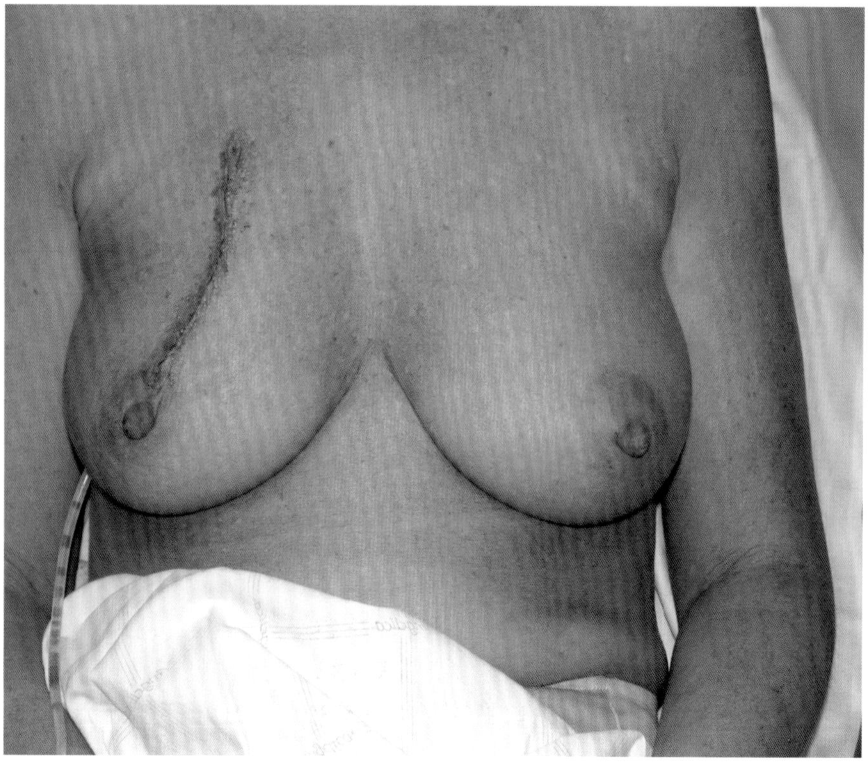

图 5.19 右乳 12 点位置的放射状椭圆形切口术后 1 天的效果。

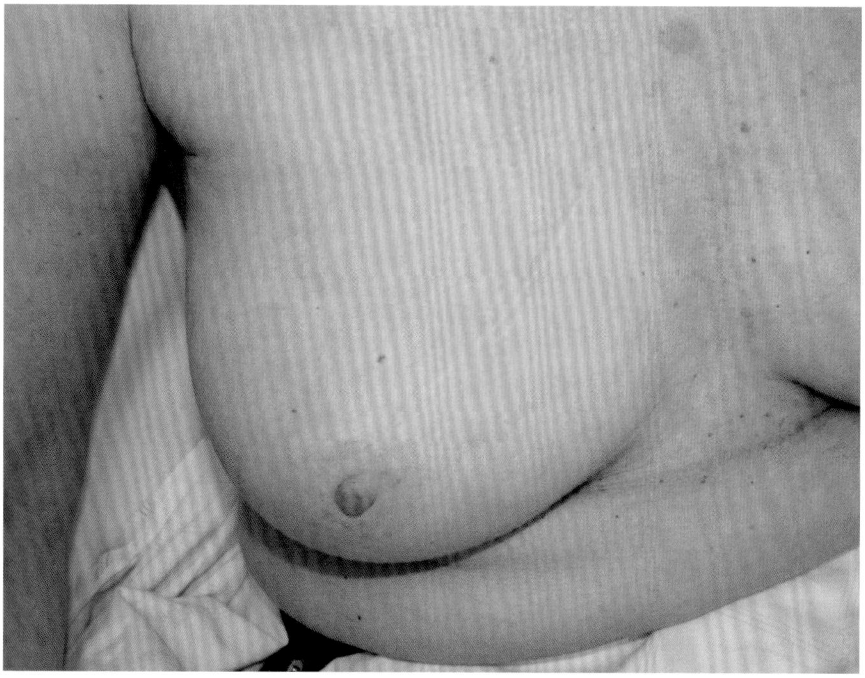

图 5.20 右乳内上象限放射状椭圆形切口术后 2 年的效果。

对于位于乳房下半部的肿瘤可以进行标准的乳房缩小手术[7]。它适合位于顺时针 3 点到 9 点方向的肿瘤。可以切除大量的乳房组织而得到非常好的美容效果，一般同时还有扩大的干净的切缘。

一位穿刺证实为右乳 DCIS 的 65 岁女性，肿瘤位于中央区并伴有乳头血性溢液。选择做局部扩大切除，包括 NAC，采用两根导丝定位及乳房缩小的方法（图 5.21）。图 5.22 ~ 5.25 显示了手术的细节和早期效果。

三角形切除

三角形切除所切除的是乳房下半部的一块三角形组织（通常是位于 5 点、6 点或者 7 点位置）。这种方法不会升高 NAC。图 5.26 显示一位 48 岁的浸润性乳腺癌患者，病灶位于左乳 5 点 30 分位置。经弧形切口切除后发现上切缘阳性。MRI 显示出左乳房中向乳头延伸的残余病变。图 5.27 和图 5.28 展示了手术的细节和最后结果。

乳房下皱襞入路（隐藏瘢痕）

乳房下皱襞入路是将切口放在乳房下皱襞皱褶内，通常在患者直立状态下看不到切口。这种切口非常适合位于乳房下后部位的病灶。不需要切除任何皮肤。图 5.29 ~ 图 5.35 详述的是一位 51 岁患者，其肿瘤位于乳房外后侧，大小约 1cm。

新月形、蝙蝠翼形和半蝙蝠翼形切口

位于乳房上半部的病灶（顺时针 8 点到 4 点），可以使用新月形、蝙蝠翼形或半蝙蝠翼形切口切除。这些切口可使病灶轻易被切除（标本通常 200g 或更大），同时可以用喜欢的方式对乳房重新塑形。所有这些方法都会提高 NAC 的位置。图 5.36 和图 5.37 显示的是病灶位于左乳 12 点位置的患者，采用新月形乳房上提固定术的切口进行了病灶切除。图 5.38 显示的是一位大乳房的患者，其病灶位于左乳 12 点位置。她本可以从双侧蝙蝠翼形切口切除得到较好的效果，但是她拒绝右侧乳房的任何手术。因为不想引起过度的不对称，我们仅将左侧 NAC 提高了 5cm（图 5.39）。

图 5.40 和图 5.41 显示的是一位双侧 DCIS 患者，使用双侧半蝙蝠翼形切口进行了病灶切除。双侧都获得扩大的干净的切缘。半蝙蝠翼形切口是放射状椭圆形切口和新月形切口两者的结合。它的设计为，在切除乳房的放射状区段的同时提高 NAC。

对侧乳房的处理

当想要双侧对称的时候，对侧乳房一般需要进行调整。这可以在初始肿瘤切除的同时进行，亦可延迟进行。同时进行双侧乳房手术的优点很明显：只需要一次手术。缺点为最终病理结果尤其是切缘情况在改变对侧乳房外形前无法得知。尽管如此，如果患者可

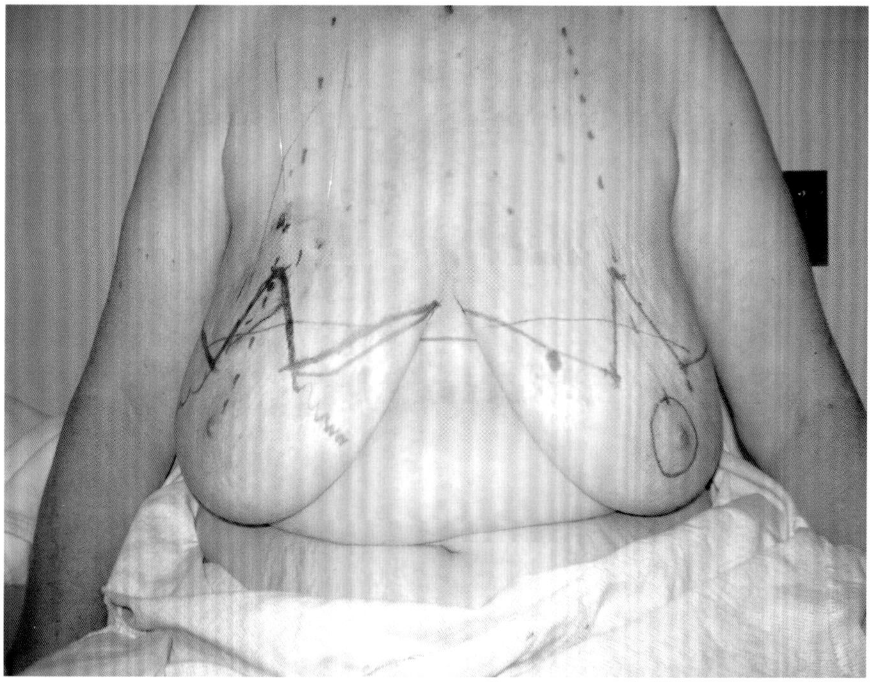

图 5.21 一位 65 岁的女性，穿刺证实为右乳 DCIS，位于中央区并有乳头血性溢液。进行局部扩大切除包括 NAC，采用两根导丝定位及乳房缩小的方法。

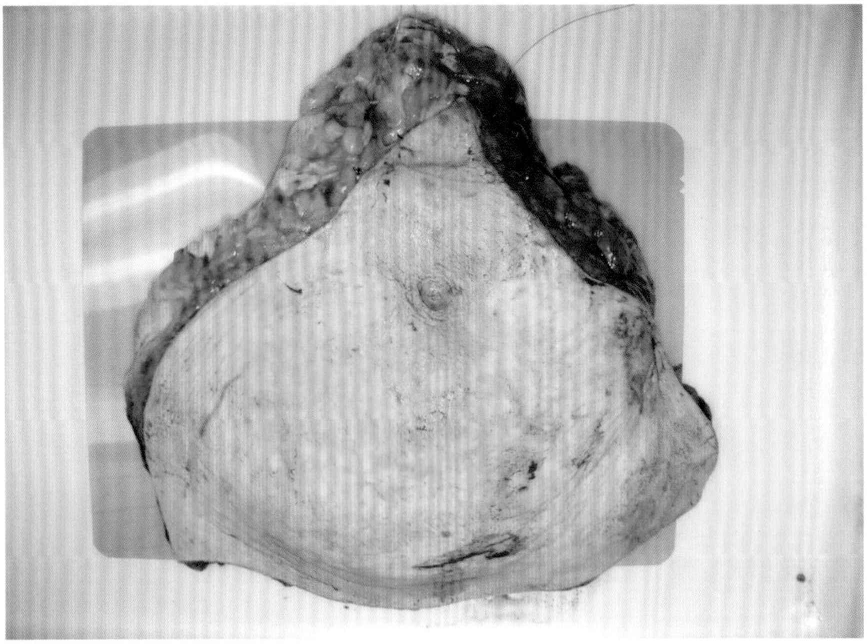

图 5.22 已切除的右乳下象限及中央区段，包括 NAC。

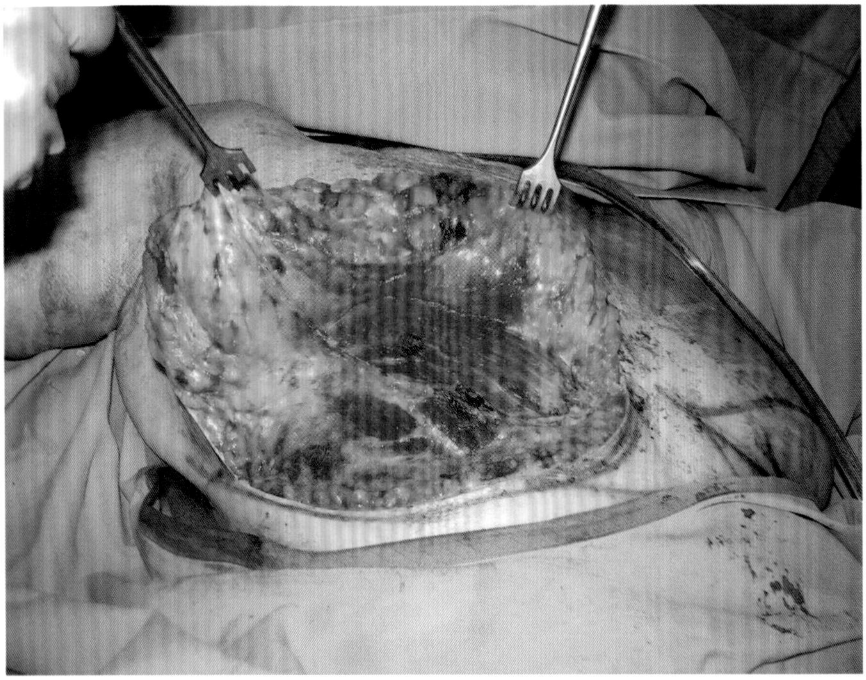

图 5.23 右乳下象限及中央区段已被切除，切口沿乳房下皱襞进行延长，残留的乳腺组织已从胸壁上潜行分开。

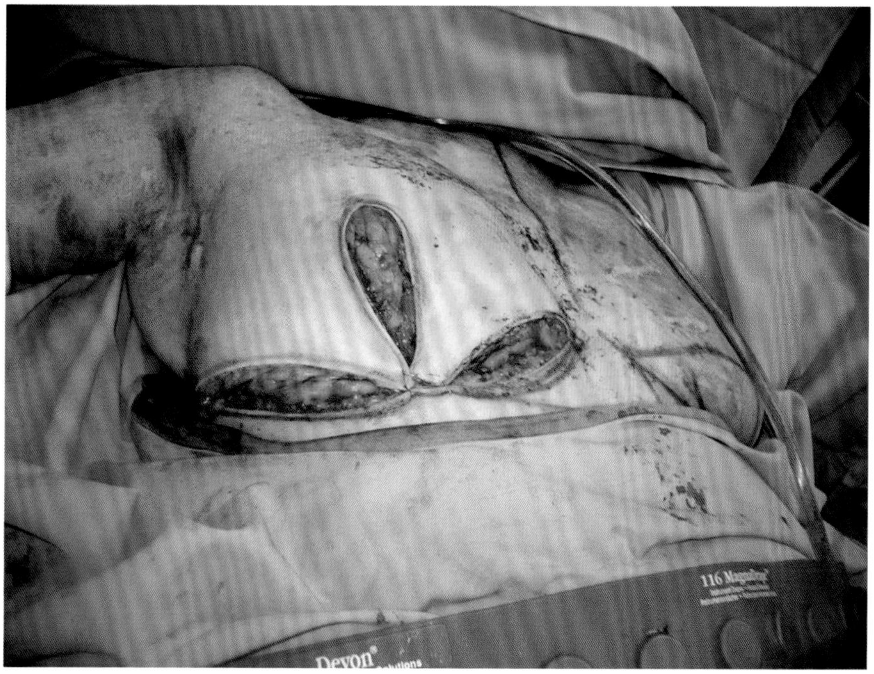

图 5.24　残留的乳腺组织已拉近并将用深部缝合来闭合。前哨淋巴结活检经另一切口完成，这还有可能经过乳房缩小的切口延伸潜行分离至腋窝下部来进行。

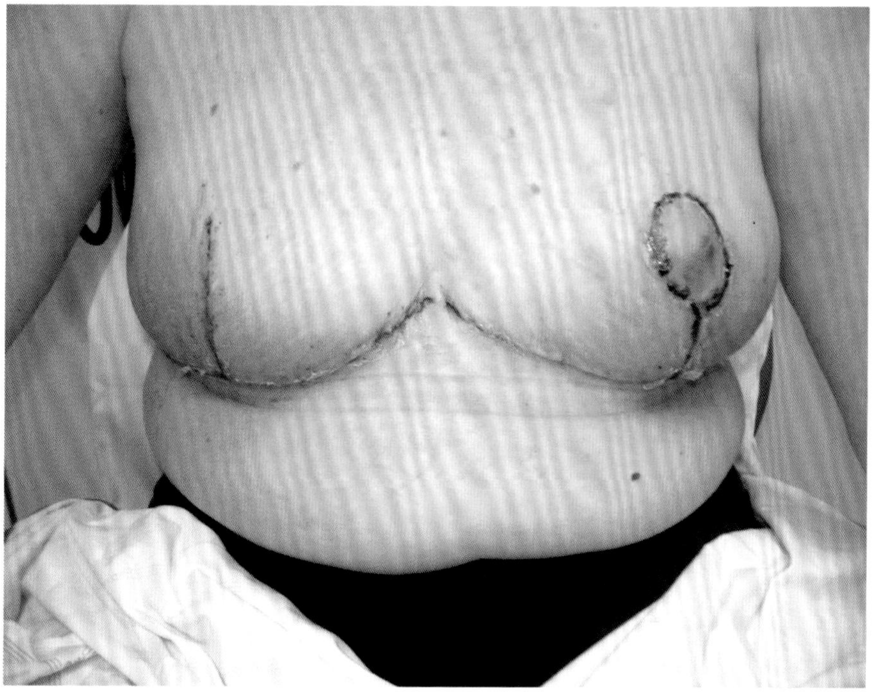

图 5.25　术后 2 周。右乳下象限及中央区段包括 NAC 已通过乳房缩小的切口切除并且左侧乳房也进行了缩小手术而与右侧匹配。右侧的 NAC 将在术后 3 个月进行重建。

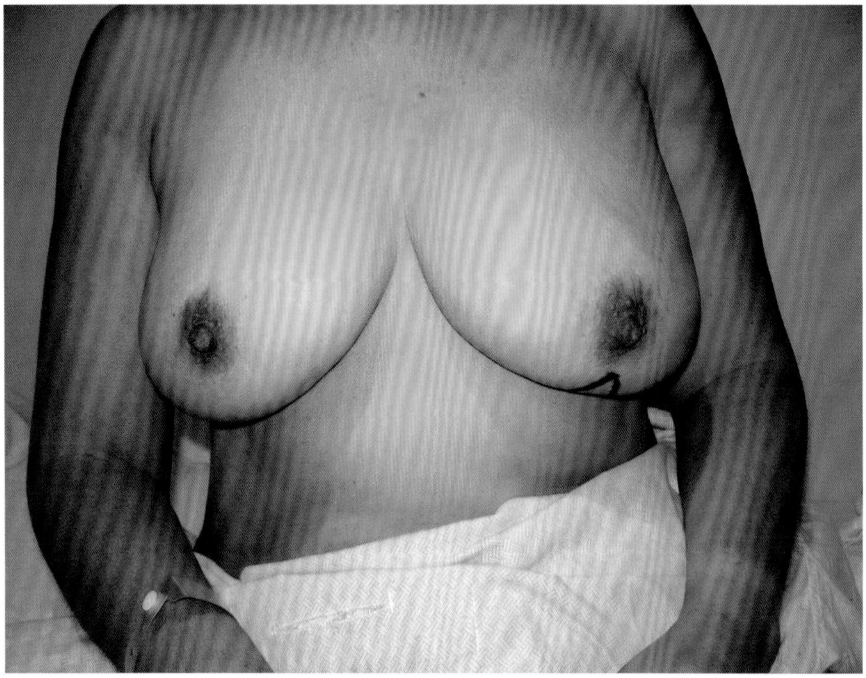

图 5.26 患者 48 岁，左乳 5 点 30 分位置有一浸润性病变。

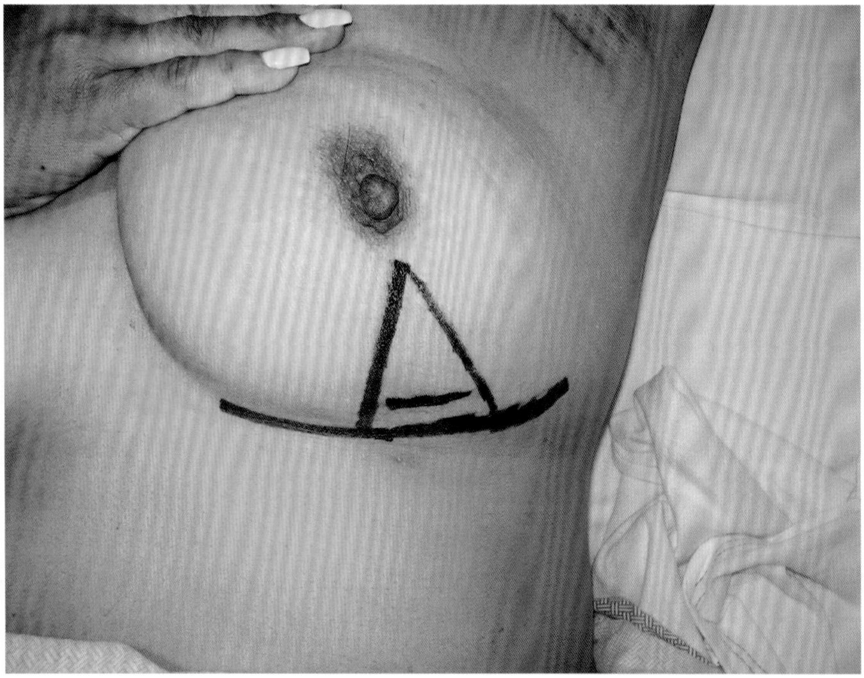

图 5.27 病变通过 5 点 30 分位置的弧形切口（黑色标记）进行了切除，但上切缘阳性。MRI 显示出了左乳房中向乳头延伸的残余病变。乳房上已经画了一个三角形的切除标记以便进行从乳房下皱襞至乳头的整个区段的再切除。

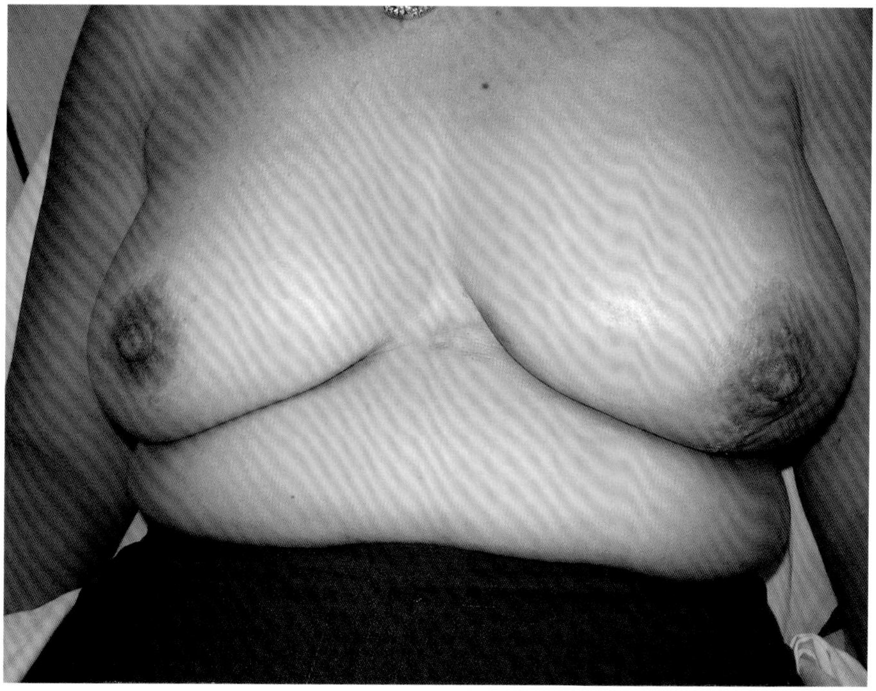

图 5.28　三角形切除左乳癌肿后 1 周。

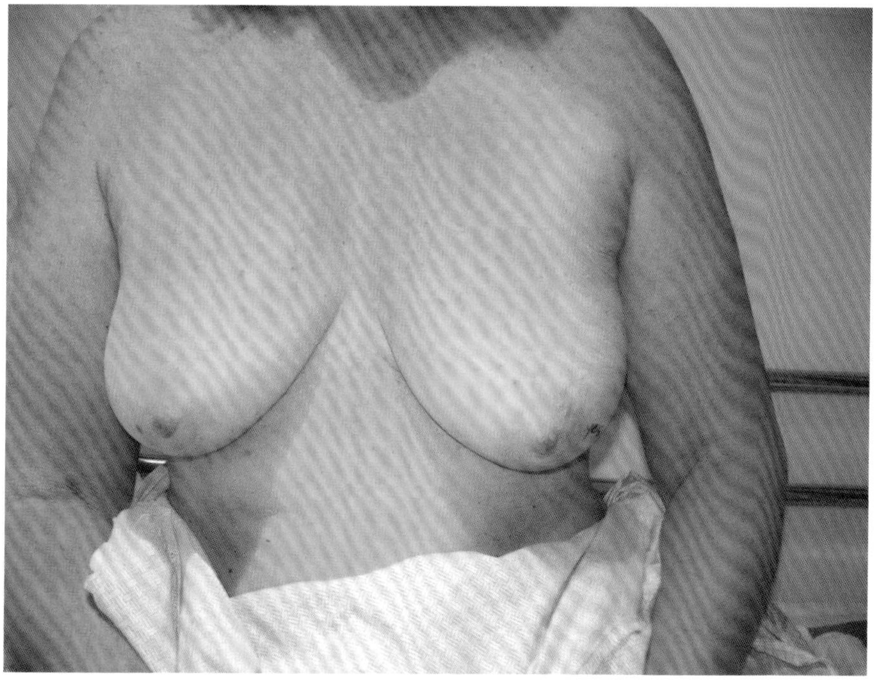

图 5.29　患者 51 岁，在左乳外后侧有一 1cm 的病变。

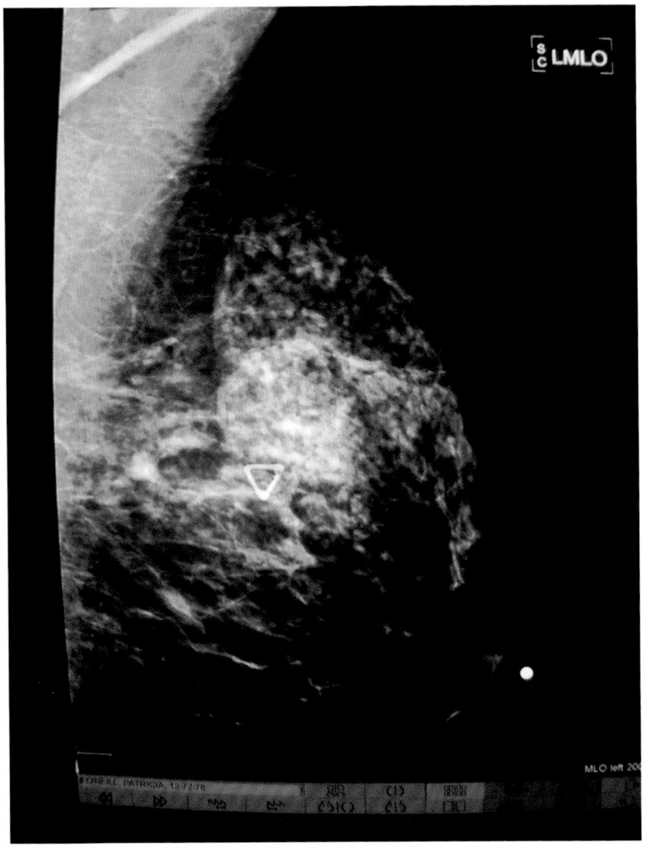

图 5.30 乳房斜位钼靶照片显示病灶位于左乳头高度的乳房后部。三角形标记的是病灶。

以接受关闭伤口后阳性切缘的风险（这可能需要再次手术）并且愿意一次性手术，则可在同一手术中调整对侧乳房。

如果石蜡病理切片显示了相关切缘阳性和残留乳房需要再次切除时，应当等炎性反应和硬结消退后进行 DCIS 的再切除。如果因为浸润性癌行再次切除，则可以即刻进行或者在化疗结束后（如果有指征的话）进行，但得在放疗之前。在经过了足够时间的伤口愈合和瘢痕消退后，再次切除所获得的美容效果通常较好。

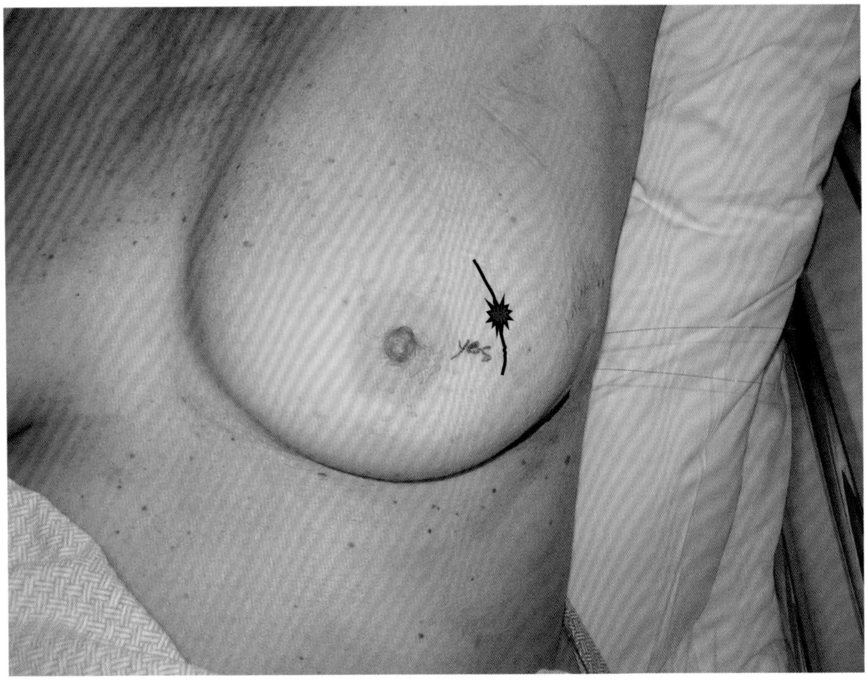

图 5.31 患者已做好术前准备。两根导丝标记病灶的位置。术中超声定出病灶的具体位置（粉色星状标识），沿自然皮纹画出黑色弧线显示多数外科医生可能如何进入病灶。

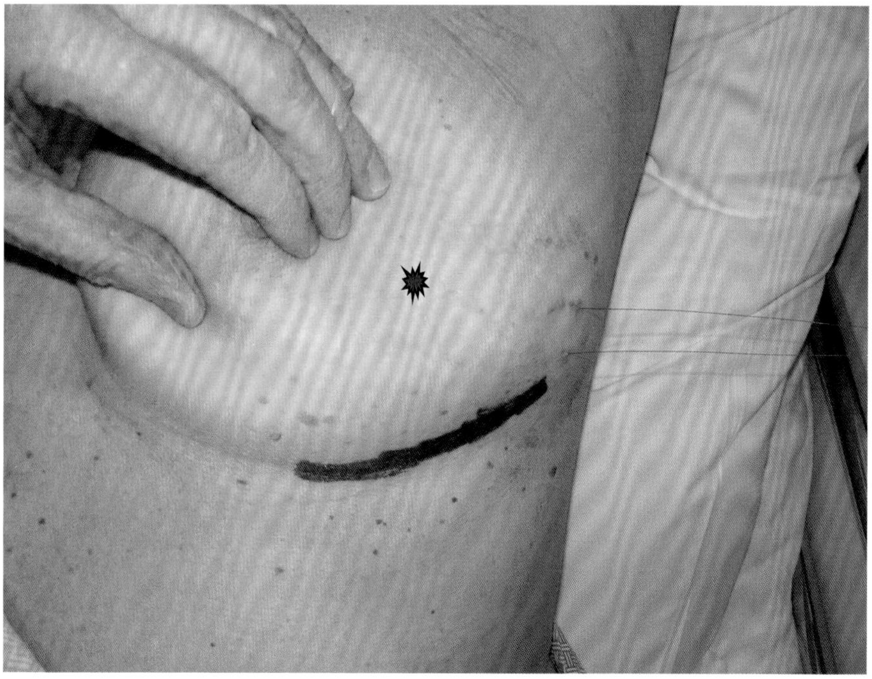

图 5.32　采用乳房下皱襞切口而不是病灶表面的弧形切口，整个手术中用超声辅助。

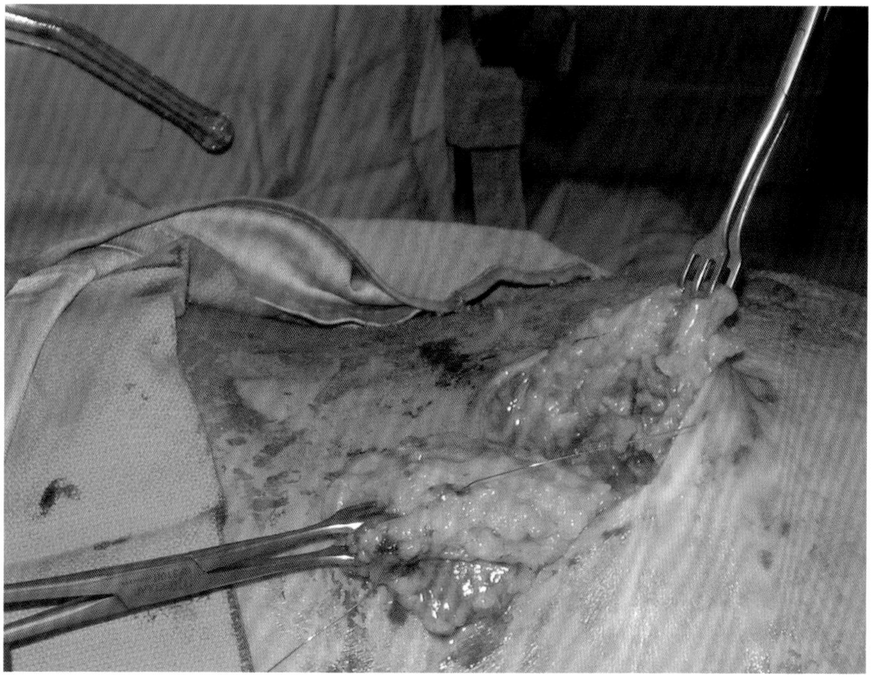

图 5.33　乳房的后部组织正在切除，两根定位导丝在其上。

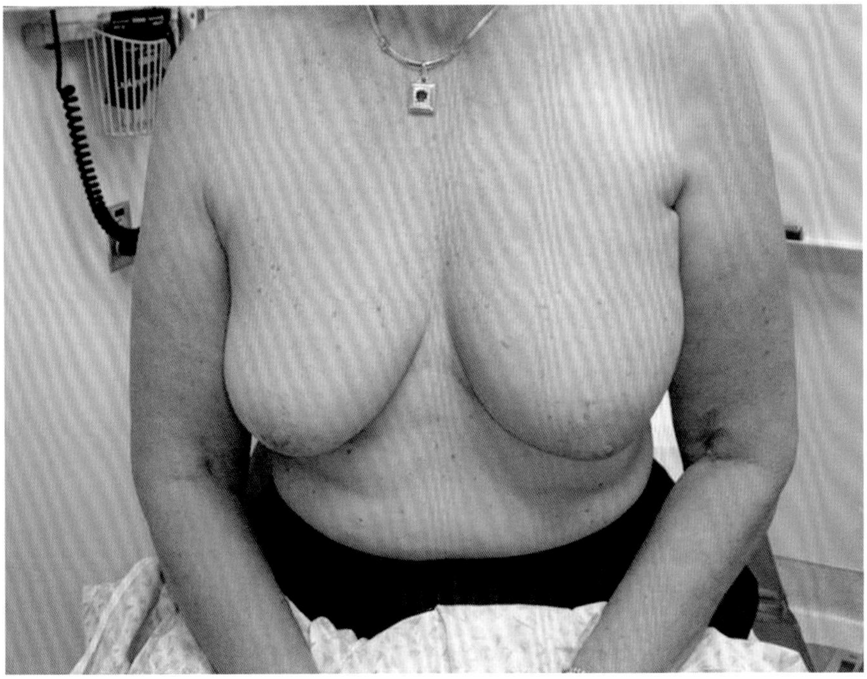

图 5.34　经乳房下皱襞切口的切除术后 18 个月，接着进行了放疗。除非将乳房向上拉起来，切口是看不到的。

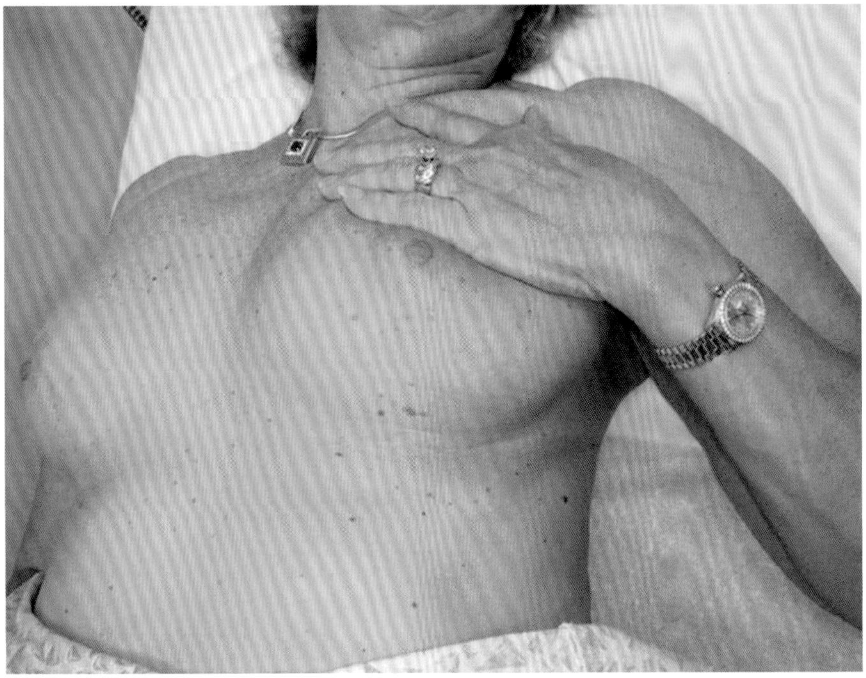

图 5.35　将乳房向上拉起可以看到，切口仅仅像一条白色细线。

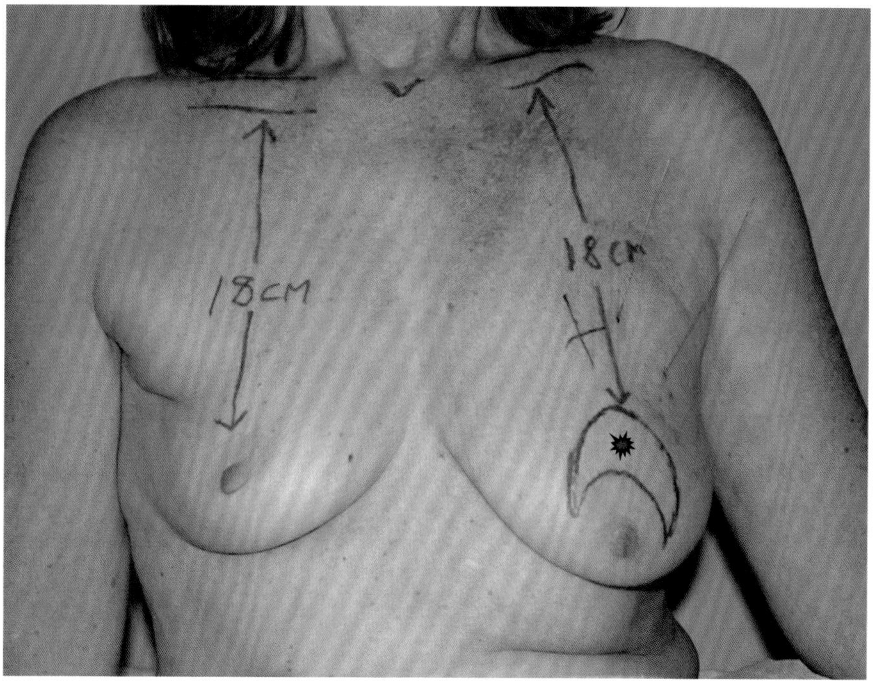

图 5.36　一位 52 岁的患者，8 年前因右乳癌手术。现在因左侧相同位置的病灶而就诊（粉红色图案所示）。经过测量，决定将乳头提升至距锁骨中点 18cm 处。左乳的病灶已用两根导丝定位。

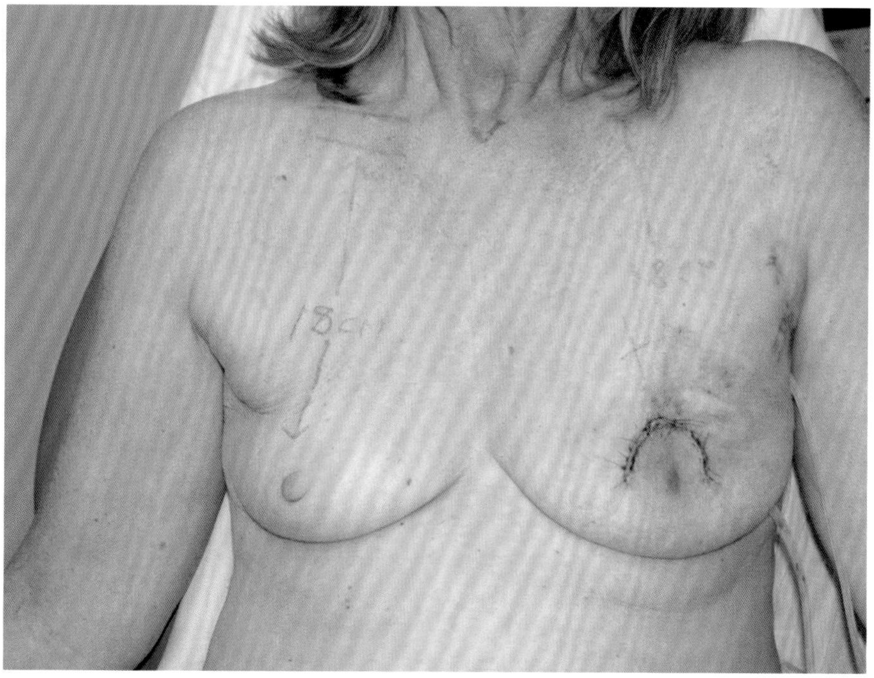

图 5.37　患者术后 1 天。病灶被切除，不但得到扩大的干净切缘，也得到非常好的对称效果。

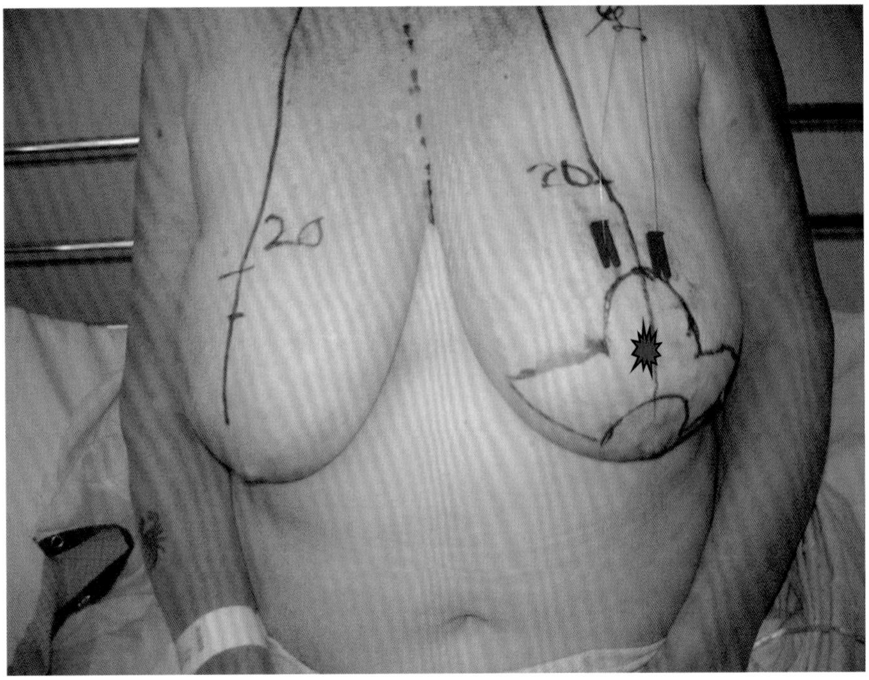

图 5.38　一位大乳房的患者，其病灶位于左乳 12 点位置（粉色标记）。病灶已被两根导丝定位。她本可以从双侧蝙蝠翼形切口得到较好的效果，但她拒绝右侧乳房的任何手术。

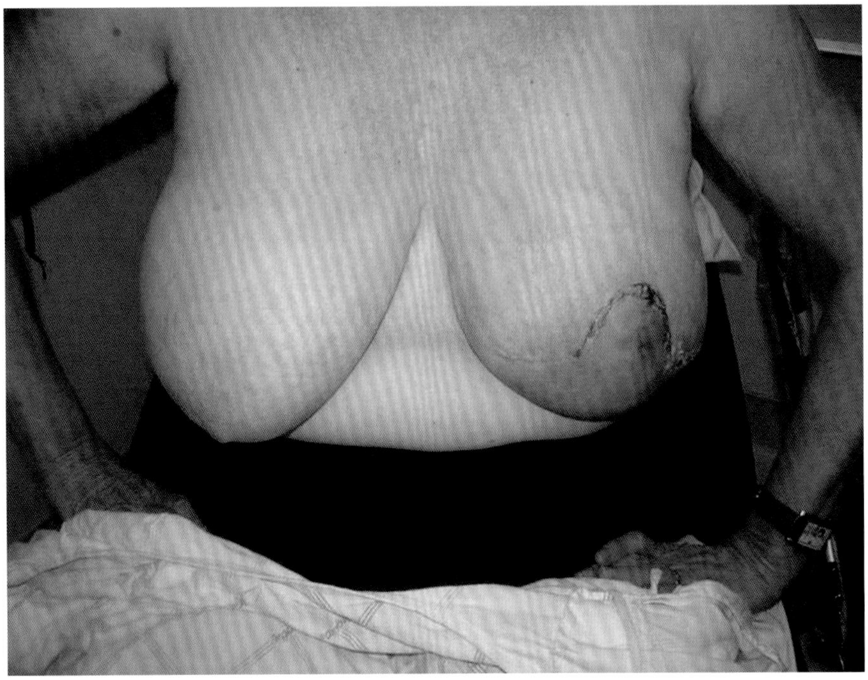

图 5.39　因为不想引起过度的不对称，我们仅将左侧 NAC 提高了 5cm。这是术后 10 天的照片。

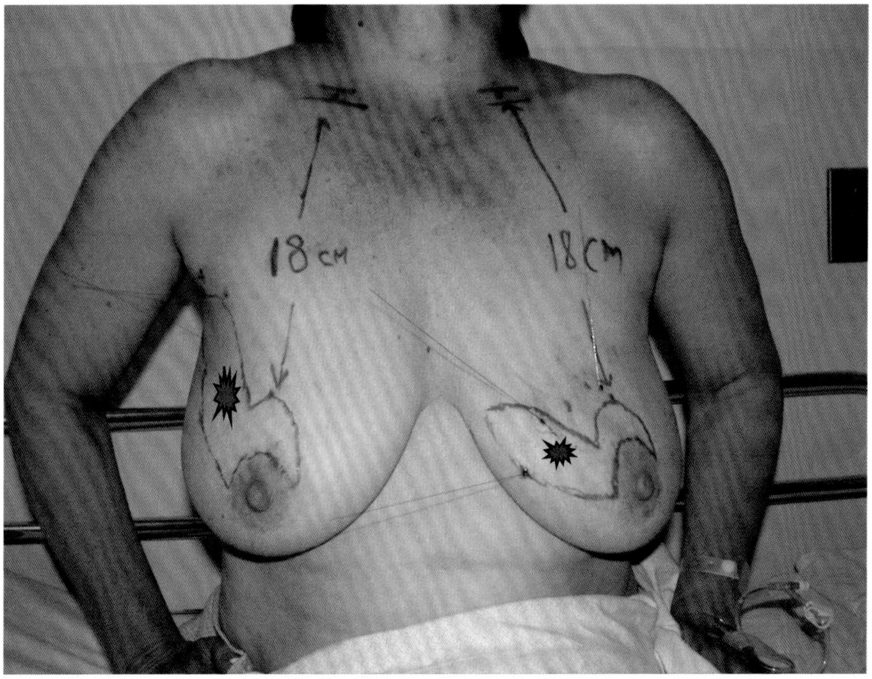

图 5.40 一位双侧 DCIS 患者（右乳外上象限、左乳内上象限，病灶都用粉红色图案标出，左、右侧分别使用 3 根和 2 根导丝定位）。

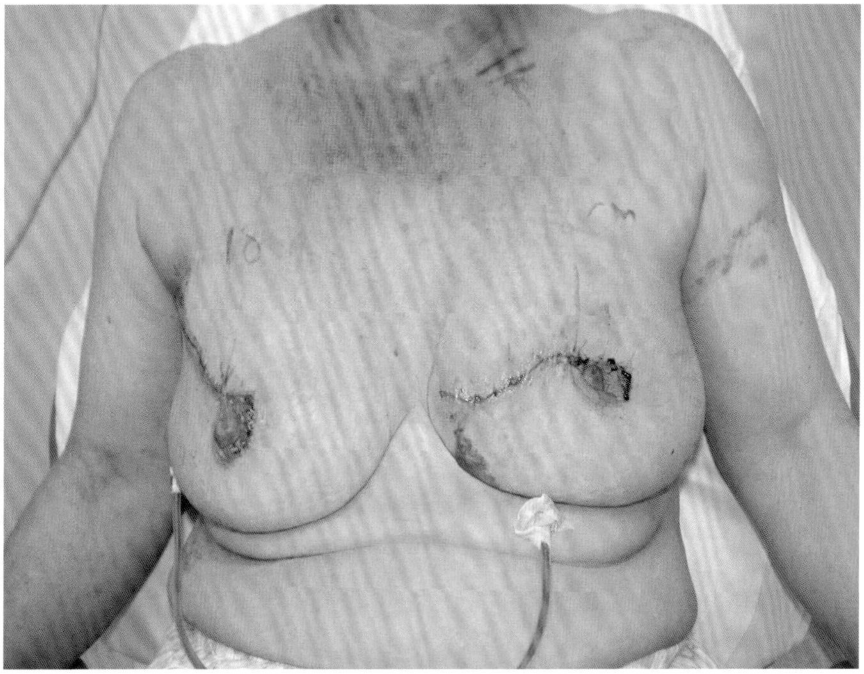

图 5.41 患者术后 1 天。NAC 提升至距锁骨中点 18cm 处。双侧都留置了引流管，即将拔除。最终病理显示双侧切缘情况非常好。

小 结

肿瘤整形外科完美地将肿瘤外科原则和整形手术方法结合了起来。两者的结合可以帮助防止在扩大切除术后得到较差的美容效果，并且可以增加采用保乳治疗的患者人数，这是通过大一些的乳房切除而得到更可接受的美容效果。肿瘤整形外科需要肿瘤外科、影像科和病理科协同合作。肿瘤整形的切除是一个治疗性手术，而不是乳房活检，它实施于有明确的乳腺癌诊断的患者。

（赵建新　吴鸿伟　译）

参考文献

1. Silverstein MJ. The Van Nuys Breast Center: the first free-standing multidisciplinary breast center. Surg Oncol Clin North Am 2000; 9(2): 159–175.
2. Silverstein MJ, Handel N, Hoffman R, et al. The breast center: a multidisciplinary model. In: Paterson AHG, ed. Fundamental problems in breast cancer. Martinus Nijhoff: Boston, MA; 1987:47–58.
3. Silverstein MJ, Larsen L, Soni R, et al. Breast biopsy and oncoplastic surgery for the patient with ductal carcinoma in situ: surgical, pathologic and radiologic issues. In: Silverstein MJ, Recht A, Lagios M, eds. Ductal carcinoma in situ of the breast. Lippincott, Williams & Wilkins: Philadelphia; 2002:185–206.
4. Anderson B, Masetti R, Silverstein M. Oncoplastic approaches to partial mastectomy: an overview of volume displacement techniques. Lancet Oncol 2005; 6:145–157.
5. Silverstein MJ. An argument against routine use of radiotherapy for ductal carcinoma in situ. Oncology 2003; 17(11):1511–1546.
6. Silverstein M, Lagios M, Recht A, et al. Image-detected breast cancer: state of the art diagnosis and treatment. J Am Coll Surg 2005; 201:586–597.
7. Clough K, Lewis J, Couturaud B, et al. Oncoplastic techniques allow extensive resections for breast conserving therapy of breast carcinomas. Ann Surg 2003; 237:26–34.

第 6 章

乳房缩小整形与肿瘤整形手术

Albert Losken

引 言

早期乳腺癌患者在放射治疗前采用乳房整形的方法进行部分乳房切除缺损的重建，这种方法的普及程度已有明显增加。这种情况部分是因为保乳治疗（BCT）适应证不断扩大的促进作用，也受到了从肿瘤学和美学角度上改进术后效果的愿望的影响。虽然保留乳房的手术已经显示出相同的生存率[1, 2]，但较差的美容效果在某些患者中并不罕见。其中一类是那些大乳房或乳房下垂的患者。巨大乳房最初被认为是 BCT 的相对禁忌证，它的术后美容效果差且放射治疗的有效率低[3]。对于大乳房患者来说，考虑到放射剂量的不均，放射治疗导致的纤维化被认为更明显[4, 5]。后期放射纤维化在大乳房患者中有 36% 的发生机会，而在小乳房患者只有 3.6%[5]。大乳房患者常常需要大剂量的放射治疗，会导致并发症的发生及产生对外观的不利影响。因此，大乳房患者在 BCT 后的美容效果也就降低了。Clarke 的结果显示，有 A 杯大小乳房的患者在 BCT 后，100% 有非常好的效果；而 D 杯大小的患者中效果好的仅占 50%[6]。另一方面，有巨大乳房及下垂乳房的患者常常超重，伴随有更高的并发症发生率及不太满意的美容效果，所以全乳房重建非常具有挑战性。于是，额外进行乳房缩小整形的方法受到了患者、肿瘤外科医生及整形科医生的欢迎。这个方法使那些有巨大乳房的患者成为 BCT 的候选者，而不用必须接受明显的畸形，还使肿瘤外科医生可以进行很充分地切除而不必担心留下畸形，也使本来困难的一类患者的乳房重建效果更可预期。这两种方法结合有很多潜在的益处，而且在精心选择的患者中，不利条件是最少的。肿瘤整形的缩小方法最初是在欧洲开始流行，为的是在下极的象限切除缺损的重建[7]。在美国，这种方法的普及可能是随着有巨大乳房的乳腺癌患者的治疗失败而逐步开展起来的。时至今日，它已成为在肿瘤切除同时对部分乳房切除缺损进行重建的最常用方法之一[8-10]。只要我们能够继续达到较高的患者安全性和满意度，那么肿瘤整形的缩小方法在未来将可能变得更加普及。

适应证

使用肿瘤整形的缩小方法的适应证众多。除了出于美容及肿瘤治疗方面的考虑外，对巨大乳房患者进行乳房缩小在提升其生活质量方面亦作用显著。对部分乳房切除后的缺损进行重建的两个主要原因是：①增加 BCT 的适应证，让原本可能需要乳房切除术的患者能够进行保乳治疗。②使出现较差美容效果的可能性降至最小（表 6.1）。作出决定通常要依据肿瘤的特征（大小和位置）和乳房的特点（大小和形状）。

被医生认为不适合单独进行 BCT 的那些有着大且下垂乳房的患者，可以受益于肿瘤整形的缩小方法，它可使较差美容效果的可能性减至最小，并使患者适合接受 BCT（图 6.1）。理想的患者是其肿瘤能够在缩小切除的组织标本内得到大范围的切除，而且缩小后的乳房能达到令人满意的美容效果。与乳房切除术并重建相比，年龄大的巨大乳房患者很适合这种方法（图 6.2）。肿瘤整形的缩小方法的另一个适应证是那些中等至大乳房的患者在医生预测缺损很大或者担心能否获得干净切缘的情况下。此时不论乳房的大小或肿瘤的位置，效果不满意的可能性都会存在。其他的适应证为患者的主动要求，指的是那些希望保乳治疗的患者或那些被有症状的巨大乳房所限而愿意要小一些乳房的患者。当我们能更自如地使用这些方法时，适应证将变得更加宽泛。基本上任何可以接受保乳治疗的大乳房患者都是这种方法的适合者。严格的患者选择标准固然重要，但更需要的是保证最佳的美容效果及肿瘤学上的安全。

禁忌证包括不适合保留乳房的患者，她们以前曾接受过放射治疗或在切除后没有足够残留的乳房组织可供再塑形。当决定做选择性的乳房缩小手术时也使用相似的选择标准并需要予以相应考虑。有多种内科伴随疾病的患者或主动吸烟者都不是额外的选择性手术的理想适合者，在这些情况下，风险常常超过受益。

表 6.1 部分乳房切除后缺损重建的适应证

美容因素	肿瘤学因素
肿瘤与乳房大小比值大（>20%）	对切缘是否干净的担心
肿瘤位置：中央、下方、内侧	需要大范围切除
巨大乳房	不适合全乳房切除及重建（如年龄、乳房大小）
肿瘤大	患者希望保乳治疗
患者希望有更小的乳房	更有效的放射治疗
明显下垂或乳房不对称	提升生活质量

选择患者和切缘情况

对患者的选择以及如何与切缘情况相关联是在保证安全的肿瘤学结果中最重要的可变因素之一。因为结构改变后最终病理结果为切缘阳性的情况可能会很复杂。切缘阳性的处理选择包括再次切除或者完全乳房切除及重建。考虑到之前已有组织量较大的肿瘤整形切除，在这种情况下，完全的乳房切除一般是更适合的治疗方案。如果进行再切除，需要和重建医生一起做。不过，考虑到更充分的切除，采用这种方法的切缘阳性发生率很低。我们的数据显示，在肿瘤整形切除中平均标本重量超过 200g，相比之下非肿瘤整形方法约 50g（图 6.3）[8, 11]。在肿瘤整形切除中切缘阳性的发生率更低[12]。当需要完全乳房切除及重建时，缩小方法的缺点是最少的。这个方法的优点是：①不使用重建方法的选择（如皮瓣）；②对侧对称性手术已经进行；③减少了皮肤包被；④重建一个缩小过的小乳房比大而垂的乳房更加容易（图 6.4）。

避免切缘阳性的一个方法是推迟重建几个星期直至确认切缘的状况（延迟 - 即刻重建）。多数文献报道切缘阳性率大约为 5% ~ 10%，我们需要将切缘的阳性率减至最小，而不是有 90% ~ 95% 的患者要进行不必要的第二次手术。**术前乳房影像检查**（如 MRI、超声或者乳房 X 线照相）在确定肿瘤范围、指导必要的切除上很有帮助，在有必要时应当明智地加以使用。影像检查的研究显示，肿瘤大小在乳房 X 线照相检查中被低估了 14%，超声检查低估了 18%，而 MRI 显示与病理标本没有区别[13]。在肿瘤切除时送检**单独的切缘组织**明显降低了再切除的需要。Cao 报道，在初次切除切缘呈阳性的患者中，有 60% 最终切缘情况为阴性[14]。

术中进行确认的其他方法包括标本的放射照相术以及术中对浸润性癌的冰冻切片检查。另一个重要的考虑是选择患者。近来的文献显示，40 岁以下、有多发导管原位癌（DCIS）的患者的切缘阳性率更高，建议在这些情况下进行延迟的即刻重建[8]。具有可能的切缘问题的其他患者情况包括既往经过化疗、浸润性小叶癌以及多中心肿瘤。对于这些患者和在术中对切

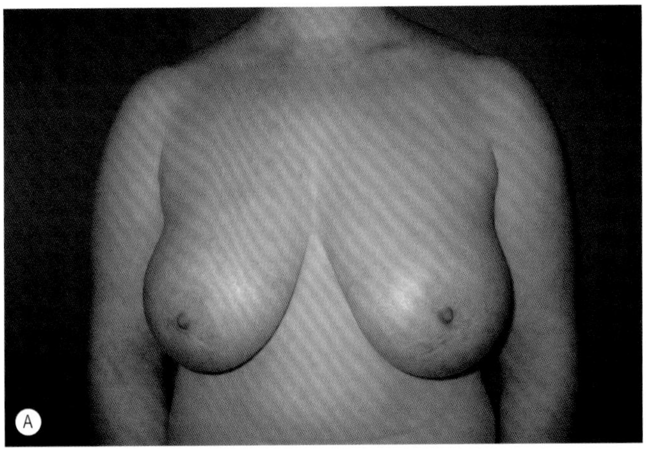

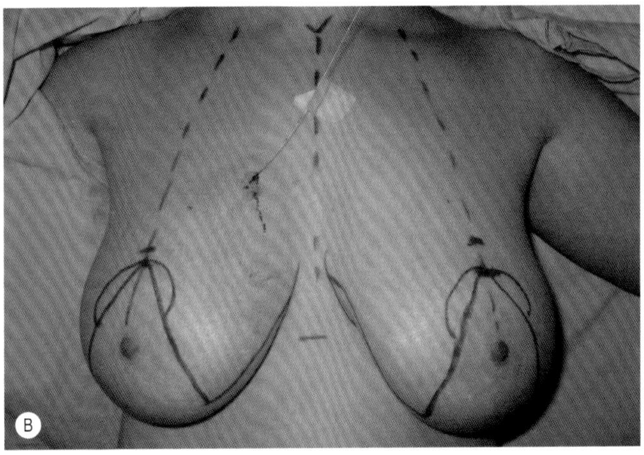

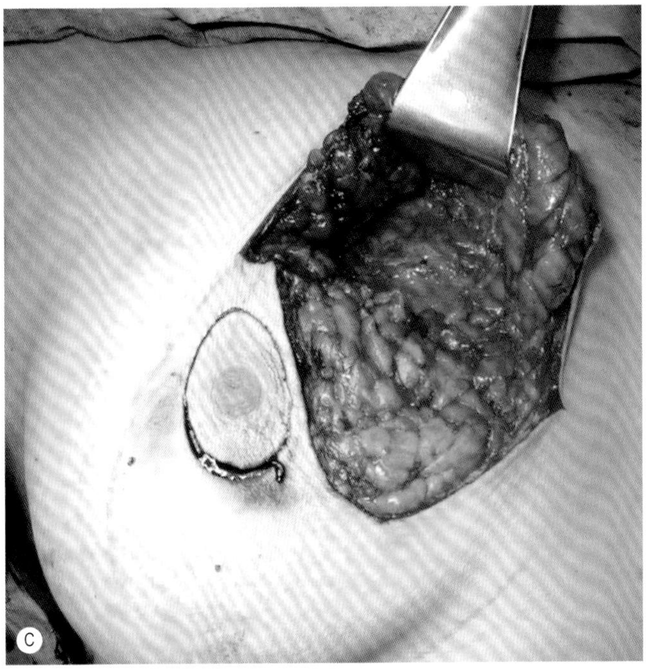

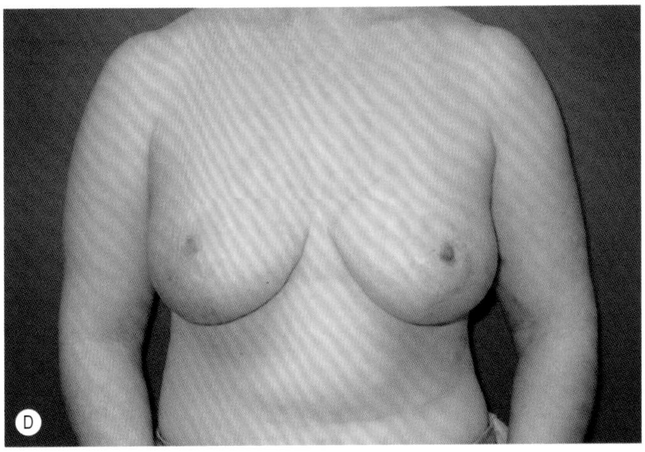

图 6.1　一位 33 岁女性乳腺癌Ⅲ期，对术前化疗反应极好，希望保乳治疗。为了将位于上极的缺损的不良效果可能性降至最低，她做了右侧用金属线标记的肿瘤切除术（100g）和同时的双侧乳房缩小术（总量左 250g、右 150g）。乳头保持与下面的组织连接不动而形成下真皮腺体蒂，利用其部分的移动来填补上极的空虚。结果显示的是右侧乳房放射治疗后 1 年的情况。

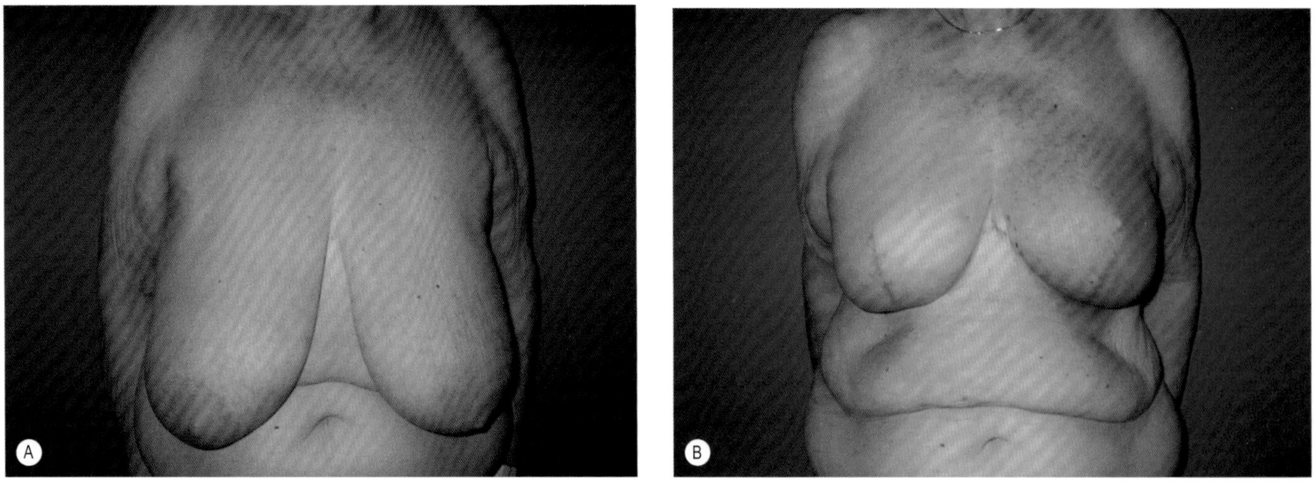

图 6.2 一位 65 岁女性乳晕下浸润性导管癌。考虑到患者的体型，她不是保留皮肤的乳房切除术及重建的理想适合者，但她的愿望是乳房重建并且对称。对于她来说，可选择的方法是进行部分乳房切除及双侧乳房缩小。她进行了肿瘤切除术，包括乳头乳晕复合体，重 150g，接着进行了双侧乳房缩小。图示为左侧乳房放射治疗后 1 年，推迟了乳头重建。她的乳房柔软，感觉敏感、对称，这在全乳房切除后是非常难达到的。(Losken A et al.Partial breast reconstruction. *Plast Reconstr Surg*, 2008.)

缘状况有所担忧的其他患者来说，重建手术应当延迟到切缘情况确认后进行。

手术方法

步骤

1. 选择患者。
2. 术前计划。
3. 肿瘤切除。
4. 重建。

手术方法包括四个步骤。第一是选择患者，已经在前面讨论过。一旦确定患者适合做肿瘤整形的缩小手术，术前计划阶段即可开始。如果手术由两个组来做，那么在组间进行交流至关重要。他们应当回顾放射影像检查，并且讨论预期缺损的位置及缺损大小。这将帮助确定所需要的最适合的腺体蒂，以保障乳头成活及重塑乳房。通常要有一个备用的计划，因为实际的缺损偶尔会与预期的有所不同，需要有可供替代的方法。术前用相对保守的标线在患者两侧都进行标记。如果以 Wise 法进行画线，垂直臂要比正常时稍长一点，而张开角度要小一些（以保证切口的张力小并减少可能的愈合问题）。如果为了肿瘤切除使用了专为放射照相而放置的金属丝，应当进行检查并复查相片。联合治疗组应当讨论肿瘤切除可能的入路切口。切口位置差可能影响皮瓣的活力，使结果变差。

然后在可能的情况下通过 Wise 法或者在 Wise 法范围内进行**肿瘤切除**，注意血供和乳头活力。将切除的标本称重以帮助决定对侧的切除量。术中对切缘的评估应该包括放射影像检查、肉眼检查、冰冻切片或者涂片细胞学检查。单独的切缘标本送去病理检查后，腔穴夹上小夹子以备术后监测，如果需要对肿瘤瘤床增加放射治疗时也可以作为引导。

部分乳房切除后重建的开始要先检查缺损的大小及位置。检查残留的乳房组织，并且确定何处与缺损、乳头、乳房形状有关很重要。

重建的目标如下：

1. 保持乳头的成活并将其置于乳峰适当的位置。
2. 填塞死腔。
3. 必要时切除多余的乳房组织。
4. 用蒂部及残留的乳房组织重塑乳房形状。

首要的决定是**如何保障乳头的成活**。通常最短的蒂可最大限度增加乳头的活力，并且允许其他的腺体操作而不用担心乳头的损害。带乳头的蒂存在很多选择，大多数医生都有自己最喜欢的方法。比如，如果内上蒂是你选择的标准乳房缩小的方法，只要患者适合，其缺损位置不在乳头内侧，那么这个方法可以应用于多数肿瘤缺损的修复。作为一个总的原则，如果蒂朝向或者可以旋转至缺损部，它就可以用。偶尔会因为乳房的大小或是肿瘤位置的原因不可能保留乳头。此时选择的方法包括切断乳头并游离移植，或者以后进行乳头再造。

一旦决定保留乳头，蒂部去除表皮，并用电刀进

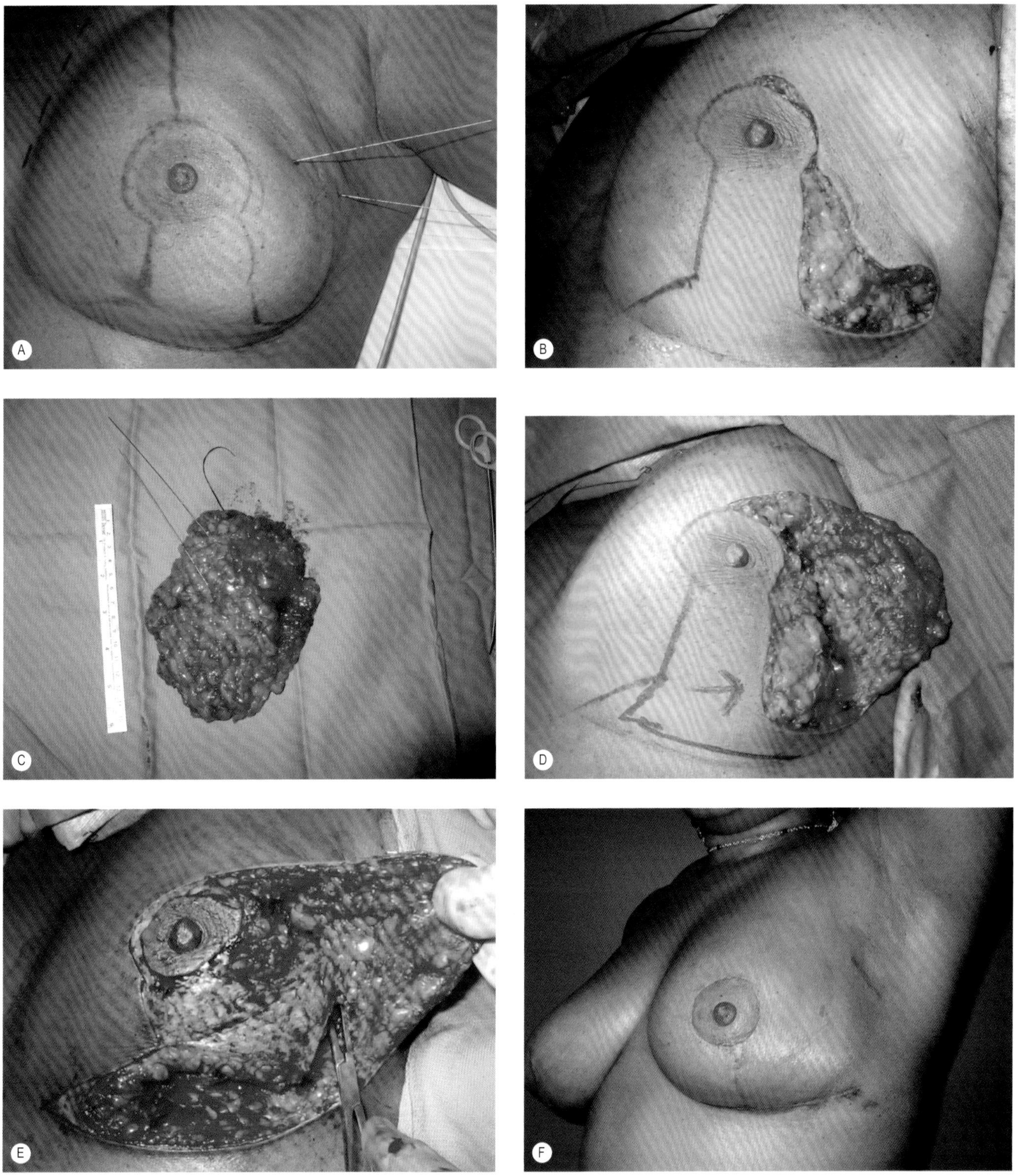

图 6.3　一位 44 岁女性，外侧导管原位癌（DCIS）病史，进行了部分乳房切除，切除 110g，遗留下深至胸壁的外侧缺损。她的乳房中等大小，下垂很轻。缺损使乳房外形上呈现出外侧的空虚。乳头位置尚可，仅需稍微提升，残留的乳房需要缩小下极以重塑乳房外形。没有可用的外侧组织填补缺损。我们选择使用了内上蒂组织瓣，将其旋转如同延长的自体充填瓣，将乳头向上移动，填补了外侧缺损并重塑了乳房外形。这一方法是在评估缺损、残留乳房组织以及这两者与乳头现在位置及预测位置相关性之后作出的决定。对侧切除 118g 组织并做了内上蒂法的乳房上提固定。（Losken A et al.Partial breast reconstruction. *Plast Reconstr Surg*, 2008.）

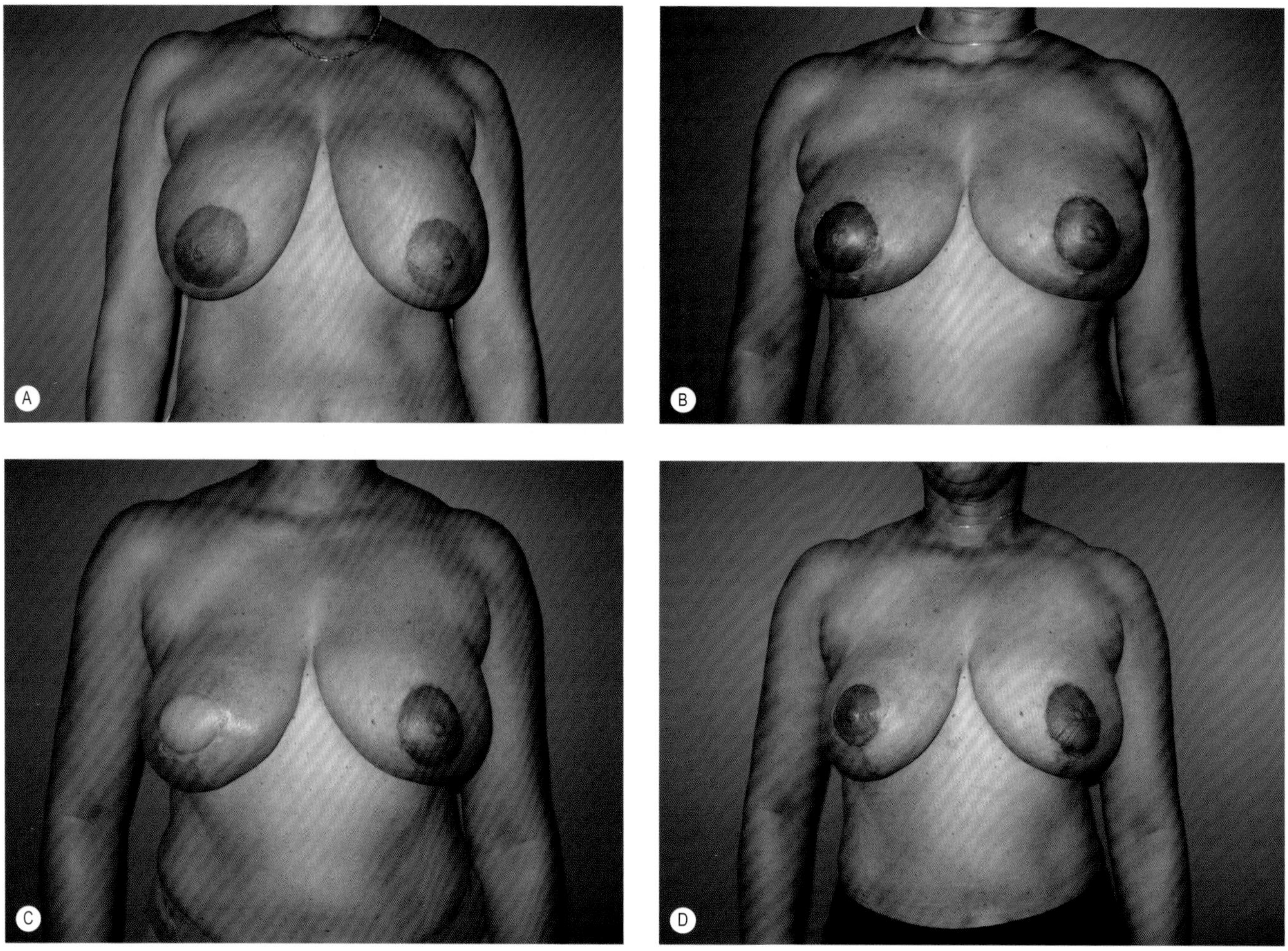

图 6.4　一位 44 岁女性，患巨乳症（A），因导管原位癌（DCIS）常规接受了部分乳房切除术，在外象限留下延伸至乳晕下的缺损（B）。切缘证实为阴性，1 周后采用内上蒂缩小方法进行了双侧重建修复（C）。部分乳房切除的标本重量为 80g，而缩小时额外切除的组织重量为 218g。对侧缩小切除的组织重量为 453g。在缩小性肿瘤整形后，在送检的额外缩小切除的组织中发现了另外的导管原位癌（DCIS），随后患者接受了全乳房切除并进行了背阔肌肌皮瓣加乳房假体的重建（D）。

行解剖使蒂部可以充分旋转至计划的乳头位置。**其次的决定是如何填塞死腔**。此时腺体的切除还没有进行。如果缺损作为缩小的一部分切除后，并且通过利用蒂和（或）残留腺体组织的移位进行了适当的填塞，那么自体充填就不需要了。如果觉得需要额外的腺体瓣来填塞死腔，如同上面决定的一样，那么就要基于什么组织可用、在何处与带乳头的蒂部相关联来作出决定。如果缺损可以被最初的带乳头蒂的延长部分旋转所填补，这是常选择的方法。这个单蒂的自体充填方法对于具有中、小乳房女性的小缺损很实用，或者当蒂部可以带上的组织来自非美容敏感区域的时候，进行旋转就可以填补缺损。对于有着大乳房的女性的大的缺损，如果最初的蒂或残留的腺体组织量不充分，另外的选择就是用**辅助蒂自体充填的方法**。两个蒂通常更安全，并且常常可以减少每个单独蒂的长度，结果减少了脂肪坏死的可能性，也增加了安全操作腺体瓣的能力。辅助蒂常常有用的另一个原因是最初带有乳头的蒂活动范围受局限，因为乳头在乳房上的位置决定了蒂所需要的位置。确定如何填塞死腔及重塑乳房外形以后，**多余的皮肤腺体组织可以切除**。然后将肿瘤切除标本的重量加上这个额外切除的量，计算出这侧总的切除量。这在试图保持患侧乳房大些时很有用。然后用腺体蒂及残留乳房组织进行**乳房外形塑形**。需要的地方使用可吸收线进行腺体的塑形，然后用皮肤重新覆盖乳房整个表面。如果缺损与腋部解剖处相通，要使用引流。

皮肤切口方式

Wise 法标记是非常通用的，使得在乳房范围内的任何部位都很容易进入肿瘤的位置。它还提供了更多地使用腺体瓣进行缺损重建的选择。如果还不明确是否需要腺体瓣来进行缺损的重建，那么标准的 Wise 瓣可以从胸壁上掀起 1 英寸厚而不需要切除任何额外的乳房组织或皮肤。保障乳头成活的主要蒂或辅助蒂，或者填补缺损的皮瓣有多种选择可用，然后，重新覆盖腺体而完成重建。垂直切口类型的缩小术或者上提固定术对于小的乳房很有用，通过这些方法缺损可以很容易进入。

对侧乳房的处理

对侧乳房的处理一般采用患侧所使用的相似方法进行，以达到最大程度地对称。如果患侧使用下蒂，对侧也常常选择下蒂。既然患侧涉及体积减小的方法（部分乳房切除），对侧通常也需要腺体的切除，即使部分乳房重建用了乳房上提固定的方法。对侧有意地保留比患侧乳房小 10%，为预料的放射治疗后纤维化留出余地（图 6.5）。我的偏好是在患侧切除的同期进行对侧的手术。如果在放射治疗若干年后对侧的形状及大小需要微小改变，这些"微调"手术比当时做的完全的缩小手术更容易，结果更可预料，也可能需要额外的修改才能达到最大程度地对称（图 6.6）。其他的选择包括在乳房放射治疗后进行对侧手术，这样将让每个人经历第二次手术，常常没有必要，因为同期进行手术，对侧的修改率仅为 5% ~ 10%。将对侧乳房组织送去病理检查很重要，乳腺癌患者在对侧诊断出同时发生乳腺癌的发生率为 2% ~ 5%。

根据缺损位置进行重建

在选择将进行的重建方法类型中，缺损的位置和大小是重要的决定因素。为了简明扼要，将缺损的位置分为中央、内侧、外侧、内部及外部。使用这些方法所采用的各种原理对于每一个患者实质上是一样的。不同的只是在蒂的设计和方法上有细微差别，这有别于肿瘤位置主要决定乳房和肿瘤切除的大小。只要有足够的乳房腺体保留，在任何位置的肿块切除术后的缺损通常都可以使用这个方法进行重建。当需要皮肤切除时，必须包含在 Wise 法缩小范围内，否则，局部皮瓣重建将是更合适的选择。

下象限肿瘤在大乳房的女性非常适合于肿瘤整形的方法。象限切除类型的手术可以从这个位置进行皮肤和腺体切除，然后使用上蒂或者内上蒂重塑乳房。在中等大小乳房，下极的肿瘤可以与皮肤一起切除，如同在通常的垂直切口方式中所需要的一样，采用上蒂，接着进行垂直脚的折叠，并且对侧乳房进行垂直切口法缩小。只要是在皮下的缺损，**上象限肿瘤**是可以填补的。自体充填成为填塞死腔、保持外形最普遍的方法。下蒂、内侧蒂或者中央蒂保障了在乳房上半部分的安全切除而不损伤乳头的活力。当乳房上半部分有皮肤切除时，这种再塑形方法就不可能了。

外侧或上外部象限缺损允许用内上蒂或下蒂进行腺体再塑形。当在上外部象限没有足够的残留乳腺组织填补缺损时，在此位置的缺损可能很难重建。具有中等大小下垂的乳房并在上外部象限有中等程度体积缺乏的女性，其内上蒂可以向下延伸到乳房下皱襞，作为一个自体充填的瓣。可以将其旋转来填补外侧的体积缺乏，然后垂直脚按常规方式进行折叠以维持外形。

内侧缺损常常用下外蒂或中央类型蒂进行修复。当缺损在设计的 Wise 法标记以上时，标记以下保留的乳腺组织可以用于填补缺损。任何在内象限轮廓上的不规则都会明显影响外形，需要避免。

中央部位肿瘤在过去被认为是保乳手术的相对禁忌证；然而用肿瘤整形的方法在伴有巨乳症的患者中，肿瘤和乳头乳晕复合体可以大范围地切除并且可用各种方法进行重建（图 6.7）[15, 16]。乳房的外形可以用倒 T 形闭合方式进行重塑，类似于乳房截断缩小方法（图 6.2）。以后可以选择方法进行乳头重建。当乳头未受损伤时，可以在乳房外形重建后作为游离组织进行乳头的重置。如果肿瘤位于更靠上方或外侧，另一种选择就是进行中央部皮肤、乳头和腺体的椭圆形切除，并且在对侧乳房进行对称性地缩小。第三种选择包括在一个真皮腺体蒂上形成一个皮岛，将其旋转至中央缺损处以保持形状及乳头的重建。术前依据乳房的大小在乳房上标记好倒 T 形或垂直方式的标线，皮岛可以来自下方或内侧。

结　果

局部复发是衡量结果的重要标准；然而，在得出关于肿瘤复发及生存的任何明确结论前需要长期的研究。有种看法认为局部复发并无必要进行大范围的肿瘤切除。对部分乳房重建的研究规模一般很小，常常缺乏肿瘤学的结果，而长期的结果尚未得出[17]。这篇文献回顾发现，在中间的随访（长达 4.5 年）中，局

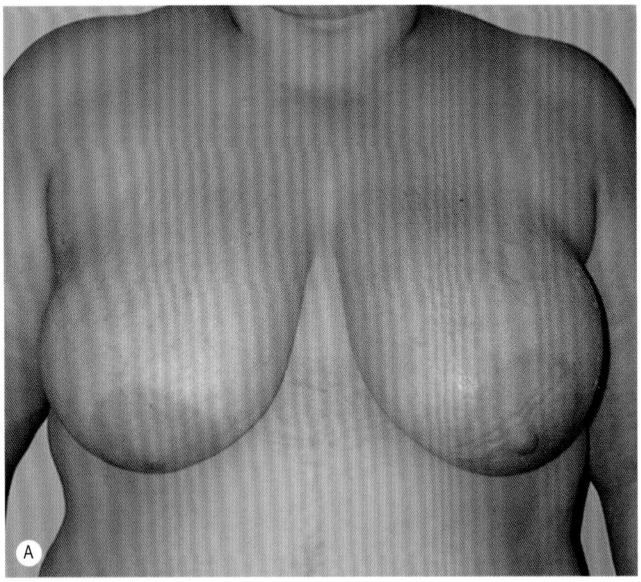

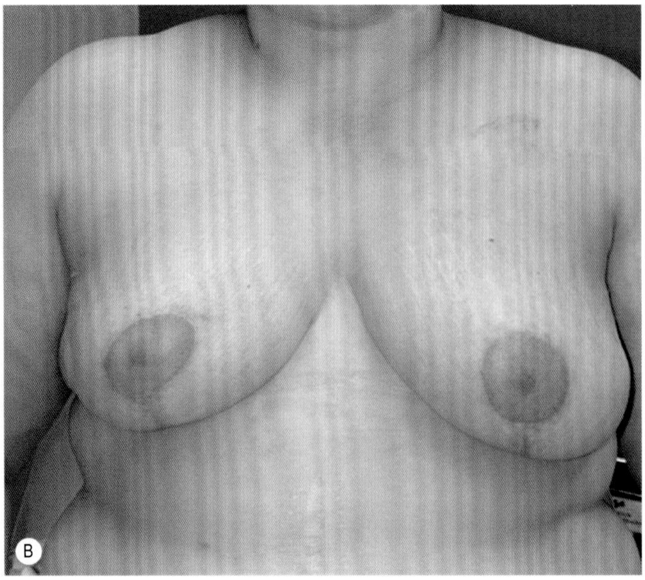

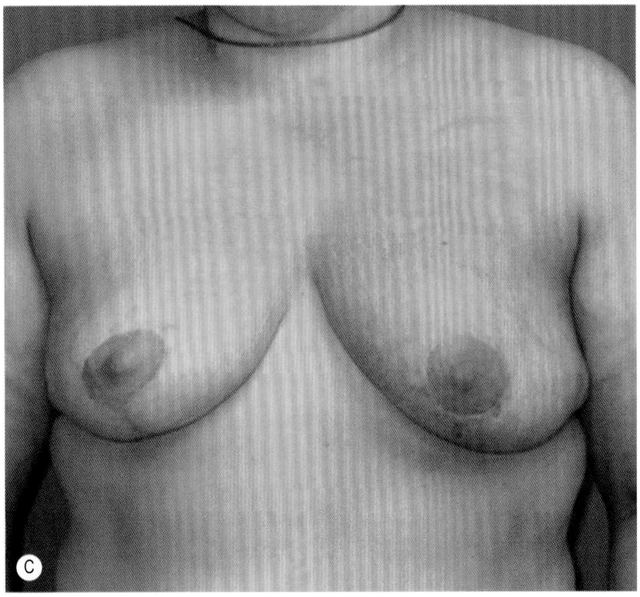

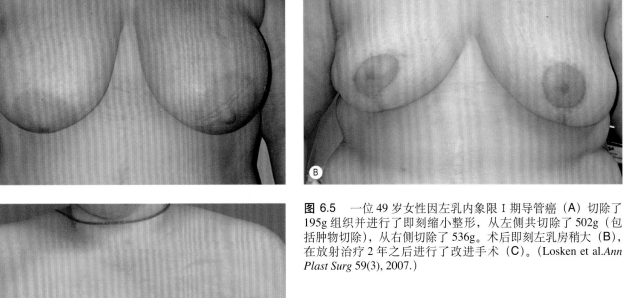

图 6.5 一位 49 岁女性因左乳内象限 I 期导管癌（A）切除了 195g 组织并进行了即刻缩小整形，从左侧共切除了 502g（包括肿物切除），从右侧切除了 536g。术后即刻左乳房稍大（B），在放射治疗 2 年之后进行了改进手术（C）。(Losken et al.*Ann Plast Surg* 59(3), 2007.)

部复发率每年从 0 至 1.8% 不等，美容失败率从 0 至 18% 不等。Clough 研究显示，使用这个方法保险计算的 5 年局部复发率为 9.4%[18]。研究了 70 名接受肿瘤整形手术的乳腺癌患者的其他文献显示：保险计算的 5 年局部复发率为 8.5%[19]。

术后监测在患者人群中也很重要，为了证明这个方法是安全的，我们需要显示出这一方法不会影响我们检测肿瘤复发的能力。额外的手术和乳房组织的重整可能会改变结构、影响复发的方式或准确检查的能力，这是一个担忧。通过在肿瘤切除切缘放置的手术夹子可辨别出肿瘤瘤床，用以帮助增加的放射治疗定位、术后的监测以及需要时进行再探查。我们最近比较了仅做 BCT 的患者与进行了肿瘤整形缩小的患者乳房 X 线照相的变化及监测结果，发现在术后监测的准确性上没有受到影响 [20]。我们的另一个疑问是，联合的手术是否拖延了乳房 X 线照相的稳定或者降低了敏感性。在研究组，到乳房 X 线照相稳定略倾向于需要更长的时间（保乳 21.2 个月相比肿瘤整形 25.6 个月，P =0.23），考虑到伴随重建的额外的瘢痕形成、炎症和腺体的改动，这是可预料的。在肿瘤整形组，这个到乳房 X 线照相稳定的时间显示在 95% 可信度区间为 20 ~ 30 个月。乳房实质的密度在两个组是相似的，提示乳房 X 线照相的敏感性不受影响。这表明长于 6 个月的检查在这些患者来说

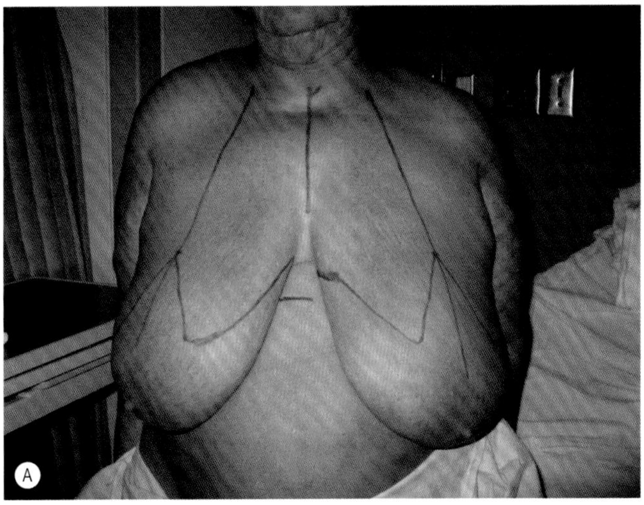

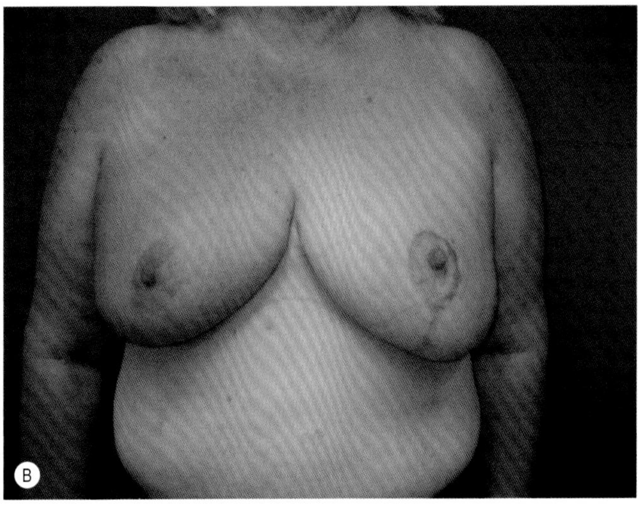

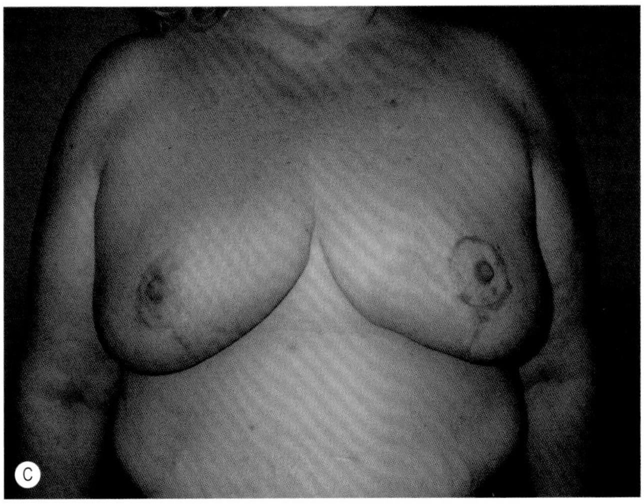

图 6.6　一位 49 岁患者，右侧外上象限的浸润性导管癌，接受了部分乳房切除（切除标本 244g），继而进行了双侧中央部分的乳房缩小（右侧总重 523g，左侧总重 596g）。图中显示右侧放射治疗后 2 年，有一些不对称。既然右侧乳房保留住了外形，左侧则进行了下极的少量缩小以改善外形和对称性。

是必要的，可能的话直到 2.5 ~ 3 年。考虑到联合手术的特点及排除肿瘤复发的重要性，常常需要额外的组织活检（细针吸取细胞学检查、空芯针穿刺组织活检等）。这些事项都需要在术前与患者以及多学科团队进行讨论。

局部伤口愈合过程的并发症包括愈合延迟、皮肤坏死、感染及伤口裂开；但是，这些并发症通常很轻微，并且不妨碍新辅助治疗的开始。多数文献已经显示患者及医生对使用这些方法的美容效果非常满意；而长期的结果更将引起人们的兴趣，特别是考虑到放射治疗随时间的持续效果。虽然会出现一些放疗后的纤维化，但乳房外形得以象征性地保存下来。在这种情况下，进一步缩小对侧乳房比修复放射性畸形要相对容易。

另一个重要的衡量结果的标准是患者的满意度。在我们报道的一组有限的患者在 6 个月的随访中，95% 的病例有可以接受的美容效果（表 6.2）。虽然随访时间相对较短，但患者基本上对其效果满意。长期的随访很关键，特别是考虑到放射治疗对乳房外形随时间增加的影响。其他文献也报道了使用这个方法得到了令人赞许的美容效果以及患者的满意[21-23]。

结　论

对于选择恰当的患者来说，采用乳房缩小整形或者乳房上提固定技术进行部分乳房切除后缺损的即刻重建是既安全又有效的方法。考虑到对保乳治疗的要求增加以及对差的美容效果的忍受力降低，这种方法将会继续普及。因为相对简单及可确定性，这种方法常常是更好的选择，尤其对于伴有巨大乳房的患者，而采用乳房切除术及重建往往更加困难，并发症发生率高且美容效果很差。更严格地选择患者和更专心的肿

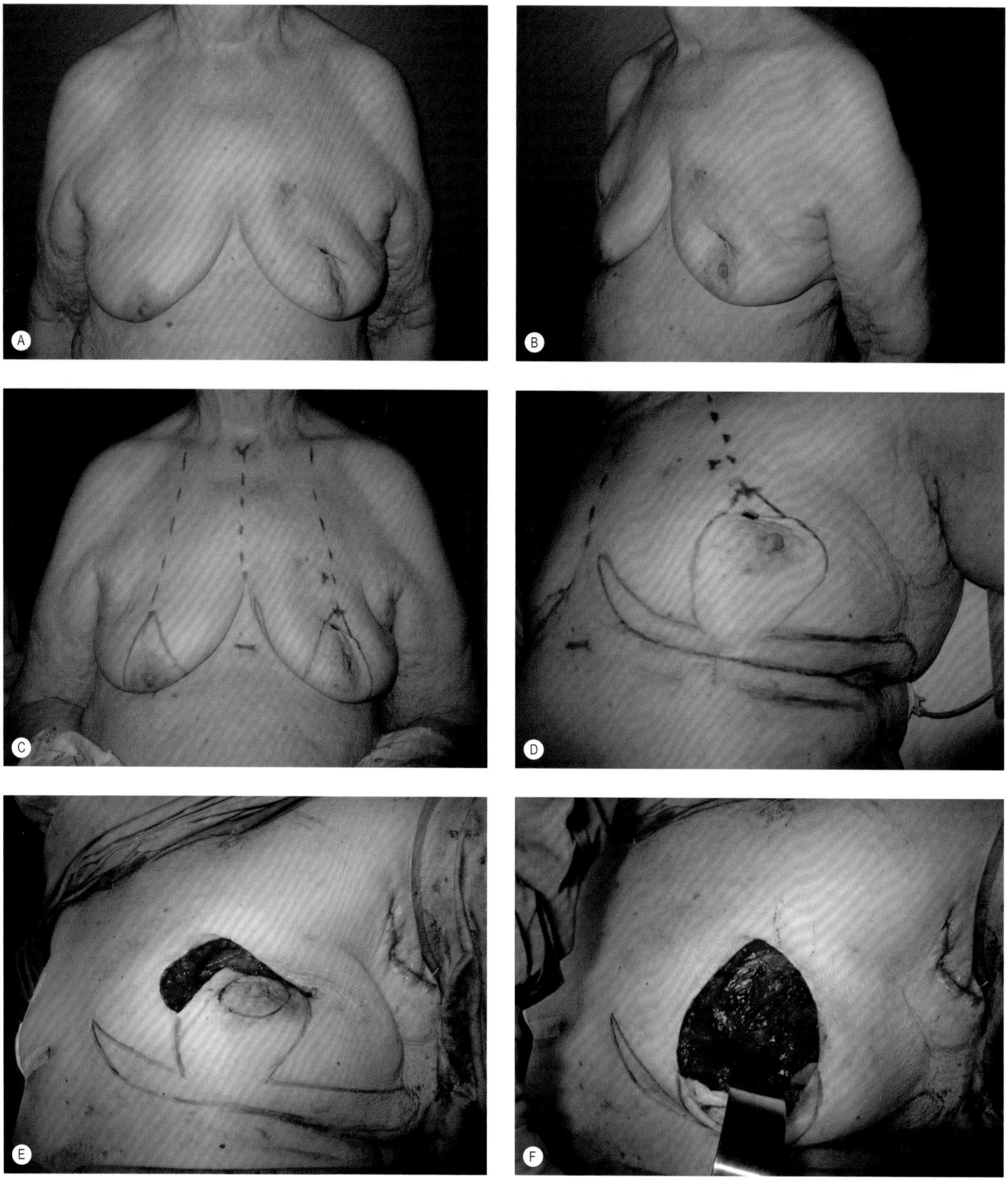

图 6.7 一位 80 岁女性，乳房小且下垂，左侧患腺肌上皮病来源的癌。她接受了肿块切除术，伴有切缘阳性及在乳头上方的畸形。考虑到她的年龄和乳房形状，乳房切除术和重建可能很困难。她又切除了 60g 组织，在乳头上方和下面留下缺损。切除以后乳头在胸壁上基本上是平的，在上方没有任何组织来填补空虚。我们使用内侧及外侧皮肤腺体瓣进行旋转置于乳头下和上方，在完成后显示出良好的外形及乳头的凸出。对侧进行了小的中央部缩小术。图显示的是在完成左乳放射治疗后 6 个月的情况。(Losken A. *Oncoplastic Breast Surgery*. Quality Medical Publishing, St Louis, MQ.)

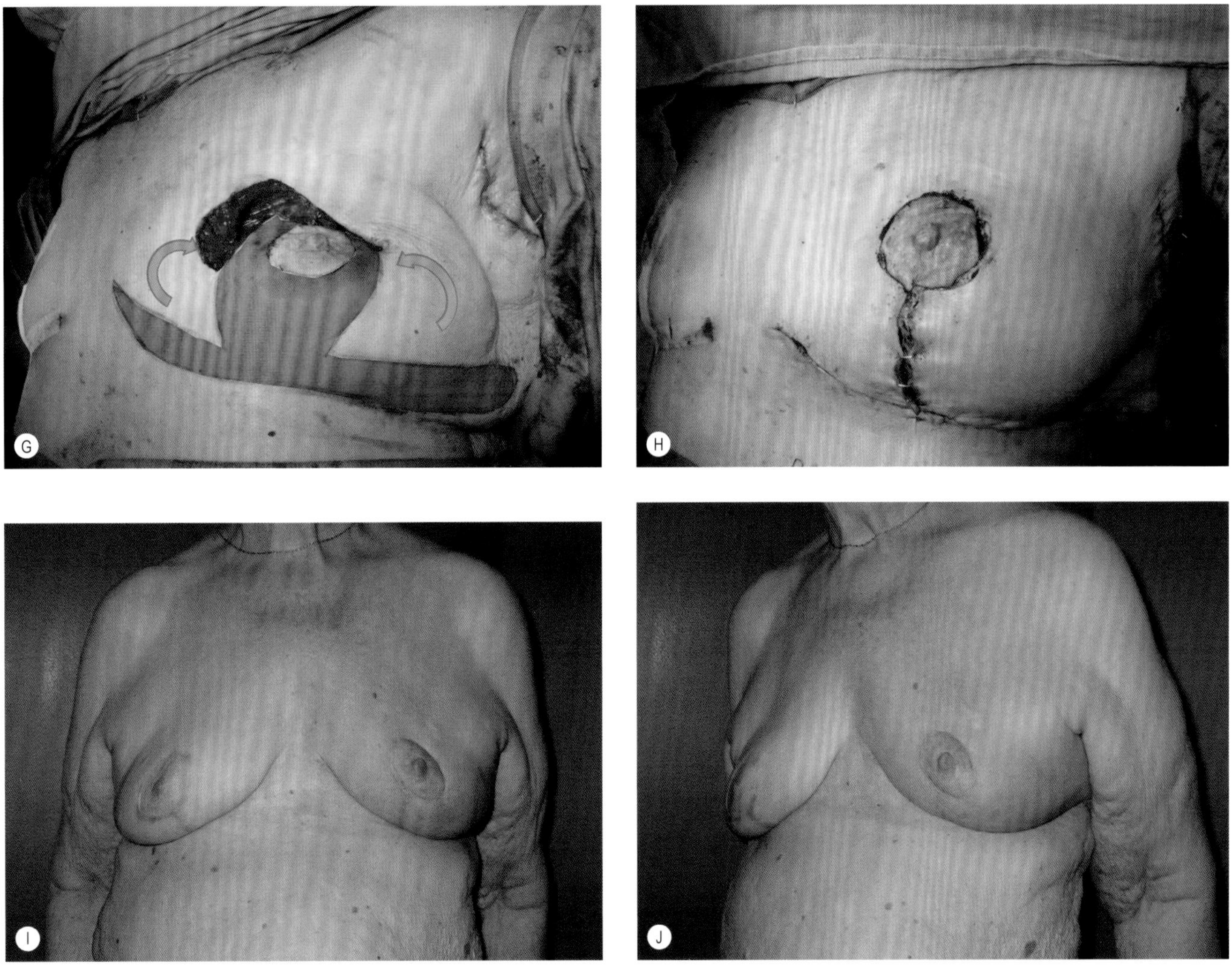

图 6.7 续

表 6.2　使用缩小方法进行部分乳房切除后重建

作者	例数	并发症（%）	外观效果/患者满意（好－极好）	局部复发（%）	随访（月）
Losken 2007	63	22	95	2	40
Clough 2003	101	20	88	7	46
Munhoz 2006	74	17	93	0	22
Goffman 2005	55	NR	72	13[a]	18
Chang 2004	37	19	70	0	
Kronowitz 2008	33	24	NR	7	36

[a] T3、T4期肿瘤此比例高。
NR，没有记载。

瘤切除将使切缘阳性的发生率降至最低并使结果得到改进。这种方法扩大了保乳治疗的适应证，保存了乳房的对称性和外形，在保证成功的肿瘤学结果以及癌症监测的同时，也赢得了患者的满意。

（李 比 译）

参考文献

1. Fisher B, Anderson S, Bryant J, et al. Twenty-year follow up of a randomized trial comparing total mastectomy, lumpectomy, and lumpectomy plus irradiation of the treatment of invasive breast cancer. N Eng J Med 2002; 347:1233–1241.
2. Veronesi U, Casinelly N, Mariani L, et al. Twenty-year follow-up of a randomized study comparing breast conserving surgery with radical mastectomy for early breast cancer. N Eng J Med 2002; 347:1227–1232.
3. Gray JR, McCormick B, Cox L, et al. Primary breast irradiation in large-breasted or heavy women: analysis of cosmetic outcome. Int J Radiat Oncol Biol Phys 1991; 21:347–354.
4. Zierhut D, Flentje M, Frank C, et al. Conservative treatment of breast cancer: modified irradiation technique for women with large breasts. Radiother Oncol 1994; 31:256–261.
5. Brierly JD, Paterson ICM, Lallemand RC, et al. The influence of breast size on late radiation reaction following excision and radiotherapy for early breast cancer. Clin Oncol 1991; 3:6–9.
6. Clark K, Le MG, Sarrazin D, et al. Analysis of locoregional relapse in patients with early breast cancer treated by excision and radiotherapy: experience of the Institute Gustave-Roussy. Int J Radiat Oncol Biol Phys 1985; 11:137–145.
7. Clough KB, Nos C, Salmon RJ, et al. Conservative treatment of breast cancer by mammaplasty and irradiation: a new approach to lower quadrant tumors. Plast Reconstr Surg 1995; 96(2):363–370.
8. Losken A, Styblo TM, Carlson GW, et al. Management algorithm and outcome evaluation of partial mastectomy defects treated using reduction or mastopexy techniques. Ann Plast Surg 2007; 59(3):235.
9. Munhoz AM, Montag E, Arruda EG, et al. Critical analysis of reduction mammaplasty techniques in combination with conservative breast surgery for early breast cancer treatment. Plast Reconstr Surg 2006; 117(4):1091–1103.
10. Spear SL, Burke JB, Forman D, et al. Experience with reduction mammaplasty following breast conservation surgery and radiation therapy. Plast Reconstr Surg 1998; 102(6):1913–1916.
11. Clough KB, Lewis JS, Couturaud B, et al. Oncoplastic techniques allow extensive resections for breast-conserving therapy of breast cancer. Ann Surg 2003; 237(1):26–34.
12. Kaur N, Petit JY, Rietjens M, et al. Comparative study of surgical margins in oncoplastic surgery and quadrantectomy in breast cancer. Ann Surg Oncol 2005; 12(7):539–545.
13. Boetes C, Mus RD, Holland R, et al. Breast tumors: comparative accuracy of MR imaging relative to mammography and US for demonstrating extent, Radiology 1995; 197:743–747.
14. Cao D, Lin C, Woo SH, et al. Separate cavity margin sampling at the time of initial breast lumpectomy significantly reduces the need for re-excision. Am J Surg Pathol 2005; 29(12): 1625–1632.
15. Chung TL, Schnaper L, Silverman R, et al. A novel reconstructive technique following central lumpectomy. Plast Reconstr Surg 2006; 118(1):23–27.
16. McCulley SJ, Dourani P, Macmillan RD. Therapeutic mammaplasty for centrally located breast tumors. Plast Reconstr Surg 2006; 117(2):366–373.
17. Asgeursson KS, Rasheed T, McCulley SJ, et al. Oncological and cosmetic outcomes of oncoplastic breast conserving surgery. Eur J Surg Oncol 2005; 31(8):817–823.
18. Clough KB, Lewis JS, Couturaud B, et al. Oncoplastic techniques allow extensive resections for breast-conserving therapy of breast cancer. Ann Surg 2003; 237(1):26–34.
19. Cothier-Savey I, Otmezguine Y, Calitchi E, et al. [Value of reduction mammoplasty in the conservative treatment of breast neoplasm. Apropos of 70 cases]. Ann Chir Plast Esthet 1996; 41:346–353.
20. Schaefer TG, Losken A, Newell MS, et al. The impact of oncoplastic breast reduction on postoperative cancer surveillance (in press).
21. Goffman TE, Schneider H, Hay K, Cosmesis with bilateral mammoreduction for conservative breast cancer treatment. Breast J 2005; 11(3):195–198.
22. Chang E, Johnson N, Webber B. Bilateral reduction mammoplasty in combination with lumpectomy for treatment of breast cancer in patients with macromastia Am J Surg 2004; 187(5):647–650; discussion 650–651.
23. Kronowitz SJ, Hunt KK, Kuerer HM, et al. Practical guidelines for repair of partial mastectomy defects using the breast reduction technique in patients undergoing breast conservation therapy. Plast Reconstr Surg 2007; 120(7):1755–1768.

第 7 章

侧胸部皮瓣用于乳房重建

Joshua L Levine · P Pravin Reddy · Robert J Allen

引 言

在本章中，我们介绍侧胸部皮肤及皮下组织作为部分乳房重建的一种选择的使用。侧胸部的皮肤和脂肪是非常好的组织资源，可用来修复部分乳房切除后的缺损（肿物切除术后），也可用来对重建乳房和正常乳房进行充填以达到改善对称性的目的。供区有很好的隐蔽性，甚至可起到改善侧胸壁轮廓的作用。组织的获取依赖于三种不同蒂的其中之一，但不动背阔肌。我们发现这些皮瓣很可靠并且方法是可复制的，它提供了脂肪移植、假体及背阔肌肌皮瓣以外的非常好的替代方法。

乳房重建中的继发缺损

乳房切除术后的缺损经常是用自身乳房组织来修复重建。尽管在修复乳房的对称性、下垂度及质感上无可匹敌，但许多经过重建的患者仍需要第二次手术或者修改手术，目的是达到对称、得到可接受的最终的乳房大小或者仅仅是矫正外形的不规则[1]。

早期乳腺癌患者接受保乳治疗的数量正在增加。保乳治疗包括肿块切除术、前哨淋巴结的活检带（或不带）腋窝淋巴结清扫以及放射治疗[2]。然而保乳治疗所带来的各种外形的不规则成为了修复的艰难挑战。一个被广泛认可的事实是，20% ~ 30%接受过保乳治疗的患者得到的是较差或平庸的美容效果，这是肿块切除术和放疗后纤维化的直接结果[3]。估计有 71%的患者为矫正部分乳房切除后的缺损和外形的畸形而寻求进一步治疗[4]。与完全乳房切除后缺损的重建相比，这些缺损常常带给医生更大的修复上的挑战。

当重建过的乳房需要修改时，比如清除脂肪坏死，需要重建乳房有更大组织体积的问题也随之出现。这可能造成重建乳房比对侧乳房要小。另一种需要增加体积的情况是当重建乳房比对侧正常乳房体积大时。侧胸皮瓣可以用于上述所有问题的矫正。

许多的部分乳房切除缺损仅仅需要中等量的体积来达到满意的矫正。背阔肌肌皮瓣长期作为自身组织移转的主力进行乳房部分缺损的重建，同时也使患者付出了很高的代价。牺牲背阔肌会造成上肢反复伸展时疲劳早发以及上肢内/外旋的无力[5]。自从出现了穿支皮瓣后，利用侧胸及腋部组织形成不带肌肉的皮瓣成为可能。此外，背阔肌肌皮瓣的供区易出现血清肿并发症。

替代背阔肌肌皮瓣就是利用了基于穿支血管营养的侧胸及腋部皮肤和皮下组织。紧连着乳房外侧的胸部皮肤和脂肪提供了组织资源，利用它们来重建邻近的乳房，这很符合逻辑（表 7.1）。侧胸皮肤在色泽和质地上与乳房相似，有非常好的匹配。此外，这还有可能获取大量的皮肤和皮下组织而不侵犯肌肉组织。必要时，侧胸皮肤可结合假体用于乳房重建。使用侧胸皮瓣的适应证和禁忌证列于表 7.2 及表 7.3 中。

很多患者的侧胸及腋部皮肤呈现出难看的肥厚或卷状膨隆。从这个区域切取皮肤还另有潜在的优点，那就是改善了侧胸壁轮廓。侧胸皮肤的切取必然导致额外的手术瘢痕，但是这一瘢痕可以有意地放在乳罩线水平的上臂之下。这样供区可以有效地得到掩饰，从美容角度上来讲患者和医生都可接受。

术前病史及考虑

首先考虑的是可利用的组织量。“夹捏试验”有助于确定可利用的组织量。医生必须确定有7 ~ 9cm 宽的皮瓣可利用，并且有足够的皮下脂肪可提供需要的体积。广泛的腋窝手术可能是使用侧胸组织的禁忌证。如果患者曾经进行过腋窝淋巴结的清扫，那么需要回顾一下手术记录，以便于医生知道胸背动脉及静脉未曾损伤并可利用为胸背动脉穿支（TDAP）（Angrigiani）皮瓣[6]。如果这不能确定，在腋前线适当位置进行多普勒探测的信号可以提示肋间动脉穿支或者从腋动脉来的直接皮支。这些中的任何一支都可成为血管蒂的选择，而这个选择可能会影响皮瓣移动和旋转的程度。以往的假体重建有时也可能扰乱腋前线部位的正常解剖，使得肋间动脉穿支不可用。侧胸的脂肪抽吸是此部位组织使用的禁忌证；放射治疗常常会造成皮肤的改变，也限制了皮肤的可利用性。

表 7.1　侧胸皮瓣用于乳房重建的优点

与自身乳房有非常好的皮肤及组织的匹配
是使用方便的组织资源
瘢痕在上臂下乳罩线范围内，易于隐藏
供区并发症少
无肌肉的牺牲
与背阔肌肌皮瓣相比，血清肿发生率低
消除侧胸肥厚或卷状膨隆的结果改善了胸壁的轮廓

表 7.2　侧胸及腋部皮瓣乳房重建的适应证

矫正部分乳房切除术后的缺损
矫正外形不规则
增加重建乳房的体积
增加对侧正常乳房的体积以达到两侧对称

表 7.3　侧胸及腋部皮瓣乳房重建的禁忌证

以往侧胸壁手术
后外侧胸廓切开术
患者不同意

皮瓣设计

患者站立位时进行皮瓣设计。在上手术台前进行标记很重要，因为这时给医生提供了机会来评估侧胸的膨隆情况。在腋前线处侧胸稍后，使用手持 8MHz 多普勒在背阔肌前缘进行血管定位。在这个区域的信号可能来自胸背动脉的穿支、腋动脉来源的直接皮支，或者是肋间动脉的穿支。选择合适位置的一个、两个或三个信号，围绕着它们设计皮瓣。皮瓣的前顶点紧邻乳房外侧。皮瓣设计在乳罩线范围内，呈宽 7 ~ 10cm、长 15 ~ 20cm 的水平方向椭圆形（图 7.1）。

相关解剖和手术方法

胸背动脉穿支（TDAP）皮瓣

TDAP 皮瓣相当于由胸背动脉的穿支血管供应的皮肤脂肪瓣。最初见述于 1994 年，TDAP 皮瓣起初用于前臂和胸的修复重建[6]。TDAP 皮瓣与背阔肌肌皮瓣的重建目标是相同的，其显著的优点就是重要的背阔肌被完全保留了[7]。

为移转侧胸组织，蒂的选择规则以前 Levine 已经详尽描述过。胸背动脉起源于肩胛下动脉，沿着背阔肌外侧及深面下降走行。行程中在终末分成前支和后支之前胸背动脉发出前锯肌支。终末的前支和后支发出同等数量的穿支血管营养侧胸壁表面的皮肤。在任何一支有适当直径的穿支血管表面可以设计形成大的球拍状皮瓣。

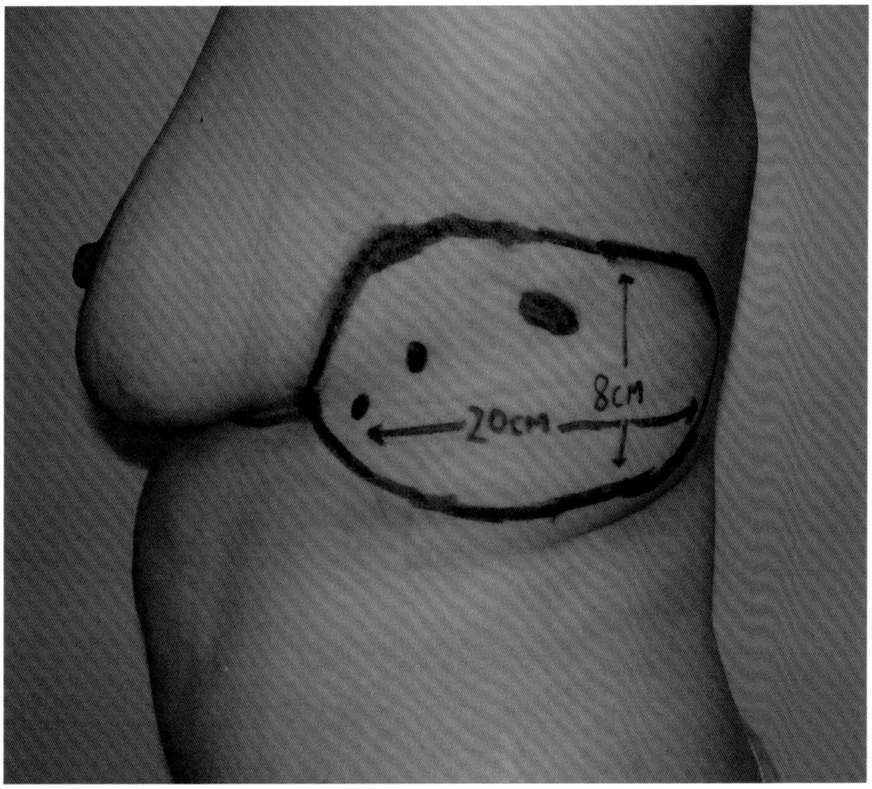

图 7.1 显示的是患者直立位时侧胸皮瓣的标记。在站立时侧胸膨隆可以很好地评估，这一点很重要。用手持多普勒确定穿支并标记。我们建议皮瓣宽度如图显示的不要超过 8cm。

患者在手术台上呈仰卧位，用长枕垫在同侧胸下。同侧上臂用弹力套袖做好术前准备（图 7.2）。斜行切开以获取最大量的皮下脂肪。在背阔肌筋膜水平自后向前掀起皮瓣。当遇到一个血管时，根据其尺寸评估是否符合要求。当选择了合适的血管后，继续向下解剖通过背阔肌。保留背阔肌前缘的同时，小心分开肌纤维。当解剖至胸背动、静脉时，要非常小心地保留胸背神经。继续向上进行腋窝血管的解剖，血管蒂解剖越长，皮瓣旋转弧度越大。背阔肌前缘分开足够的长度以使皮瓣可以从下面通过（图 7.3 和 7.4）。然后将皮瓣置于乳房腺体后方或重建乳房的后方，或者用来填补轮廓的缺损。

病例

一位 45 岁女性，患右乳导管原位癌（DCIS），行乳房切除及腹壁下动脉穿支（DIEP）皮瓣乳房重建后。乳房切除了 410g，替代为 740g 腹壁下动脉穿支皮瓣。重建的乳房比对侧正常乳房要大，计划在二期乳头重建时缩小重建侧。然而当患者回来做二期手术时，她认为大体积的乳房更适合她，所以她宁愿充填正常侧乳房，而不缩小重建侧乳房。她是使用侧胸组织进行自体充填的极好适合者（图 7.1 ~ 7.4 和图 7.5、7.6）。

侧胸皮瓣

侧胸皮瓣或腋窝皮瓣为轴形血管供血，三条可能的源血管之一所发出的一个或多个直接皮肤血管分支提供了部分供血，它们是：胸外侧动脉；腋动脉，亦即副胸外侧动脉；胸背动脉。这些血管的任何一支都提供了极好的血供，腋窝皮瓣可以基于任何一支血管形成带蒂皮瓣或者游离皮瓣 [9]。关于这些血管的恒定性在文献中所报道的各有不同。在一个系列文献中，100 例肩胛下 - 胸背系统尸体解剖显示：在 47% 的标本中，直接皮肤分支来源于胸背动脉，而从肩胛下动脉来源的占 7% [10]。随后由一位作者在 2003 年单独对 20 具尸体所做的研究得到的结果是：55% 的标本中的直接皮肤支来自胸背动脉 [11]。皮肤和皮下组织基于三个直接皮肤血管之一就可以可靠地移转至乳房部位。血管蒂可能需要进一步松动，以便于组织移转至缺损区。

病例

一位 48 岁女性，既往因右乳癌接受了右侧乳房的肿物切除、腋窝淋巴结清扫、放射治疗和化疗，如今显示出右乳房下极的畸形。如 Holmstrom 和 Lossing 最初描述的一样 [12]，在背阔肌表面设计了一个球拍状皮瓣。皮瓣基底宽 7cm、长 16cm。解剖由

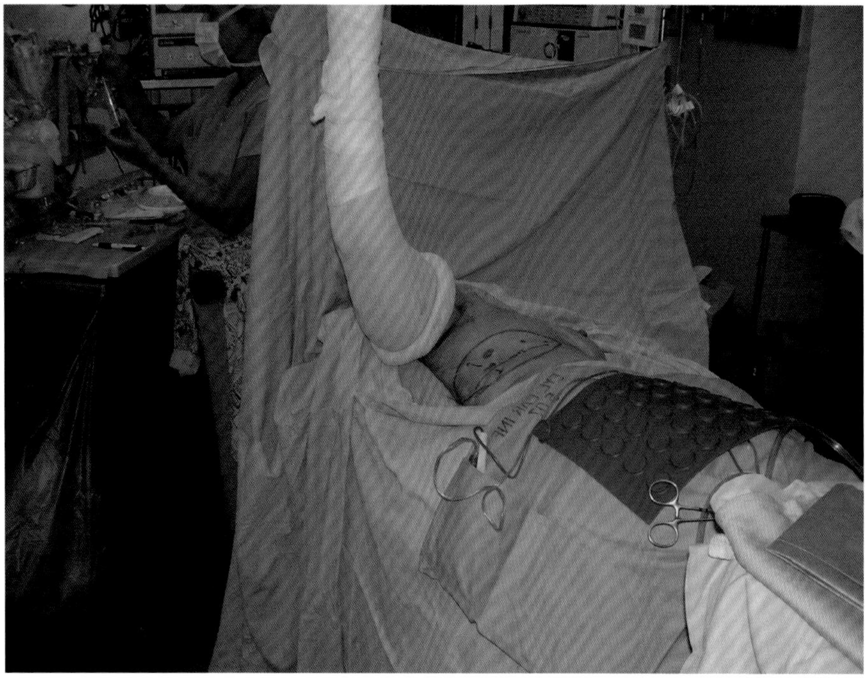

图 7.2 患者摆好体位准备切取皮瓣。注意患者置于侧卧位，同侧上肢覆盖后可自由地在手术野活动。

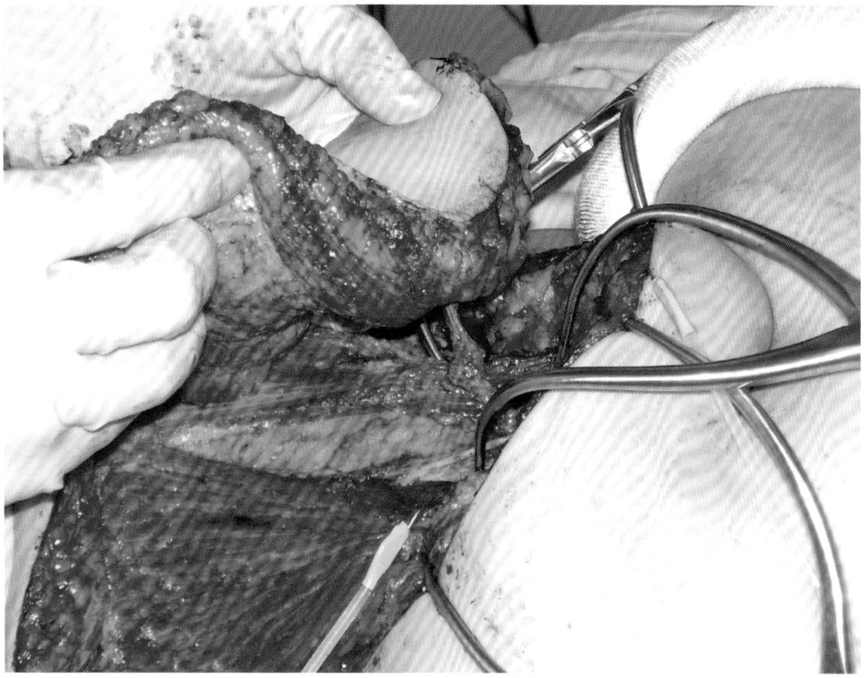

图 7.3 基于胸背动脉穿支掀起侧胸皮瓣。注意：背阔肌前缘的肌纤维被分离开是为了暴露穿支血管至其来源血管，同时也形成通道使皮瓣可以经过而到达乳房下的受区。

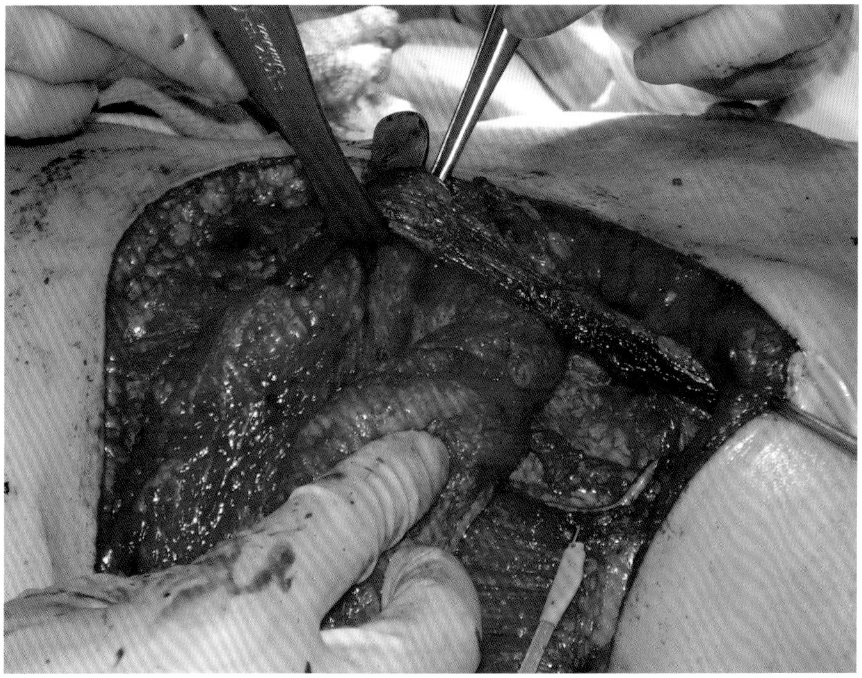

图 7.4　通过分离开的背阔肌前缘将皮瓣移转至受区。

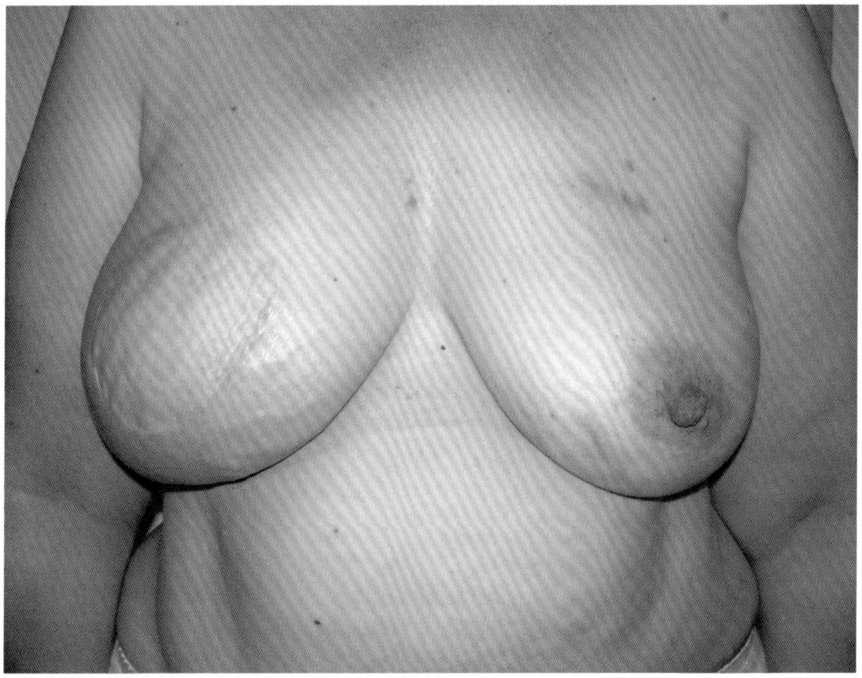

图 7.5　术前照片显示与右侧 DIEP 皮瓣重建乳房相比，左侧乳房体积较小。

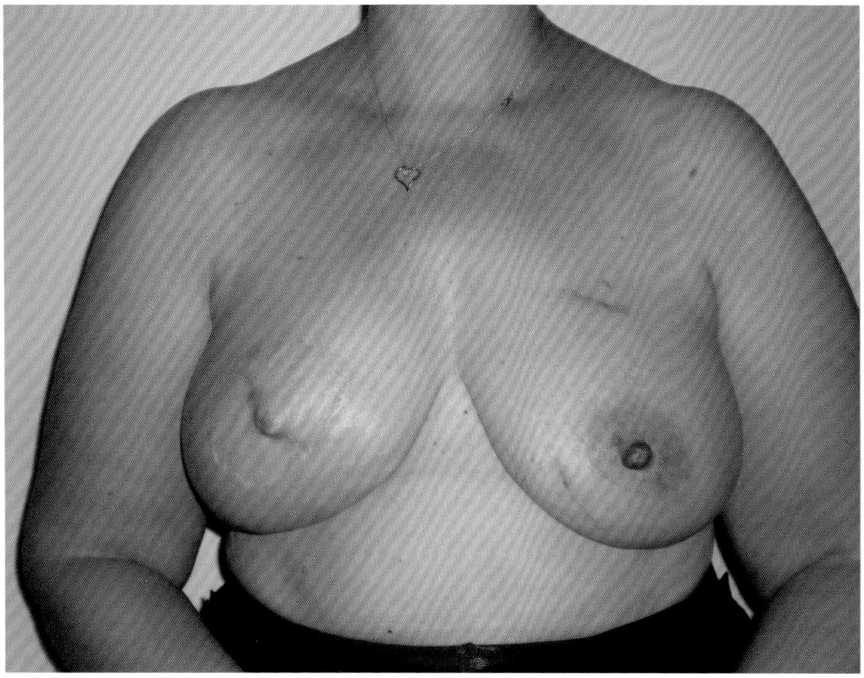

图 7.6 显示用侧胸皮瓣改变正常乳房体积的程度。注意所有手术切口的掩饰。

外侧向前进行，至腋前线水平。在此例的解剖过程中，没有确定的胸背动脉的穿支；然而紧接在背阔肌前缘，有一支胸背动脉的直接皮肤支被确认并保留下来。这个单一的血管蒂有效灌注了整个皮瓣，被选择作为皮瓣的基础。然后皮瓣完全从肌肉上掀起。将内侧皮桥断开形成岛状皮瓣，并更进一步使组织松动。进行乳房腺体下的解剖分离并松解挛缩瘢痕从而形成腔穴来容纳皮瓣。皮瓣去除表皮并翻转过来，接着将其塞入乳腺后腔穴重建乳房下极的轮廓。对侧乳房进行了上提固定术以改善对称性。患者术后过程平稳，没有并发症出现。

肋间动脉穿支皮瓣

肋间动脉穿支皮瓣是基于肋间动脉穿支的侧胸部皮肤及皮下组织瓣，穿支在腋前线处进入皮瓣[13]。可以形成大的可靠的旋转皮瓣供使用，可结合使用假体或不使用假体。它也可以进行翻转以充填乳房下半部分的不足。

病例

一位 51 岁女性，左乳房导管原位癌，行双侧乳房切除及横行腹直肌肌皮（TRAM）瓣重建，放射治疗，随后左侧 TRAM 皮瓣失败，图 7.7 显示为左侧乳房重建。她又接受了左侧臀下动脉穿支（IGAP）皮瓣重建，但与右侧重建乳房相比缺乏前凸（图 7.8）。她再次入院用肋间动脉穿支皮瓣进行左乳房充填。皮瓣的设计和形成如前所述。当未见胸背动脉穿支或者直接皮肤支时，肋间动脉穿支成为选择，通过肋间肌向下尽可能远地解剖（图 7.9）。皮瓣去除表皮并推进至左侧臀下动脉穿支（IGAP）皮瓣下，使乳房增大而凸出（图 7.10）。

乳房重建中侧胸及腋窝组织使用的系统化途径

当使用侧胸或者腋窝皮瓣进行乳房重建时，所举的病例说明了可选择方法的多样化。血管解剖已被很好地描述，并构成了适合的血管蒂选择和术前多普勒探测的基础。表 7.4 和表 7.5 罗列了侧胸皮瓣设计中的经验（pearls）和误区（pitfalls）。

椭圆形皮瓣设计呈水平方向，其前顶点位于腋前线上邻接着乳房外侧。皮瓣估量 6 ~ 10cm 宽、15 ~ 20cm 长。皮瓣内应包含标记前多普勒探测到的信号点。皮瓣边缘由前顶点向后延伸略超过背阔肌前缘并顺着肋骨的轮廓略向上弯曲。

蒂选择 I

从后开始解剖。切开皮肤和皮下组织至背阔肌表面。切口呈斜面用来最大程度获取组织。然后解剖继

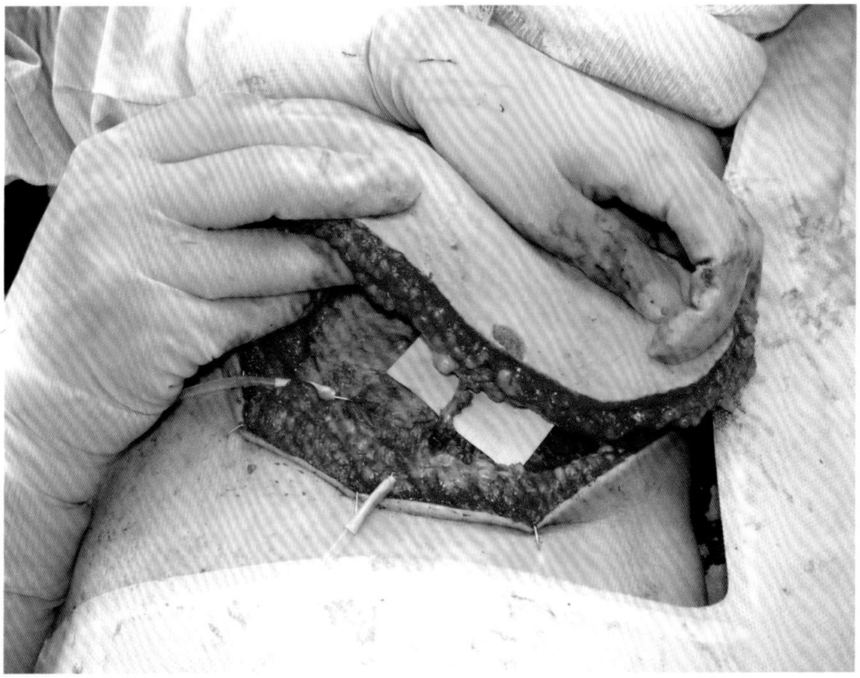

图 7.7　显示自肋间肌穿出的肋间动脉穿支（ICAP）。

续向中间进行，在背阔肌与其表面脂肪之间层次。借助放大镜放大，胸背动脉穿支在接近背阔肌外侧缘处确定。如果穿支合适即予以保留，并通过肌肉进行解剖直至追到胸背动脉。胸背神经要保留并与伴随血管分开。皮瓣通过在背阔肌里形成的开口进行转送，胸背动脉的解剖直至获得合适的血管蒂长度。

蒂选择 II

在胸背动脉穿支注定不足以灌注皮瓣的情况，解剖继续向前。下一个皮瓣灌注来源包括腋动脉、胸背动脉或者胸外侧动脉的直接皮肤支。如果存在，直接皮肤支带来了避免解剖背阔肌的额外优点。如在蒂选择 I 中所叙述，直接皮肤支的解剖追至其源动脉直到获得合适的血管蒂长度。

蒂选择 III

前两个选择都不可用的情况下，皮瓣仍可以基于肋间动脉穿支血管。肋间动脉穿支被证明恒定并可靠。在侧胸区域做过广泛手术的患者，肋间动脉穿支可能不能使用。基于肋间动脉穿支，皮瓣既可以旋转 90°，推进至受区，也可以作为翻转皮肤使用。

完善结果

缜密的术前计划非常重要。这需要如前所述的全面的血管解剖知识，以及对患者在此区域手术史的详尽了解。在手术室中的体位也至关重要。患者身下垫枕几乎呈侧卧位，上肢备好放在术区。这样上肢可以活动或者术中吊在架上。

并发症

侧胸皮肤相关的并发症与静脉淤血有关，缘于试图移动皮瓣过远或者过度旋转。继续解剖血管蒂尽可能远至腋窝可以避免之。在供区放置引流，血清肿已经不是问题。

表 7.4　经验

术前多普勒确认血管
基于三种不同的血管蒂的可能性
皮瓣设计在肋间适当的位置
在穿支解剖中使用微-双极电刀
斜面切开以获取更多的组织

表 7.5　误区

既往手术损伤了可用穿支的病史
试图切取过多的皮肤将使供区难以闭合
试图旋转皮瓣超过了90°
由于解剖血管过于胆怯，没有获取足够的血管蒂长度

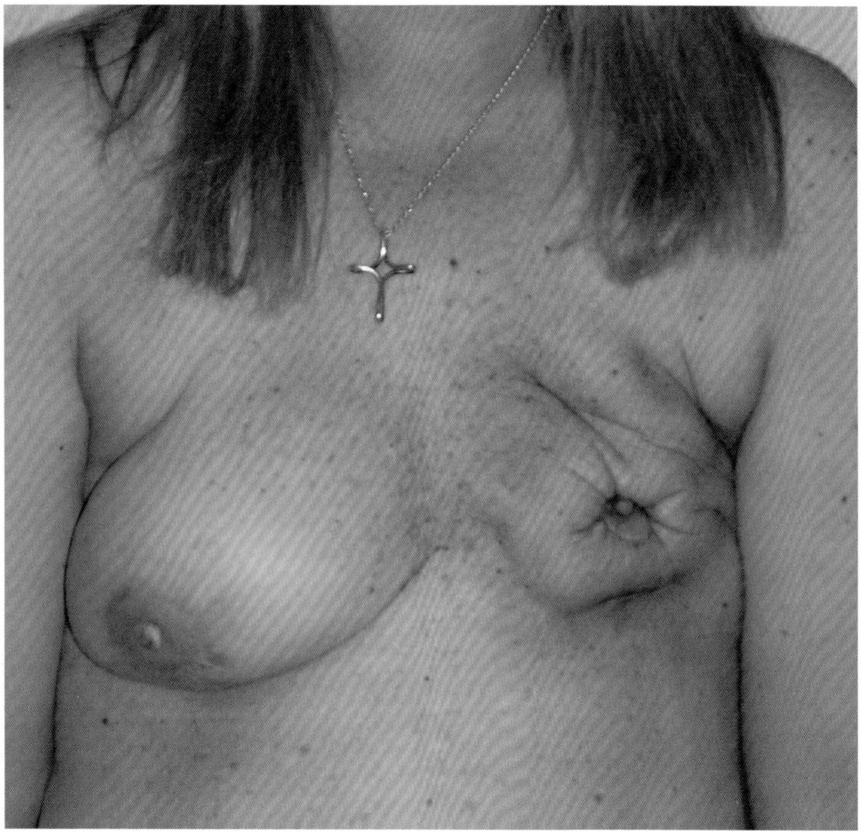

图 7.8 双侧 TRAM 皮瓣重建及放射治疗后，左侧失败。

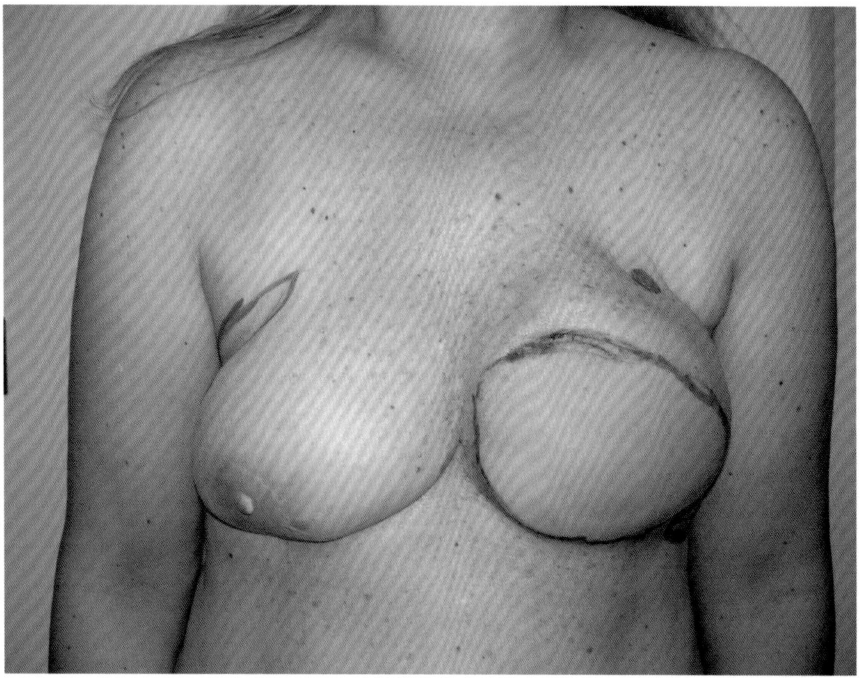

图 7.9 使用臀下动脉穿支（IGAP）皮瓣替代左乳失败的 TRAM 皮瓣重建，但缺乏凸出，上方有凹陷。

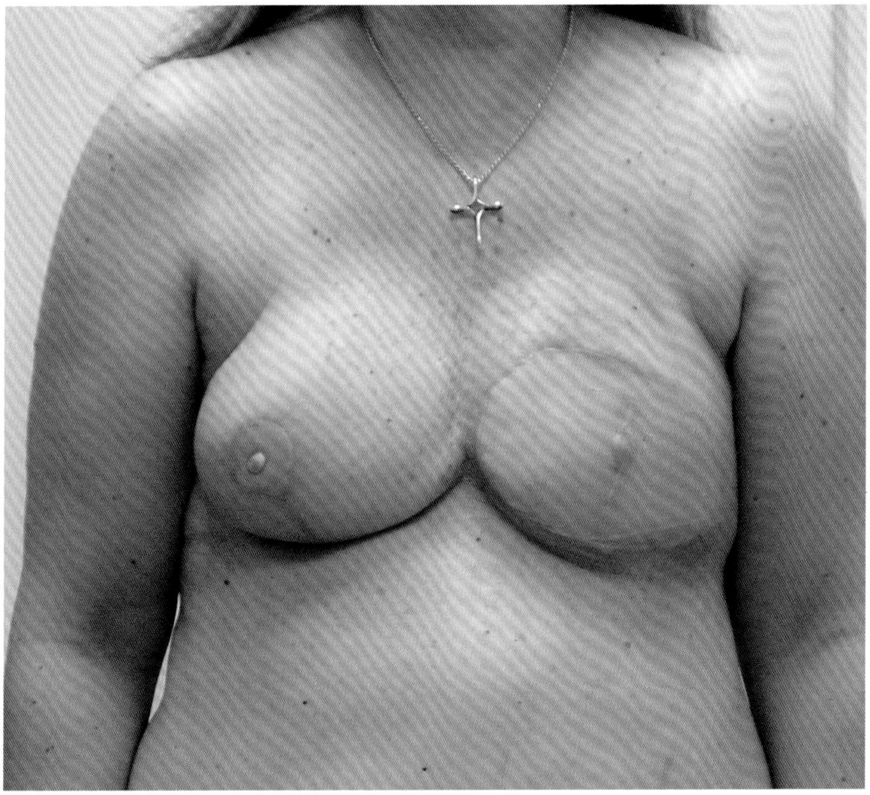

图 7.10 左侧臀下动脉穿支（IGAP）皮瓣重建后用肋间动脉穿支（ICAP）皮瓣充填增加体积改善上外侧的凹陷。右侧 TRAM 皮瓣重建也做了修改。

术后护理

用侧胸皮瓣进行了乳房重建的患者收入院一晚上。患者 24 小时内同侧上肢限制在有限范围内活动。皮瓣通常是完全包埋的，所以监测是不可能的，也不需要。如果皮岛暂时保留着，皮瓣可以用标准方法进行监测。如果皮瓣出现淤血，拆掉一些缝线或者改变患者体位或许可以解决这个问题。患者术后第二天可以恢复正常活动。患者带着闭式引流出院，引流量每天少于 $30cm^3$ 时可在随访时拔除。

结 论

我们介绍了侧胸部位可以作为多种用途的供区，皮瓣血液灌注有多种可能。侧胸部位组织的使用所呈现的优点是：肌肉完全被保留；产生美学上可接受的供区瘢痕；去除了多余的侧胸皮肤并消灭了难看的卷状膨隆。侧胸组织的血管解剖已经非常清楚，而且术前多普勒探测给医生提供了多种血管灌注的选择，这些因素使得侧胸组织成为对多种乳房重建后的缺损进行修复重建的安全、可靠并可复制的方法。

（李 比 译）

参考文献

1. Beahm EK, Walton RL. Revision in autologous breast reconstruction: principles and approach. Clin Plast Surg 2007; 34(1):139–162.
2. Fisher B, Anderson S, Bryant J, et al. Twenty-year follow-up of a randomized trial comparing total mastectomy, lumpectomy, and lumpectomy plus irradiation for the treatment of invasive breast cancer. N Engl J Med. 2002; 347(16):1233–1241.
3. Amichetti M, Busana L, Caffo O. Long-term cosmetic outcome and toxicity in patients treated with quadrantectomy and radiation therapy for early-stage breast cancer. Oncology 1995; 52:177–181.
4. Clough KB, Cuminet J, Fitoussi A, et al. Cosmetic sequelae after conservative treatment for breast cancer: classification and results of surgical correction. Ann Plast Surg 1998; 41:471–481.
5. Spear SL, Hess CL. A review of the biomechanical and functional changes in the shoulder following transfer of the latissimus dorsi muscles. Plast Reconstr Surg 2005; 115(7):2070–2073.
6. Angrigiani C, Grill D, Siebert J. Latissimus dorsi musculocutaneous

flap without muscle. Plast Reconstr Surg 1995; 96:1608–1614.
7. Khoobehi K, Allen RJ, Montegut WJ. Thoracodorsal artery perforator flap for reconstruction. 90th Annual Scientific Assembly of the Southern Medical Association, Baltimore, MD, November 20–24. South Med J 1996; 89.
8. Levine JL, Soueid NE, Allen RJ. Algorithm for autologous breast reconstruction for partial mastectomy defects. Plast Reconstr Surg 2005; 116(3):762–767.
9. Harii K, Torii S, Sekiguchi J. The free lateral thoracic flap. Plast Reconstr Surg 1978; 62:212–222.
10. Roswell AR, Davies D, Eisenberg N, et al. The anatomy of the subscapular–thoracodorsal artery arterial system: study of 100 cadaver dissections. Br J Plast Surg 1984; 537:574–576.
11. Guerra AB, Metzinger SE, Lund KM, et al. The thoracodorsal artery perforator flap: clinical experience and anatomic study with emphasis on harvest techniques. Plast Reconstr Surg 2004; 114(1):32–41; discussion 42–43.
12. Holmstrom H, Lossing C. Lateral thoracodorsal flap: an intercostal perforator flap for breast reconstruction. Semin Plast Surg 2002; 16:53–59.
13. Hamdi M, Van Landuyt K, de Frene B, et al. The versatility of the inter-costal artery perforator (ICAP) flaps. J Plast Reconstr Aesthet Surg 2006; 59(6):644–652.

第 8 章

背阔肌肌皮瓣修复部分乳房切除后缺损

Neil Fine · Kristina O'Shaughnessy

引 言

传统的保乳治疗（BCT）包括肿块切除术、前哨淋巴结活检、可能的腋窝清扫以及放射治疗，从总的长期生存率方面看，它在治疗效果上等同于乳房切除术，并且是向早期乳腺癌患者推荐的治疗选择[1]。在保持较低的局部复发率的同时，BCT 始终从完善的美容目标出发，使乳房切除后患者的心理疾患减少到最小。历史上，BCT 只有当可能获得切缘阴性及美容可接受的效果时才会进行。虽然从局部肿瘤控制方面来说，大的肿瘤本身并不是 BCT 的禁忌证，但是获得好的美容效果尚有很多可变因素[2]。具体来讲，相对于整个乳房体积，切除的量直接与 BCT 后的美容效果及患者满意度相关联。肿瘤位置也会导致预期较差的美容效果，例如内侧的肿瘤所导致的非常令人不快的效果[3]。在目前乳腺癌患者的治疗中，肿瘤整形方法扩大了 BCT 的适应证范围。肿瘤整形手术将范围大的腺体切除与同期的缺损修复结合起来，从而避免了局部畸形的明显风险，在增加局部肿瘤控制的准确性的同时，也保留了形状上的美感[4]。

获得肿瘤学上认为的完好切除的关键因素是肿瘤边缘的清除率[5]。随着肿瘤大小的增加而要获得肿瘤学的清除率需要大范围的乳房组织切除，这会造成较大的部分乳房切除缺损，需要用组织移位或组织替代方法来重建。前面章节已经描述过的组织移位是使用局部的腺体重整或者皮肤腺体重整以填补切除后缺损。依据切除的乳房体积，对侧乳房可能需要同时进行缩小以达到对称。切除的体积最终达到最大极限后，此时组织移位的方法将不能达到美观满意的效果，即使对侧乳房为达对称而进行了缩小[6]。在这种情况下，需要采用组织替代的方法来恢复乳房外形和轮廓。这些方法使用自体组织来替代切除的腺体的体积。当体积恢复后，极少需要通过对侧乳房手术来达到对称。因为 BCT 的适应证扩大到了包括大的 T2 和 T3 期肿瘤，其中包含那些进行了辅助化疗或者放疗的患者，所以组织替代的重建方法开展得更加频繁了[7]。一些患者在完成 BCT 和放射治疗后请求对预料之外的缺损进行重建。这些患者也可从自体组织移转的组织替代中受益。本章主要讨论背阔肌肌皮瓣，这是在 BCT 后最常用的自体组织的组织替代方法，适用于部分乳房切除后缺损的重建。

背阔肌肌皮瓣最初由 Tansini 在 1897 年描述。经历了 20 世纪的演变发展，这个皮瓣已经可靠地用于覆盖软组织缺损，可作为肌皮瓣或者肌肉筋膜瓣进行游离或者带蒂移转 [8]。从初期进行的前胸壁缺损的软组织覆盖开始，该皮瓣的切取方法基本上保持相同，即做大的背部皮肤切口以掀起皮瓣 [9]。常规的方法虽然明确有效，但会造成背部大的斜行瘢痕，这对于追求美的女性可能是个烦恼。在如今采用肿瘤整形法进行乳房切除的时代和寻求对抗瘢痕的进程中，背阔肌肌皮瓣也可以通过内镜方法获取。

自 1994 年以来，应用内镜辅助进行部分乳房切除缺损的重建在我们医院已经有效地开展起来。内镜辅助的背阔肌重建（endoscopic assisted reconstruction with latissimus dorsi，EARLi）方法最初由作者在 BCT 后开展，使用了比开放切口方法小得多的切口（图 8.1），并且使用了改进的用于内镜胆囊切除手术的设备（图 8.2）。组织解剖时创伤小且手术切口小，因而使很多患者受益于术后疼痛减少、愈合加快和美容效果的大大改善 [10]。与其他外科系统的学科相比，整形外科采用微创方法较迟，部分原因是很多重建手术中都会涉及到的内镜手术操作口径有限、视野局限以及解剖暴露困难 [11]。近些年，内镜在总体上的进步以及肿胀液的使用在内镜辅助获取背阔肌的方法上已经产生了惊人的进步 [12]。

BCT 和以背阔肌肌皮瓣进行的重建是肿瘤学上对早期乳腺癌患者及大的 T2 和 T3 期乳腺癌患者安全的治疗方法 [7]。在我们医院，如果不需要皮岛，我们喜欢用内镜辅助的背阔肌肌瓣重建的方法来达到瘢痕少的美容效果。因为切口小和软组织解剖范围有限，术后疼痛减少且愈合时间有所缩短。无论通过开放切口还是通过内镜方法获取，用背阔肌肌皮瓣重建部分乳房切除缺损的主要目标是替代切除的组织体积并防止乳房畸形。此外，乳房的大小和外形得以保留，瘢痕组织挛缩减少至最低。

适应证和禁忌证

保乳手术后明显的体积缺失即造成了部分乳房切除后缺损，需要以组织移位或组织替代的肿瘤整形方法进行重建。应预料到某些患者 BCT 后的外观效果可能不佳。在会诊时，对患者与治疗相关的风险因素的了解可尽可能地完善手术计划和重建选择。患者的风险因素包括肿瘤大、乳房与肿瘤的大小比值小、肿瘤位置（特别是内上方肿瘤和外下方肿瘤）[13]。虽然治疗大的乳房肿瘤有采用 BCT 的趋势，但进行足够大的切除同时又不损伤美容效果的能力是主要局限之一。如果预期切除的乳房体积超过 10% ~ 20%，那么应当作好重建计划 [3]。对于具有小至中等大小的乳房且没有下垂的患者，切除这个量的组织排除了组织

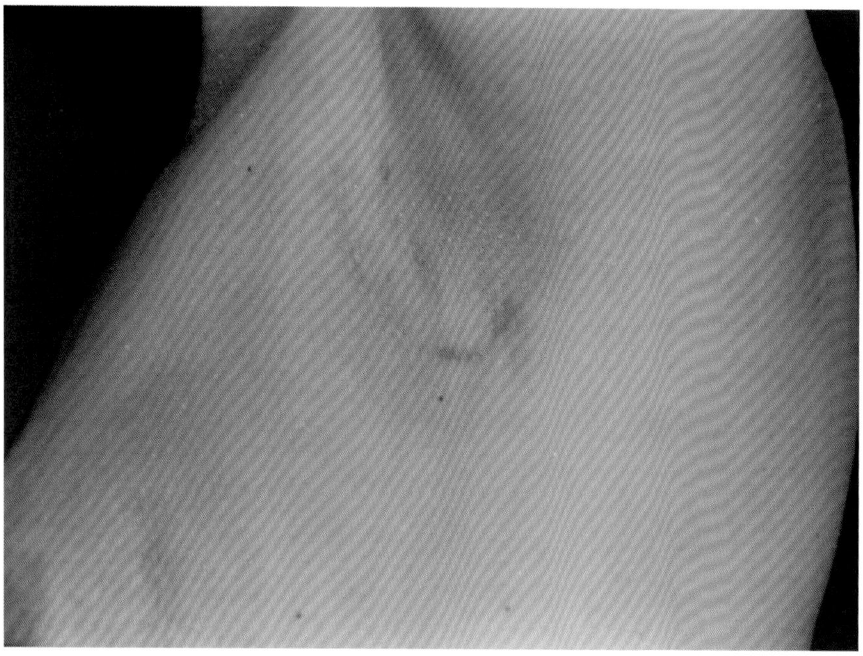

图 8.1 用内镜获取背阔肌后左侧腋窝瘢痕。切口大小做得刚刚足够容纳医生的手且在腋窝能很好地隐藏。

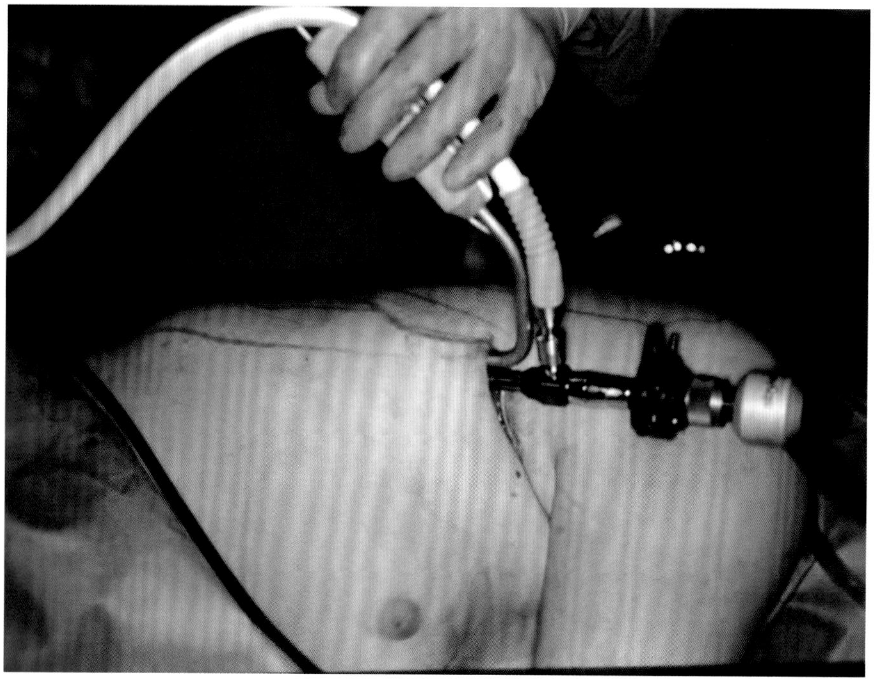

图 8.2　从腋窝切口将内镜插入。

移位方法的使用，而背阔肌肌皮瓣重建可提供最佳的体积和外形。因为切缘阳性而多次再切除或者经过放射治疗都可以是治疗相关的风险因素。放射治疗后延迟重建最好使用自体组织的组织替代。在这种情况下，背阔肌肌皮瓣不仅提供了没有经过放射的柔软皮肤，而且提供了额外的血供来满足放射过的手术区域的伤口愈合[14]。

用组织移位方法进行部分乳房切除后缺损的重建通常需要在对侧乳房进行对称性手术。不愿意对侧乳房手术的患者适合采用乳房组织替代方法。使用背阔肌肌皮瓣可达到良好的乳房轮廓和形状，同时保持体积与对侧乳房相称。

背阔肌肌皮瓣最适合外上象限的缺损，大约75%的乳腺癌发生在这个区域。此瓣不适合内下象限的乳房缺损，有少于6%的乳腺癌发生在此区域。带蒂的背阔肌肌皮瓣难以填补内下象限大的腔。

由于背阔肌肌皮瓣可提供可靠而丰富的血供，排除其他自体组织移转可能的患者被认为适合接受带蒂的背阔肌肌皮瓣重建且较安全。我们已经将此瓣安全用于伴有糖尿病、吸烟及肥胖的患者。肿瘤整形重建通常的禁忌证包括T4期患者、多中心肿瘤、乳房X线照相显示广泛的恶性微小钙化、炎性癌以及只有做完全乳房切除才能确定切缘是否干净的情况[15]。内镜辅助的背阔肌肌皮瓣重建的特有禁忌证基本上和传统的背阔肌肌皮瓣是一样的。例外情况多发生于延迟重建。具有放射治疗导致的畸形或者其他病因需要带有球拍状皮岛进行重建的患者不适合内镜辅助的背阔肌肌皮瓣重建。肿瘤切除缺损缺乏背阔肌适当填补可损害乳房形状且难以获得令人满意的美容效果。如果患者同意，这可以通过假体的使用或者对侧乳房缩小的方法来解决。血管蒂的损伤也是背阔肌肌皮瓣的禁忌证。以往的胸廓切开术或腋窝切口应当引起对血管蒂已经损伤或被结扎可能的注意。如果胸背动、静脉是唯一损伤的血管，背阔肌还可以依靠经过前锯肌支的血流成活，但这必须在手术时仔细评估。预料到以往手术中这两条动脉血供的损伤，就必须在最初会诊之时就其他重建方法的选择进行讨论。

因为背阔肌的移转，肌肉的功能可能受到损害，但这类功能缺陷只有在特殊活动时可见。喜好爬山、划船及竞技游泳等项运动的女性需要有极大的上肢力量，背阔肌肌皮瓣对于她们来说为相对禁忌证，因为发现在这些患者中有肌力减弱的现象[16]。

术前病史及考虑

肿瘤整形外科是在多学科推进乳腺癌治疗的基础上发展起来的一个新的治疗模式。传统上，由乳腺外科医生来完成肿瘤的切除，然后患者再为乳房的重建而转诊至整形科医生。由于肿瘤整形外科这个新的分支学科的存在，肿瘤学的治疗原则与美学得以融合在了一起。关于乳腺外科医生和整形外科医生在修复乳房缺损时的分工仍然存在着不明确之处。尽管如此，作为整形医生，在对接受 BCT 的患者进行初始评估时还是有一些基本原则应当理解和执行的。本着充分为这些患者考虑的原则，医生必须能够预见到缺损的情况、掌握对其修复的所有选择并且能够治疗所有可能的术后并发症。

既然组织移位的方法仅仅适合保留有足够健康乳房组织的患者进行乳房重建，那么术前对肿瘤位置、大小以及乳房本身体积比较的认识非常重要。在选择重建方法时，有必要与患者讨论一下对侧乳房实施对称性手术的可能性。组织替代的方法（如背阔肌肌皮瓣）可能更适合于不希望对侧乳房手术以及肿瘤与乳房体积比值大的患者。肿瘤的位置在重建方法的选择中也有一定的影响，例如内下象限的缺损，患者没有足够体积进行乳房组织移位时，也不适合用背阔肌肌皮瓣进行重建，而用腹部自体组织可能更好。

一旦决定用组织替代方法重建，是否选择使用背阔肌肌皮瓣重建将取决于患者的病史及愿望。全面、详细的体检和既往病史可以提示可能损伤背阔肌肌皮瓣血供的任何既往手术。胸廓切开术或腋窝瘢痕可能会阻碍胸背血管蒂的使用。应当提醒患者有较大供区瘢痕的可能，并选择内镜的方法。在肿瘤复发并需要进行完全乳房切除情况下，选择同侧带蒂的背阔肌肌皮瓣进行重建将不再可能。对于那些期望用自体组织重建的患者，需要对腹部组织进行评估，以便在肿瘤复发及全乳房切除的情况下可以很便利地使用 TRAM 瓣进行重建[17]。

BCT 完成后有明显乳房畸形的患者可前来进行会诊。对于这种经过放射治疗的部分乳房切除后畸形的二期重建矫正起来可能很困难。乳房切除不仅造成体积的缺失，而且放射治疗还会引起软组织瘢痕化及挛缩，进而可导致乳头乳晕复合体变形。这些患者除了需要软组织进行组织替代，还常常需要一块球拍状皮岛，所以不适合于用内镜的方法。不建议对这些患者使用延迟的组织移位方法，因为放射后局部组织的愈合能力减低，并发症发生率平均达到 50%[14]。

使用背阔肌肌皮瓣进行部分乳房切除缺损的重建时机是成功的一个关键因素。重建只能在大范围局部切除及得到最终病理报告证实后进行，而不应当在最后的切缘情况未确认之前与肿瘤切除同时进行。若采用即刻重建，确定肿瘤切缘阳性的位置很难。如果最终病理结果出来，重建可以在术后早些进行，可提早至肿瘤切除后 3 天进行。也可以按延迟 - 即刻重建进行，即在肿瘤切除 3 周以后进行，以满足患者对手术时间的不同要求。如果需要再切除乳房以获得合适的肿瘤切缘，这种方法并不影响重要的重建方式[17]。在肿瘤切除和背阔肌肌皮瓣重建之间的短暂间隔时间很重要，在瘢痕挛缩形成前进行重建从而避免需要用球拍状皮岛来松解挛缩的皮肤也是有益的。

使用背阔肌肌皮瓣进行重建不影响术后癌症的监测[18]，这一点十分重要。一些研究发现，在使用背阔肌肌皮瓣进行组织替代时，2 ~ 3 年局部复发率高达 13% ~ 15%[14, 17]。与报道的在传统的肿物切除术后 18 年 8% ~ 22% 的复发率相比较，这一数字看起来是很高的[19]。在我们医院，采用组织移位方法重建后的局部复发率接近 6%，见于已发表的文章[14]。我们认为局部复发率是与医院相关的，这是由于采用的切除方法不同和患者选择的差异造成的。很多接受背阔肌肌皮瓣组织替代的患者的肿瘤较大，也许进行全乳房切除及重建更好。如果选择背阔肌肌皮瓣重建，那么将需要与患者讨论局部复发率较高的可能性。为了降低复发率，肿瘤切除最好采用肿瘤整形的方法而不是简单的肿块切除术。如果切除的体积较大，比如在部分乳房切除或象限切除的情况下，自然会获得更宽的切缘，从而使局部复发率降低。贯穿整个随访阶段，局部复发仍会发生，所以应当进行密切监测。复发可能表现为可触及的结节，这很容易活检并进行病理检查。对于不可触及的复发，那些保乳手术后用背阔肌肌皮瓣重建的患者在进行乳房 X 线照相时会有可诊断性的发现。最常见的 X 线照片上的表现是在瓣中心区域相对的 X 线可透性，这是由于纤维脂肪变性造成的，可伴有或者不伴有来自移转的背阔肌周围肌肉纤维的密度[18]。

手术方法

相关解剖

背阔肌是一大块扁平肌肉，起自后髂嵴、尾侧 6 个胸椎及腰骶椎棘突。上端附着在肱骨小结节和肱骨的结间沟，使肩关节进行后伸、内收及内旋活动。背阔肌上边缘遮盖肩胛骨下角，外侧与部分大圆肌融合。

在内侧，背阔肌上缘被斜方肌覆盖。背阔肌覆盖并贴附前锯肌、外斜肌纤维以及下4肋。在大约第10肋的前锯肌下边缘处，背阔肌与前锯肌间厚的纤维腱膜在手术中很重要。当在背阔肌下解剖时避免意外将前锯肌掀起，熟悉此处解剖的知识很重要。

背阔肌的主要血供为胸背动脉，在接近后中线部位，阶段性肋间动脉及腰动脉穿支从肌肉下面穿入也提供血液供应。在进入背阔肌前，胸背动脉发出1～2支分支到前锯肌。进入背阔肌后，动脉分支构成强大的血管网。供应皮肤的穿支非常丰富，使得球拍状皮岛可以视需要而设计。背阔肌的神经支配为胸背神经，它伴随同名的动、静脉走行。

开放式背阔肌肌皮瓣

患者上手术台前应当做好术前标记。原则上，患者在直立或者坐立位进行标记。如果需要皮岛，就在背阔肌表面画出。如果需要额外的体积而患者乳房有足够的皮肤包被，那么皮岛可能在肌皮瓣获取后而在移转前进行表皮的去除。虽然皮岛可以设计成任何方向，但最好考虑将瘢痕沿松弛皮肤张力线而不是试图将瘢痕隐藏在乳罩线内。不管患者是否需要皮岛，开放式方法所用切口的瘢痕不是很明显。自皮岛两侧边界能将背部皮肤及软组织对捏在一起以保证可以无张力闭合切口。

全身麻醉诱导后，将患者置于侧卧位，术区在上。在患者身下放置真空垫或者装有豆的垫枕以便在整个手术过程中维持体位。患侧上肢备好放置在术区，以便在术中可以移动达到最佳视野。主刀医生站在患者胸前，助手站在患者背后。

在设计的切口部位向组织内注入少量肿胀液以保证局部止血作用。首先将局部乳房切除造成的瘢痕切开，充分评估软组织的缺损情况。由于BCT和放射治疗后的乳房畸形而进行延迟重建的病例，切除掉瘢痕化及挛缩的组织后，就形成了缺损。延迟重建中所需皮岛的宽度依赖于可以安全移转并能让背后伤口闭合的皮肤量。在仅有腺体体积缺乏而进行延迟-即刻重建的病例，背阔肌远端掀起的范围取决于需要填补乳房缺损的组织量。以上两种情况，移转的背阔肌肌肉量都应当做适当裁剪以塑形成具有美感的乳房外形。贴附于背阔肌表浅部位的筋膜下脂肪组织量可以适当增加缺损的填补量。自切除后的缺损区域内开始解剖，形成通向腋窝的可以让背阔肌肌皮瓣通过的通道。考虑到肌皮瓣掀起后便于通过，应当确定背阔肌的外侧缘。

接下来，注意点转向背部进行肌皮瓣的掀起。切开皮肤，继续向下切开浅筋膜，这层膜清楚地将背部脂肪分为两层。更表浅的层次承担维持背部轮廓的作用，所以不要同肌肉一道取走，但需要皮岛的情况例外，此时浅筋膜与皮肤结合作为一个整体。非常重要的是，如果浅层脂肪被无意间与肌肉一起取走，背部皮肤将无所依赖，因为皮肤的血液供应部分依赖于从浅筋膜发出的穿支。筋膜下深层脂肪组织可以与背阔肌一同掀起而形成大块组织，以满足填补需要。如果要包含这层脂肪，应当整体而不是仅仅在部分肌肉上予以保留。这样，背部轮廓可以保持不变。如果取下的体积比需要的多，那么在瓣插入时，多余的脂肪常常可以进行削减。切取瓣前对乳房切除后缺损的评估决定了背阔肌浅面的解剖剥离范围。如果需要整个肌肉，那么解剖就要进行到前文提及的勾画出肌肉边界的标志点。向上，沿内侧边界切开背阔肌表面的深层脂肪组织直到辨认出斜行的斜方肌。在此肌肉下，背阔肌的上边缘可以很容易确定。将一个手指放在背阔肌下，从胸壁向上使劲，可以很容易进入到一个平面。先将上附着点松解开，然后向外向腋窝延伸。接下来松解开内侧附着点，注意恰当地电凝或者结扎大的椎旁穿支血管。然后松解开下附着点及下外附着点。当从下向上方向沿背阔肌深面进行解剖分离时，一定注意不要将前锯肌与背阔肌一同掀起。此处在背阔肌与前锯肌之间存在有厚的纤维连接，必须断开此连接才能保持恰当的背阔肌下的平面（图8.3）。当向着上端肌肉附着点解剖时，血管蒂在背阔肌深面会变得很清楚。对血管神经蒂确认并保护后，肌肉附着点完全断开。没有必要分离出胸背神经。背阔肌肌皮瓣关键的作用是恢复体积，但失去神经支配所导致的肌肉萎缩将产生相反的效果。断开肌肉的附着点消除了上肢和乳房之间的运动障碍性牵拉，如果神经未损伤且附着点没有断开，这可能会出现问题。在腋窝内的通道部分应当延伸与前面来自切除缺损区的通道相连。此时，背阔肌肌皮瓣应完全从各个附着游离开来并且很容易地通过通道移转至部分乳房切除缺损区。瓣适当放置填补乳房缺损后，用3-0 Vicryl缝线松松地将肌肉进行固定。背部供区和乳房部位分别置入7mm直径的Axiom Clot Stop引流。可以在腋窝置入一个局麻导管以辅助术后疼痛管理。供区及乳房切口均用 3-0 Vicryl 缝线间断深层缝合及 4-0 Prolene 缝线连续表皮下缝合。一般手术时间少于 2 个小时（图 8.4 和 8.5）。

内镜下背阔肌肌皮瓣

手术台上患者的体位对于内镜方法及开放式方法是一样的。肿胀液也用于内镜方法，但肿胀液是注入到背阔肌浅面的皮下组织内，这不仅便于局部止血而且便于无创的组织平面的解剖分离。一般肿胀液量为 500 ~ 1000 cm^3，这要依据患者身材的大小。如同开放式方法，沿乳房原切口切开，评估软组织缺损的范围。这段时间让肿胀液中的肾上腺素起效，也允许对填补缺损所需要的背阔肌的量进行估计。在腋窝沿下腋毛线做曲线切口。切口的长度是可变的，大小以适应医生手的尺寸为宜。一般切口长度大约为 9cm。以往接受过经腋窝前哨淋巴结活检的患者，切口合并在原有瘢痕线上。如果以往乳房切口在外上象限，它也可用于背阔肌的解剖。

最初的解剖重点在于辨认胸背动、静脉血管蒂，它就沿着背阔肌外侧缘走行。一旦胸背血管蒂确认无误后，供应前锯肌的动脉分支必须结扎并断掉。前锯肌支必须结扎，以便背阔肌完全掀起而没有血管蒂撕脱的危险。由于高位的腋窝切口，胸背血管蒂可能被误认为前锯肌支，所以在此点必须小心。

用单极电刀钝性解剖与锐性解剖相结合将背阔肌深面从胸壁上掀起。医生的手插入进行辅助钝性解剖，并且在解剖平面下触及肩胛骨以确认解剖平面的正确。在肩胛骨深下方很容易滑动。这是错误的平面，应当避免。然后带着内镜的拉钩或者光导拉钩引入术区，并且用之将背阔肌从其肌肉筋膜附着点松动开。腰的穿支血管可能看到并且用内镜引导在此点夹闭或者电凝。穿支血管也可能被钝性撕脱。由于肿胀液的作用，它们并不出血，但在深层解剖完成时要给予电凝。完成肌肉深层平面的解剖后，用剪刀锐性解剖而游离肌肉的前、后边界。起初是通过直视进行，然后使用内镜观察，接着是剪刀的“盲”推进而达到肌肉的最长。所用的剪刀通常为长 Metzenbaum 剪刀与内镜的 10mm 剪刀。下一个步骤是解剖肌肉表浅面。开始时直接在肌肉的起点进行。肌肉在腋窝里即将终止，不需要带多余的组织。在肌肉表面解剖 5 ~ 6cm 后，解剖平面转至将背阔肌表面脂肪分成两层的筋膜下。这样在肌肉上增添了一层脂肪，增加了体积量，使大的缺损可以得到适当填补。这个解剖的方法与边缘的游离是相同的，首先直视下，然后用内镜操作，最后盲视下或者皮外观察下轮换用长 Metzenbaum 剪刀和内镜剪刀进行解剖。

解剖到此时，背阔肌仅与沿着胸腰椎及后髂嵴的远端起始点以及肱骨附着点相连。肌肉的远端用触觉

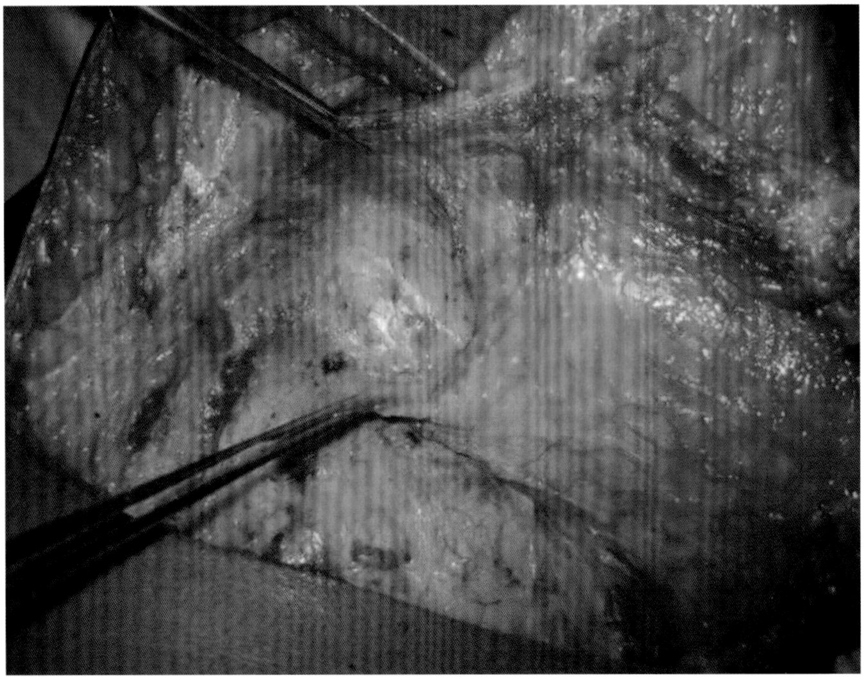

图 8.3 在开放式背阔肌切取中背阔肌和前锯肌的解剖。上方镊子夹持的是背阔肌，下方镊子夹持的是前锯肌。注意在两块肌肉之间有厚的纤维连接，必须断开以保持在恰当的背阔肌下的平面。

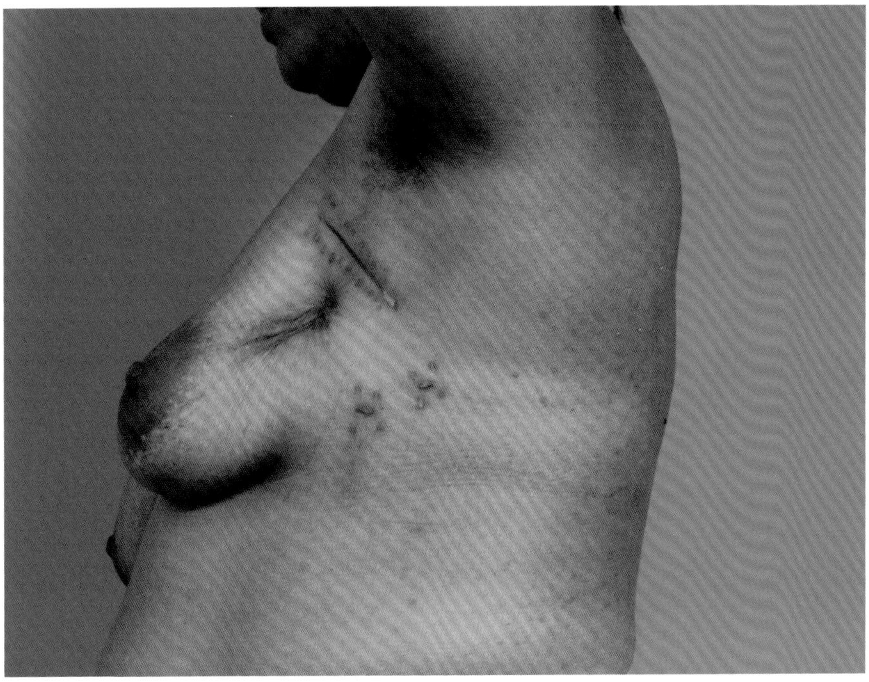

图 8.4　术前照：肿块切除术后缺损伴有明显的皮肤挛缩及体积缺失，需要皮肤和软组织进行适当重建。

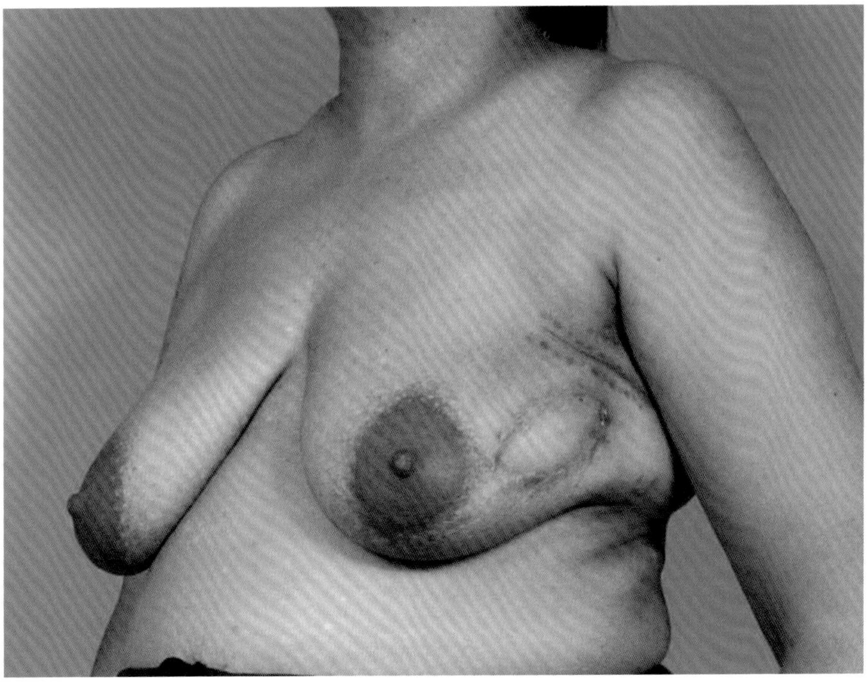

图 8.5　术后照：切除挛缩皮肤后，肿块切除术缺损用背阔肌成功替代，表面皮岛用的是开放式方法。

进行引导并且用内镜的剪刀锐性断开。断开肌肉远端起始点是此方法最具挑战的部分。作者曾尝试过许多方法，从中发现用触觉引导的锐性断开是最有效的。触觉引导指的是这样的技术：医生将一只手插入切口，将肌肉远端夹在拇指和其余手指间，然后用内镜剪刀在刚超过指尖处切断。医生的手提供引导和牵引的作用，极大便利了这个步骤的操作。正是在此处，由于担心出血，很多医生可能犹豫是否进行肌肉锐性切断。但是，活动性出血在此处或者其他步骤时并不是个问题，这是由于在手术开始时所灌注的肿胀液中有肾上腺素的止血作用。完成远端切断后，将肌肉从腋窝切口取出来（图 8.6）。

仔细检查肌肉瓣并用双极电凝辅助进行止血。特别注意辨认在切取肌肉瓣过程中切断的腰和肋间穿支的数量和位置，因为这在闭合伤口前的最后止血中起到很大作用。由于肿胀液的作用，这些血管通常不是活动性出血，但它们可看到。肌肉的肱骨附着点用单极电刀予以完全切开，使得肌肉能进一步旋转而到达更靠乳房内侧位置的缺损。这也限制住了以后肌肉收缩造成的上臂与乳房间的牵拉。在完全松动了背阔肌后，肌肉瓣仅仅与神经血管蒂相连。和开放式方法一样，胸背神经也未切断。这不仅是因为担心肌肉萎缩，而是因为有神经支配的肌肉现在可以作为对完全埋藏瓣的一种监测手段。通过嘱咐患者后伸肘部推动医生的手，背阔肌即收缩，这可以在乳房的手术区域触摸到。从腋窝切口至乳房缺损处形成一个皮下隧道。随后肌肉经过隧道而进入到乳房切除后的缺损区。在肌肉瓣被恰当放置好以填补缺损后，用 3-0 Vicryl 缝线松松地将肌肉固定在最终位置。

注意点现在转向供区。这是真正依靠内镜的手术部分。使用内镜，沿后中线辨认出穿支血管并凝固止血。用弯曲的、绝缘的内镜爪钳凝固最后面的血管。出血点的数量和位置应当和肌肉瓣上辨认出的穿支血管相对应。肌肉切缘上的血管极少需要凝固。一般情况下，只有腰和肋间血管进行凝固。两根 7mm 直径的 Axiom Clot Stop 引流分别放置在背部供区和乳房。可以在腋窝置入一局麻导管以辅助术后疼痛管理。腋窝及乳房切口均用 3-0 Vicryl 缝线间断深层缝合及 4-0 Prolene 缝线连续表皮下缝合。一般手术时间在 2 ~ 3 小时（图 8.7 ~ 8.10）。

完善结果

- 当肿瘤大小与乳房大小的比值很大，足以让局部腺体的重整无法达到美容上可接受的效果，此时用自体组织进行体积恢复是最好的。总的来说，如果超过 20% 的乳房体积被切除，那么背阔肌肌皮瓣是组织替代的理想选择，特别是患者不愿意进行对侧乳房的对称性手术时。
- EARLi 瓣（内镜辅助背阔肌肌皮瓣）：注入肿胀液并在触觉引导下锐性断开背阔肌远端起始点可使操作明显简单化。由于肿胀液作用以及内镜止血效果很好，出血已不是问题。
- 延迟 - 即刻重建是保证手术切缘阴性最安全的方法，并且在切缘有阳性病理的情况下不至于浪费掉重建选择。

并发症和副作用

背阔肌肌皮瓣重建已经被证明是一种可靠且安全的方法。依靠其强大的血供，这个瓣极少出现明显的坏死，除非血管蒂在切取瓣时或腋窝解剖时因粗心大

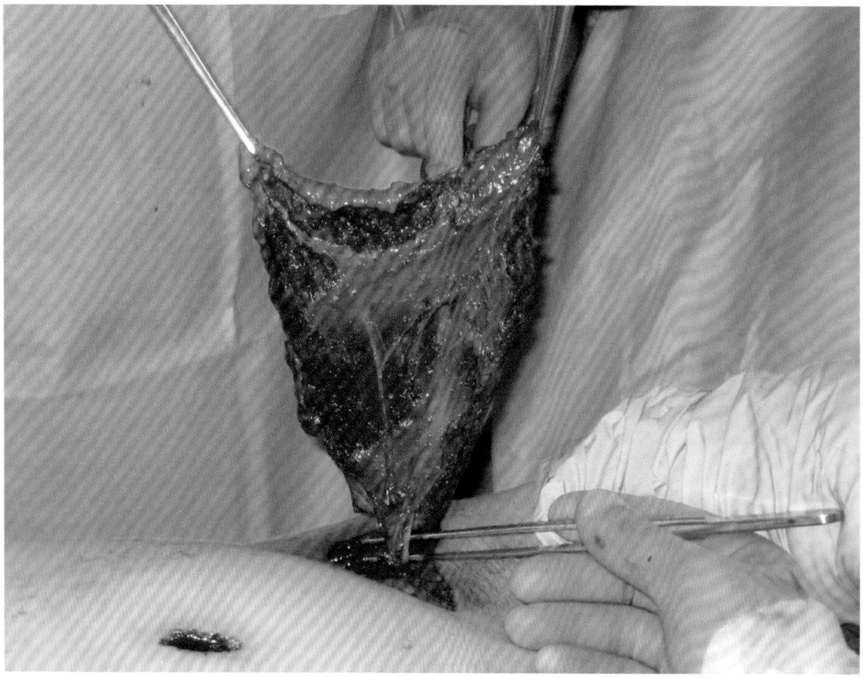

图 8.6 背阔肌肌瓣移转至腋窝切口。

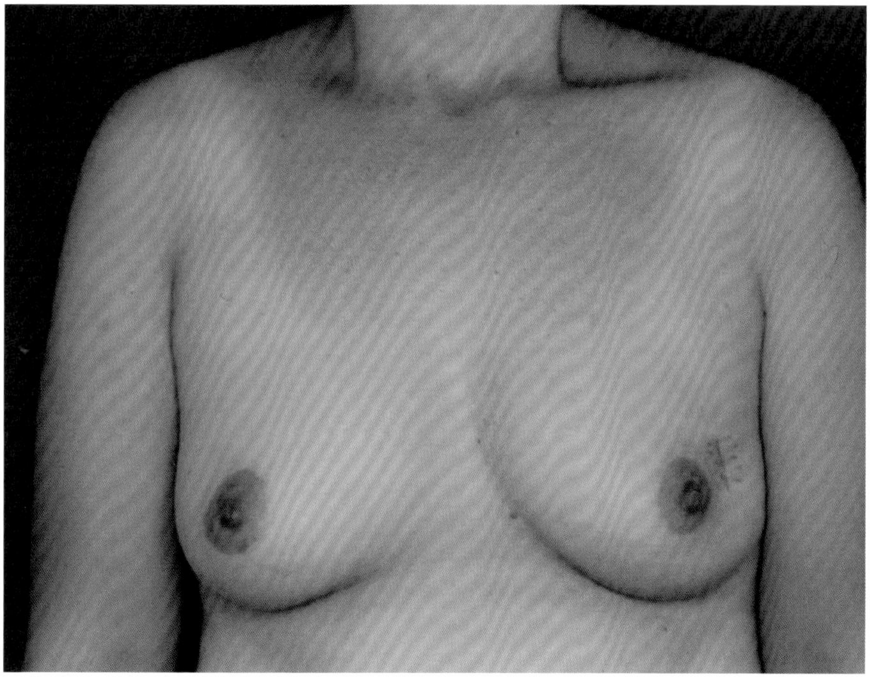

图 8.7　术前照：左侧肿块切除术后缺损。

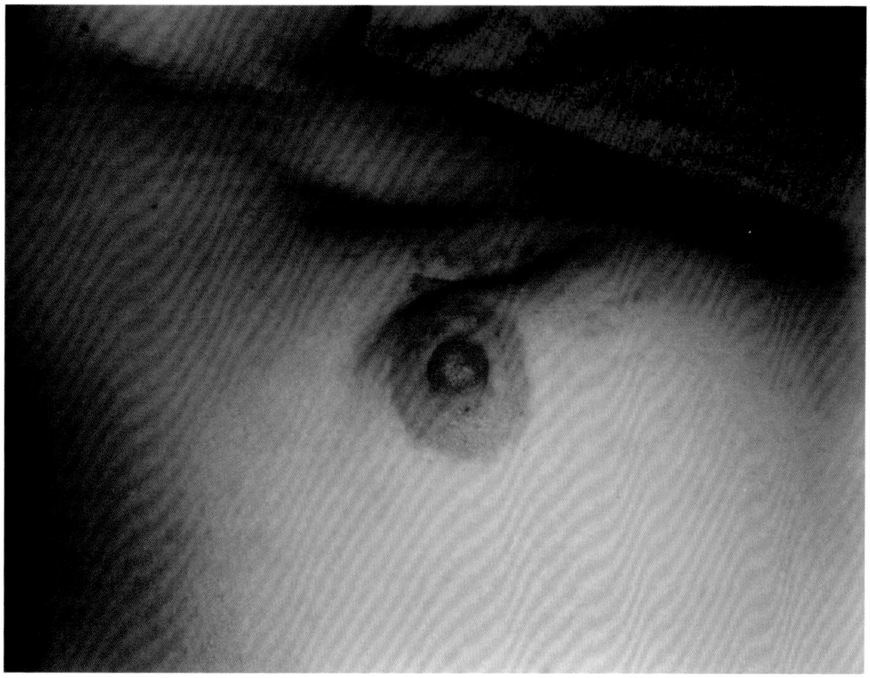

图 8.8　切除前侧卧位近照，显示缺损的范围。

意而损伤。术后并发症在内镜辅助下与开放式的背阔肌肌皮瓣乳房重建中是类似的。最常见的并发症是供区血清肿，它通常可以通过经皮抽吸来处理。供区的血肿或者血清肿在内镜下和传统切取方法中没有明显差异。内镜辅助背阔肌肌皮瓣有更少的疼痛，允许早期上肢活动，总的来说比开放式方法在美容上有所改进[20]。伤口延迟愈合及瘢痕变宽可能发生于开放式方法，与内镜切取比较时这是个缺点。如果取走筋膜表浅的脂肪，这两种方法都可能出现背部轮廓凹陷。肩部并发症包括短暂的僵硬及无力，可能在术后立即出

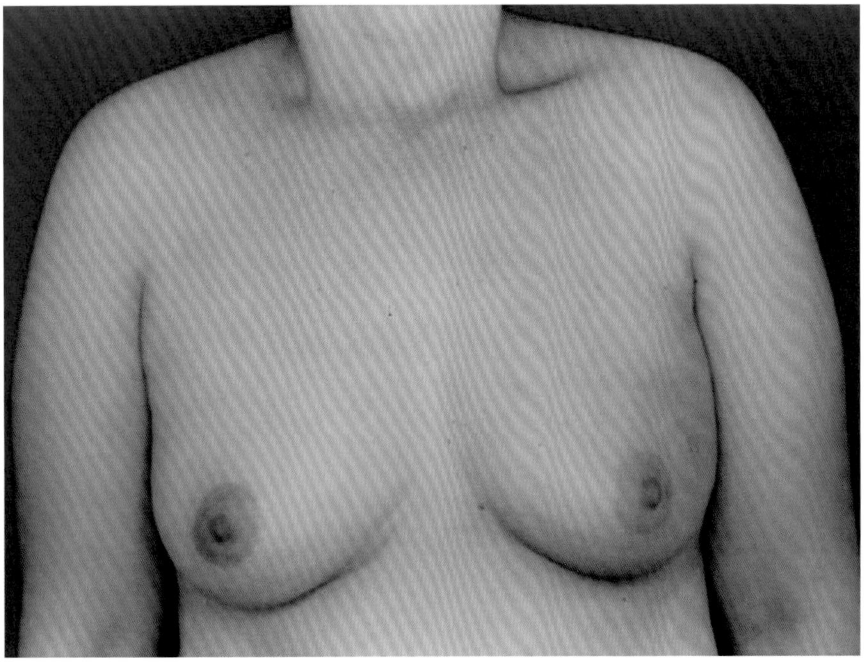

图 8.9 左侧 EARLi 瓣（内镜辅助背阔肌瓣）重建术后照。

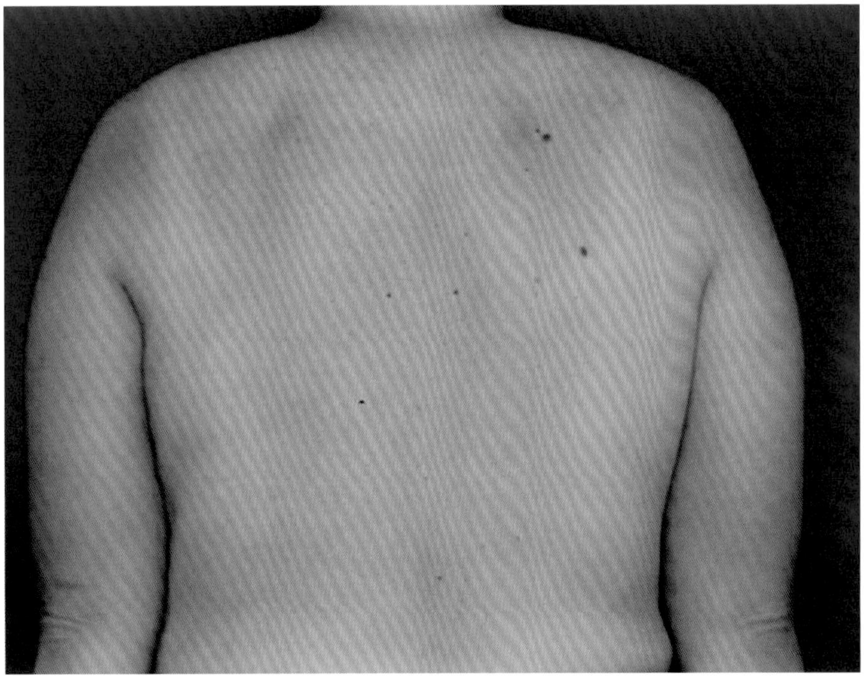

图 8.10 术后背部照：显示在背阔肌取走后轻微的背部畸形。没有大的背部瘢痕，外表美观。

现。在肌肉切取时上臂外展时间长可能是导致此现象的因素，如果术后短时间内症状仍延续，应当开始物理治疗。

术后护理

术区用松的绷带敷盖，大约 24 小时后去掉。术后住院时间一般为 24 ~ 48 小时，同时鼓励患者即刻行走。一般负压引流维持至 24 小时引流量小于 $30cm^3$。由于术后血清肿形成的高风险，常常使用更保守的方法处理背部供区的引流。因此，术后引流放置 3 ~ 4 周并不少见。日常起居活动（包括梳头和刷牙）鼓励立即开始。避免某些可能导致背阔肌收缩的活动，如用术侧上肢从床上撑起从一开始就不鼓励。提举重物等更费力的体力活动可以在术后 4 ~ 6 周恢复。这是个大致的时间框架。一些患者可能在术后早期抱怨肩部僵硬，她们需要开始更费力的运动练习或者早于预期开始物理治疗。

结 论

乳房肿瘤整形外科扩大了 BCT 的适应证。通过使用组织替代方法，特别是背阔肌肌皮瓣的使用，满足肿瘤学原则的大范围切除与获得良好外观的重建现在可以同时实现。通过经腋窝方法、采用 EARLi 瓣方法的内镜乳房重建已经使患者能够以最小的瘢痕和快速地恢复来获得美容上的满意效果。

（李 比 译）

参考文献

1. Fisher B, Anderson S, Redmond CK, et al. Reanalysis and results after 12 years of follow-up in a randomized clinical trial comparing total mastectomy with lumpectomy with or without irradiation in the treatment of breast cancer. N Engl J Med 1995; 333(22):1456–1461.
2. Zoetmulder FA, Borger JH, Rutgers EJ, et al. Breast conserving therapy in patients with relatively large (T2, T3) breast cancers by preoperative irradiation and myocutaneous LD flap reconstruction: a new technique in breast conservation. Eur J Cancer 1993; 29A(7):957–961.
3. Cochrane RA, Valasiadou P, Wilson AR, et al. Cosmesis and satisfaction after breast-conserving surgery correlates with the percentage of breast volume excised. Br J Surg 2003; 90(12):1505–1509.
4. Giacalone PL, Roger P, Dubon O, et al. Comparative study of the accuracy of breast resection in oncoplastic surgery and quadrantectomy in breast cancer. Ann Surg Oncol 2007; 14(2):605–614.
5. Kerlikowske K, Molinaro A, Cha I, et al. Characteristics associated with recurrence among women with ductal carcinoma in situ treated by lumpectomy. J Natl Cancer Inst 2003; 95(22):1692–1702.
6. Bulstrode NW, Shrotria S. Prediction of cosmetic outcome following conservative breast surgery using breast volume measurements. Breast 2001; 10(2):124–126.
7. Woerdeman LA, Haje JJ, Thio EA, et al. Breast-conserving therapy in patients with a relatively large (T2 or T3) breast cancer: long-term local control and cosmetic outcome of a feasibility study. Plast Reconstr Surg 2004; 113(6):1607–1616.
8. Maxwell GP. Iginio Tansini and the origin of the latissimus dorsi musculocutaneous flap. Plast Reconstr Surg 1980; 65(5):686–692.
9. Bostwick J 3rd, Vasconez LO, Jurkiewicz MJ. Breast reconstruction after a radical mastectomy. Plast Reconstr Surg 1978; 61(5):682–693.
10. Cho BC, Lee JH, Ramasastry SS, et al. Free latissimus dorsi muscle transfer using an endoscopic technique. Ann Plast Surg 1997; 38(6):586–593.
11. Vasconez LO, Core GB, Oslin B. Endoscopy in plastic surgery: an overview. Clin Plast Surg 1995; 22(4):585–589.
12. Fine NA, Orgill DP, Pribaz JJ. Early clinical experience in endoscopic-assisted muscle flap harvest. Ann Plast Surg 1994; 33(5):465–469; discussion 469–472.
13. Waljee JF, Hu ES, Newman LA, et al. Predictors of breast asymmetry after breast-conserving operation for breast cancer. J Am Coll Surg 2008; 206(2):274–280.
14. Kronowitz SJ, Feledy JA, Hunt KK, et al. Determining the optimal approach to breast reconstruction after partial mastectomy. Plast Reconstr Surg 2006; 117(1):1–11; discussion 12–14.
15. Baildam A, Bishop H, Boland G, et al. Oncoplastic breast surgery: a guide to good practice. Eur J Surg Oncol 2007; 33(Suppl 1):S1–23.
16. Fraulin FO, Louie G, Zorrilla L, et al. Functional evaluation of the shoulder following latissimus dorsi muscle transfer. Ann Plast Surg 1995; 35(4):349–355.
17. Losken A, Schaeffer TG, Carlson GW, et al. Immediate endoscopic latissimus dorsi flap: risk or benefit in reconstructing partial mastectomy defects. Ann Plast Surg 2004; 53(1): 1–5.
18. Monticciolo DL, Ross D, Bostwick J 3rd, et al. Autologous breast reconstruction with endoscopic latissimus dorsi musculosubcutaneous flaps in patients choosing breast-conserving therapy: mammographic appearance. Am J Roentgenol 1996; 167(2):385–389.
19. Poggi MM, Danforth DN, Sciuto LC, et al. Eighteen-year results in the treatment of early breast carcinoma with mastectomy versus breast conservation therapy: the National Cancer Institute Randomized Trial. Cancer 2003; 98(4):697–702.
20. Lin CH, Wei FC, Levin LS, et al. Donor-site morbidity comparison between endoscopically assisted and traditional harvest of free latissimus dorsi muscle flap. Plast Reconstr Surg 1999; 104(4):1070–1077; quiz 1078.

第 9 章

延迟的游离组织移转修复部分乳房切除缺损

Moustapha Hamdi · Jonathan Cheng

引 言

保乳治疗（BCT）可能被认为是早期乳腺癌的主要治疗手段[1]，并且对于所选择的患者来说其在肿瘤学治疗上等同于乳房切除术[2, 3]。如其他章节所回顾的，BCT 包括部分乳房切除、淋巴结清扫以及全乳房放射治疗。对于Ⅰ期和Ⅱ期乳腺癌，经过长达 20 年的随访，总生存率或无病生存率在 BCT 与乳房切除术之间没有发现显著差异[2-10]。在两种治疗方法之间可发现的最重要的差异是 BCT 后局部复发率明显为高。在现有的 6 个随机控制的试验中仅有 2 个发现如此[7-9]，而且考虑到在那两个试验中缺乏显微镜下的切缘检查，这个与实际操作相关的差异还是存在疑问的[11]。

虽然 BCT 后的肿瘤学结果很好限定，但最终的美容效果一直是非常不确定的。放射肿瘤学文献中常见的报告显示，依据患者或者肿瘤放疗医生的反映，BCT 后在 10% ~ 31% 的患者中存在着令人不满意的外观[12-14]。实际上，由整形医生在术后 34 个月中期随访时所做出的评价是，50% 的 BCT 后的美容效果只能认为是“尚可”或者是“差”[15]。

导致 BCT 后美容效果差的具体情况已经有所描述。从绝对角度看，如果癌肿切除需要切除超过 25% 的乳房腺体组织或者大量的皮肤，美容效果差是可以预想而知的[16]。从相对角度看，为了估计对最后美容效果的影响，肿瘤切除的大小应该与患侧乳房大小相比较。三个特定的情况被认为是不利的：（1）在非常大的乳房上进行大的切除；（2）在小乳房进行中等度的切除；（3）在小或中等乳房进行大的切除[16]。总的来说，乳房越大，越容易允许一定程度的大的切除；小或中等乳房与大乳房相比远远不能耐受切除量的增加。

我们倾向于对以上所述的情况进行即刻重建。临床效果[15, 17, 18]及专家的看法[16, 19-23]都支持这种方法。这些资料提示，BCT 后轮廓上的畸形起初由不合适的手术缺损造成，继而由放射治疗导致的损伤及纤维化造成。换句话说，放射治疗倾向于“加大”手术造成的畸形，但 BCT 则可以在放射治疗前通过进行肿瘤整形手术或者重建手术，使用局部或远处组织填塞切除后的空腔，从而降低对美容效果的影响[21]。由于较低的并发症发生率以及实际上可以预料的更直接的矫正效果，即刻重建比延迟重建具有明确的优点，因为手术区域未受到以前放射治疗造成的组织损伤和瘢痕形成的广泛影响[23-25]。

如果有切除缺损的病例没有进行即刻重建，那么在完成BCT方案后将可能显露出明显的乳房畸形。由两个主要的竞争方案将这些畸形进行了分类。Berrino及其同事第一个将BCT后畸形进行了分类，通过确定畸形的形态学特点，然后参考这些特点来选择一个矫正的方法[26]。他们描述了以下的畸形类型：（Ⅰ）乳头乳晕复合体移位；（Ⅱ）局限的腺体和（或）皮肤缺乏；（Ⅲ）全乳房挛缩不伴有局限的缺损；（Ⅳ）伴有大量瘢痕化的腺体及皮肤的严重破坏。Clough等人通过重新调整及合并改变了这个分类，强调了重建选择并且包含了与对侧乳房的对比[22]。他们分的三类是：（Ⅰ）患侧乳房的畸形不伴有轮廓的缺陷，但导致与对侧乳房的不对称；（Ⅱ）需要延迟部分重建的畸形；（Ⅲ）需要乳房切除术并全乳房重建的严重畸形。在临床应用中，当BCT在次佳条件下进行时这些分类可帮助分清楚通常所造成的畸形。分类方案也在重建过程中对我们起指导作用，重点是在认清什么结构缺失或紊乱并且寻找两侧乳房间的合理匹配。

当这些BCT后的畸形发生时，必须考虑延迟的部分乳房重建。我们认为这些病例是很难做的，并且在三个方面可能存在问题。首先，这些患者常常带着对BCT后乳房外观的失望来找医生，同时也带着比癌症治疗初期阶段更高的期望。其次，由于乳房体积的减少、瘢痕形成、解剖紊乱以及血管分布的扰乱，BCT过的乳房表现为重建选择受限[23, 27]。第三，放射治疗后的变化必须小心谨慎地处理，因为矫正在技术上是很难的，其结果和并发症是非常难以预料的[24]。当在经过放射的乳房进行广泛的组织重整时，有研究认为并发症发生率高达50%[25]，并且最后的美容效果很差[18, 22]。出于对这些严重情况的担忧，我们将BCT后的重建限定在对侧对称性手术、局部皮瓣、需要很少患侧解剖的瘢痕修整以及带蒂的或游离的远位组织的移转，用以矫正皮肤和（或）腺体组织的缺乏。

适应证与禁忌证

我们使用远位组织进行部分乳房重建的原则是先考虑带蒂皮瓣，如果带蒂皮瓣不足或不可用再考虑游离皮瓣。常规的带蒂皮瓣选择包括背阔肌肌肉瓣或背阔肌肌皮瓣以及横行腹直肌肌皮瓣（TRAM）。这些瓣非常适合放射治疗后的乳房重建，但其并发症率高及美容效果差也是公认的[24]。瓣中的肌肉成分是在去神经状态移转的，所以任何企图用肌肉作为实质组织的替代必须包含有过度的矫正以应对以后的去神经萎缩[18, 27]。尽管使用TRAM瓣有很好的效果，但我们强烈反对它用于部分乳房重建，因为以后可能会因局部乳腺癌复发而采取全乳房切除后或者在对侧乳腺癌进行乳房切除术后需要用这部分组织进行重建[16, 23, 28, 29]。随着带蒂的穿支皮瓣进行部分乳房重建的发展，当需要大量组织时，现在有更多的选择以及通过保留肌肉组织而可能减少供区并发症的方法可用[23, 30, 31]。使用带蒂皮瓣进行部分乳房重建必须注意解剖上的特殊限制。外侧带蒂皮瓣（比如背阔肌肌皮瓣、外侧肋间动脉穿支皮瓣、胸背动脉穿支皮瓣、侧胸皮瓣）由于不足以到达，通常不适合重建乳房内侧象限大的缺损。虽然这是公认的限制，但它仅在此题目的一些报告中有所反映[23, 25, 27]。

TRAM瓣是唯一容易到达乳房内侧象限的带蒂瓣[32]。然而通常应反对将它用于部分乳房重建，如前文讨论过的，因为这样排除了使用腹壁皮瓣对局部复发或者对侧乳房新发肿瘤重建的可能。

在作者的经验中，部分乳房切除缺损的延迟游离皮瓣重建的适应证是真实存在但又有所局限的：

- 严重的乳房畸形（Clough Ⅲ级）当非腹部带蒂皮瓣不适合或者不可用时；
- 在内侧象限大的乳房畸形（Clough Ⅱ级）；
- 针对肿瘤控制困难或者放射治疗后严重的腺体纤维化，与全乳房切除联合进行（Berrino Ⅳ级）；
- 作为治疗的一部分，包括对侧乳房切除（治疗性或者预防性）和矫正同侧BCT后畸形；
- 对于经过长期随访，没有进一步复发风险或者新的乳腺癌发生的患者，与美容性腹壁整形一起进行。

手术方法

术前评估

使用游离组织移转修复BCT后畸形的原则已总结在表9.1中。为了说明手术计划、预期效果以及由于放射治疗而可能导致的高并发症发生率，全面的术前会诊是必需的。此外，每个适合手术的患者在考虑尝试手术矫正前都应该接受全面的检查及由肿瘤组进行

表 9.1　手术原则

皮瓣及受区血管的细致设计
血管的放射学检查评估
切除损伤的组织—松解瘢痕—再现缺损
胸廓内血管细心地准备
游离皮瓣的选择——DIEP、SIEA、TRAM、TMG
肌肉"牺牲"的考虑（过度矫正、萎缩、功能损害）
形状的改进（依据美学亚单位）
癌症的监测

的体格检查。这个检查必须全面，应涵盖整个身体，包括乳房。当术前乳房 X 线照相或者超声检查中有任何怀疑时，作者要求再进行另外的磁共振显像检查。

患者要在术前常规进行放射学检查以获取皮瓣动脉穿支的定位以及对受区血管的评估。彩色多普勒检查可以提供关于动脉和静脉管腔内血流的有价值的信息 [33]。最近，多排螺旋 CT（MDCT）已被引入我们的术前评估中 [34]。MDCT 提供了总体上动脉穿支位置和直径的更准确信息，但提供静脉的信息非常少，这是由于在获取静脉期数据的技术上的局限所致。

游离皮瓣的选择

皮瓣设计不仅应当说明乳房皮肤和腺体缺少了些什么，而且应当考虑到在残余乳房组织中降低的弹性。在游离皮瓣的重建中，应当具有一块经过恰当设计可利用的足够大而适合的球拍状皮岛。在我们的皮瓣选择中，我们认为穿支皮瓣是重建的金标准，因为它们的供区并发症发生率很低。

我们的首选是腹壁下动脉穿支皮瓣（DIEP），因为它提供了充足的软组织量，具有很好的颜色和质感上的匹配 [35-38]。每当有作为直接皮肤血管的腹壁浅血管可利用并且直径大小适合进行显微吻合术时，腹壁浅动脉（SIEA）皮瓣是 DIEP 皮瓣的很好替代 [39, 40, 41]。用来替代的皮瓣还包括臀上动脉穿支（SGAP）皮瓣和臀下动脉穿支（IGAP）皮瓣，这些可以考虑用作 BCT 后的重建。但是，在双侧游离皮瓣乳房重建的病例中，同时两侧 SGAP 皮瓣和 IGAP 皮瓣重建非常耗时，这是因为患者需要多次变更体位。在我们医院，双侧臀部皮瓣手术通常分两个阶段进行，中间间隔 3 ~ 6 月。横行股薄肌肌皮瓣（TMG）已经成为臀穿支皮瓣的很有价值的替代，特别是对于双侧重建的患者，这是由于进入到两侧供区很容易，不需要变更体位 [42-44]。

手术方法

在手术中，所有已损伤的皮肤、瘢痕以及纤维化组织都要切除。如果在切除组织中怀疑有肿瘤复发，可能需要冰冻切片检查。通常进行的是完全的皮下乳房切除：形成厚的皮肤瓣，保留胸廓内动脉穿支到内侧的乳房组织。这最大程度地增加了血液供应，从而将以前放射过的皮肤的坏死脱落最大程度地减少了。我们相信，通过完全的皮下乳房切除，可能达到乳癌复发率明显降低以及放射后腺体纤维化更完全的松解。

如果放射线特别照射到所选择的区域，受区的血管应当细心准备。我们喜欢用胸廓内血管，因为与胸背血管相比，这些血管通常在 BCT 后很少损伤（图 9.1）。另外，不损伤胸背血管可允许将来使用带蒂的胸背动脉穿支皮瓣或者背阔肌肌皮瓣在游离皮瓣失败时或者肿瘤复发的情况下进行补救。

DIEP 皮瓣

DIEP 皮瓣切取的方法需要数个步骤以及对细节的仔细考虑。术前用 CT 血管造影可以确定穿支血管的位置。在下腹部画出皮瓣的轮廓线（图 9.2）。切开皮

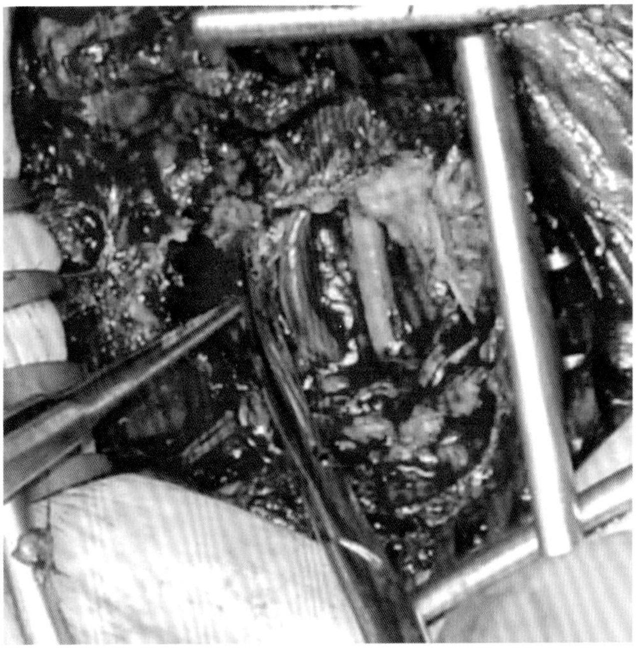

图 9.1　显示胸廓内动、静脉。它们是非常好的受区血管，因为它们相对容易暴露、高血流并且允许最好的皮瓣摆放。

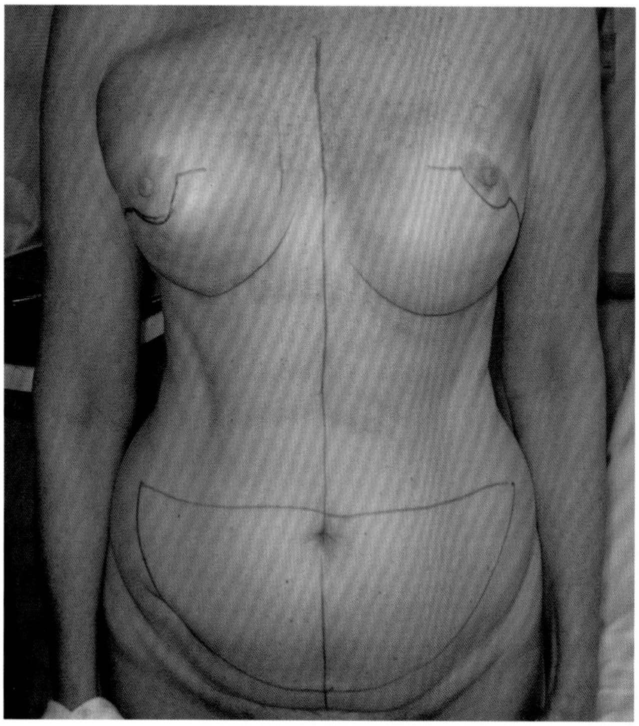

图 9.2 腹部皮瓣的轮廓线通常以髂前上棘作为最外端。占优势的穿支血管通常位于脐周区域，所以皮瓣包括此部分非常重要。皮瓣上界通常正好在脐上，而下界决定于脐上组织的移动。

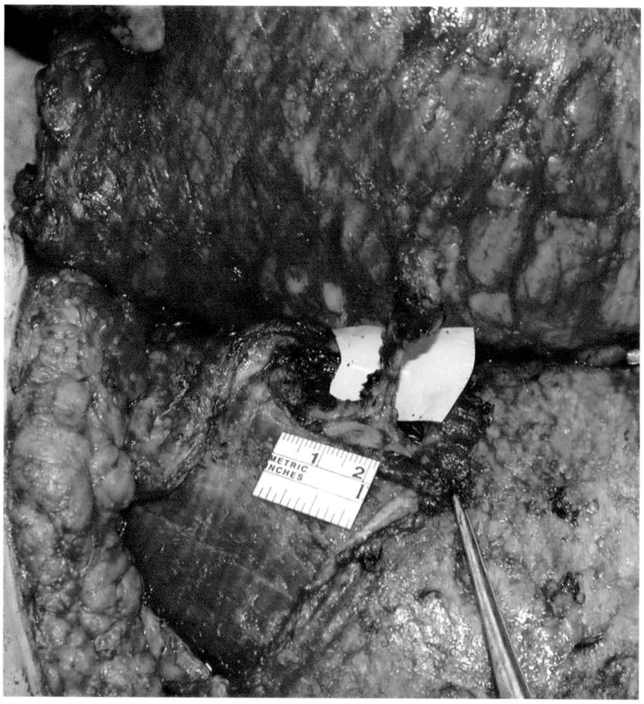

图 9.3 显示在穿支解剖的开始部分，分离出单独一根穿支。

瓣的上、下边缘，自外向内方向掀起皮瓣。在此处，要小心注意所处位置并辨别占优势的穿支血管或其他穿支血管。一旦穿支血管分离出，切开腹直肌前鞘继续解剖，并且小心松开所有纤维附着（图 9.3）。继续解剖，分离所有自穿支及腹壁下动、静脉发出的小分支。直到唯一的附着为总的营养血管，穿支皮瓣即最终被掀起（图 9.4）。皮瓣最后在腹壁下动、静脉起始处断开，并准备做显微血管吻合（图 9.5）。除了肌肉切开和前鞘的切开，前腹壁保持解剖完整（图 9.6）。用细线缝合或缝合器完成显微血管吻合（图 9.7）。必须保证适当的出、入血流。图 9.8 显示的是使用 DIEP 皮瓣进行部分乳房切除畸形延迟重建后的患者。

SIEA 皮瓣

SIEA 皮瓣与 DIEP 皮瓣的相似之处在于它也是利用了下腹部皮肤脂肪成分。区别在于没有肌肉切开，腹直肌前鞘没有切开。它的血液供应来源于腹壁浅动脉和静脉。图 9.9 显示了部分乳房切除畸形用 SIEA 皮瓣矫正的一例患者。术前准备和标记与 DIEP 皮瓣完全相同。与 DIEP 皮瓣解剖不同的是腹壁浅血管在将

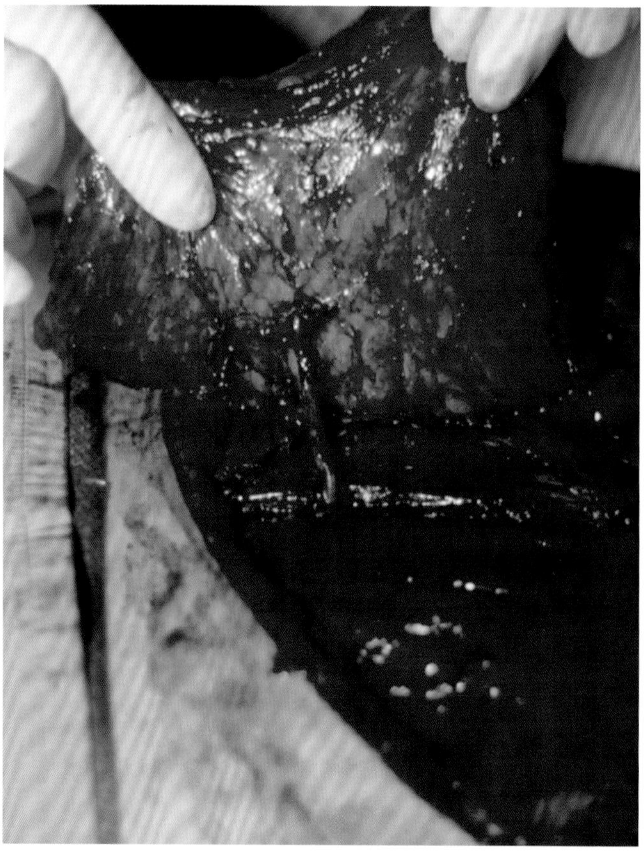

图 9.4 DIEP 皮瓣掀起，依靠单支血管蒂。依据皮肤颜色以及从皮肤边缘的动脉、静脉出血来评估血液供应。

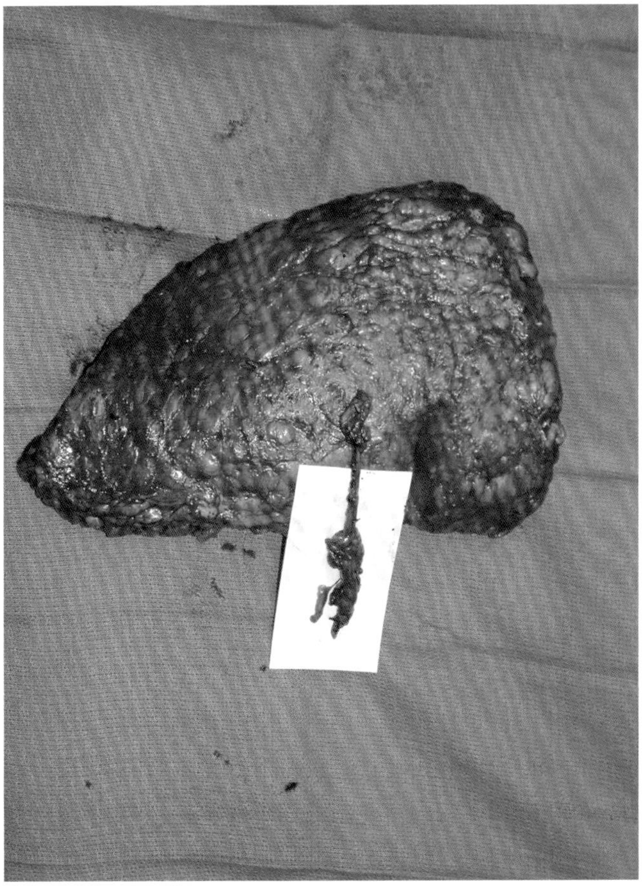

图 9.5 单支穿支血管的 DIEP 皮瓣切取后。血管蒂长 10 ～ 13cm，动脉和静脉管径在 2 ～ 3mm。

近起始点辨认并解剖。血管位置通常在下腹部髂前上棘与耻骨结节之间中点处。这些血管不是所有人都有，有时血管很细，所以这个皮瓣大约在 33% 的病例中可以进行。由于血液供应的局限，建议皮瓣不要超过下腹部一半。血管准备及显微血管吻合方法与 DIEP 皮瓣相同。

完成吻合后，用一块比原来乳房皮肤缺损大的球拍状皮岛完成皮瓣的插入。在理想上，皮瓣的球拍状皮岛要替换整个乳房的美学亚单位，而不是留着小的难于隐藏的“补丁”，这样在与对侧天生的乳房皮肤并排观看时会非常明显 [45]。

美容的和功能的结果

当上述标准应用于临床实践中时，可以期待有很低的并发症发生率。在 BCT 后使用游离皮瓣的例子中，皮瓣失败率未见增高。有些患者可能发生反应性乳房水肿，在 6 ～ 12 个月后消退。因此，如果需要进一步矫正，应当推迟到显微血管吻合重建后至少 6 个月，以使这些反应性变化消退。稳定的美容效果通常在重建后 1 年获得。我们可以期待当与用带蒂皮瓣进行有限的部分重建的患者比较时，用完全的皮下乳房切除及游离皮瓣的替代治疗过的患者会有更好、更长

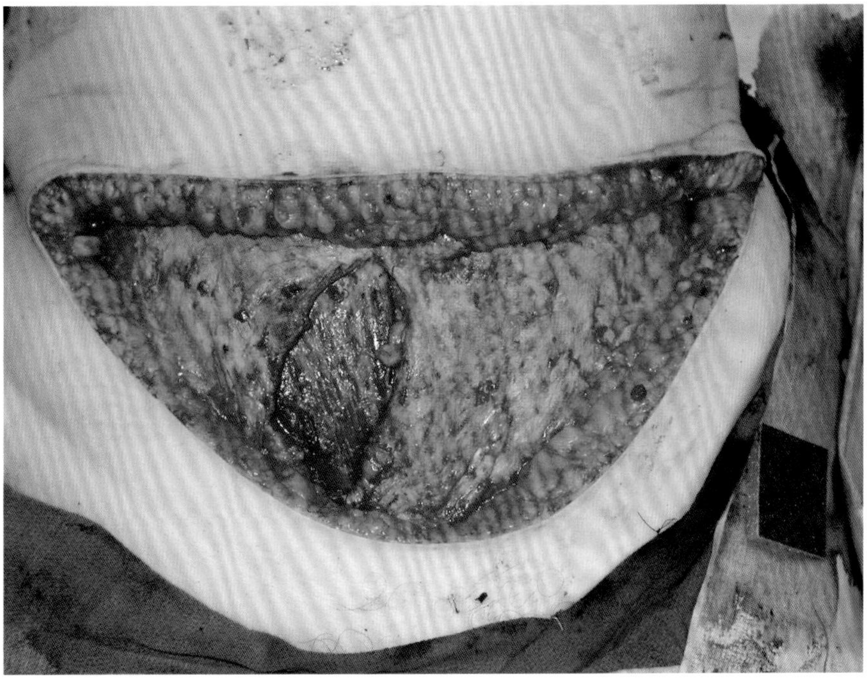

图 9.6 腹直肌前鞘和腹直肌轻微损伤。腹直肌的神经以及来自上方和外侧的血液供应被保留了，这样肌肉保持了神经支配和生存。

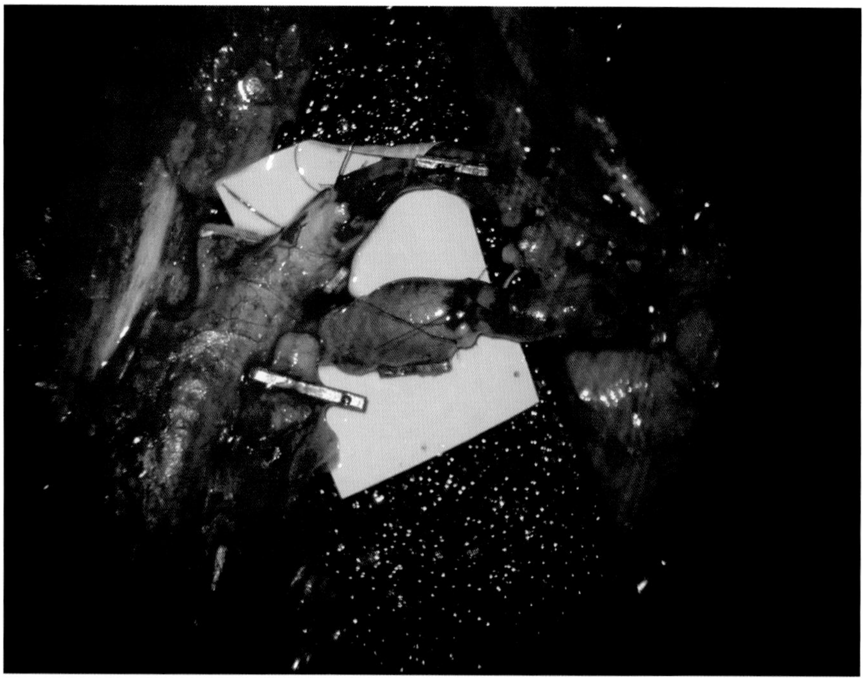

图 9.7　完成显微血管吻合后，穿支皮瓣中有非常好的出、入血流。

久的改变，因为已经去除了大多数经过放射的组织。

令人吃惊的是，BCT 后的延迟游离皮瓣重建以后，很多患者表达出对功能性结果的感激之情。游离皮瓣移转至胸部后，她们主观上体验到胸壁上的绷紧感觉少了，并且上肢的水肿或沉重感也减少了。据我们推想，松解放射后的瘢痕和移转来的未放射过的健康组织可能有助于这些主观上的改善。

患者的监测依照常规进行，与重建前的方式相同。整形医生、肿瘤科医生及放疗医生之间的良好沟通以及对这些患者的恰当随访是非常重要的。移转组织（单独脂肪或者肌肉与脂肪的结合）的特征以及残留乳房组织（位置和保留腺体的量）的特征应当与任何脂肪坏死的区域一道在术后随访中加以识别。

结　论

BCT 后的畸形依据畸形的程度、肿瘤学的要求以及患者的愿望按分级方式进行处理。游离组织移转是治疗严重的 BCT 后畸形的重要选择。虽然适应证是局限的，但恰当地使用时，它可以呈现超过其他方法的更好的美容和功能上的效果。显微血管吻合失败的可能仍然是这一高技能方法的重要提醒。医生必须记住，腹部组织是对未来肿瘤复发或新肿瘤进行重建的最佳选择，不要让其浪费掉。细致的患者选择、手术设计和技术实施对于这一方法的成功非常重要。

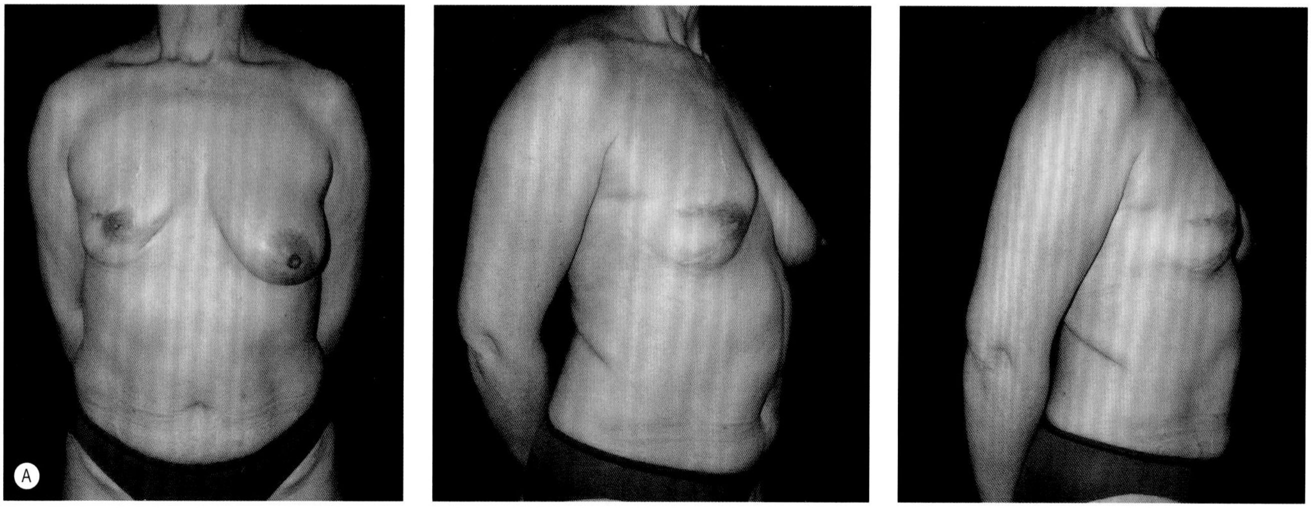

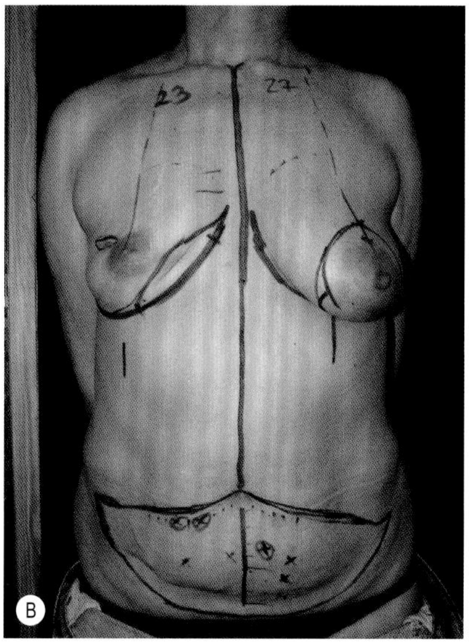

图 9.8　一位 51 岁患者，经过右侧乳房 BCT 和以往的多次活检，显现出严重的乳房畸形。她接受了全乳房切除并使用游离 DIEP 皮瓣进行了即刻乳房重建。下方和内侧象限的畸形得到修复。（A）术前照。（B）手术设计：损伤最大的下、内象限的乳房皮肤计划进行切除。在下腹壁设计了 DIEP 皮瓣，测出的穿支点也在术前标记。与胸廓内血管进行显微吻合。（C）术后 1 年的效果。

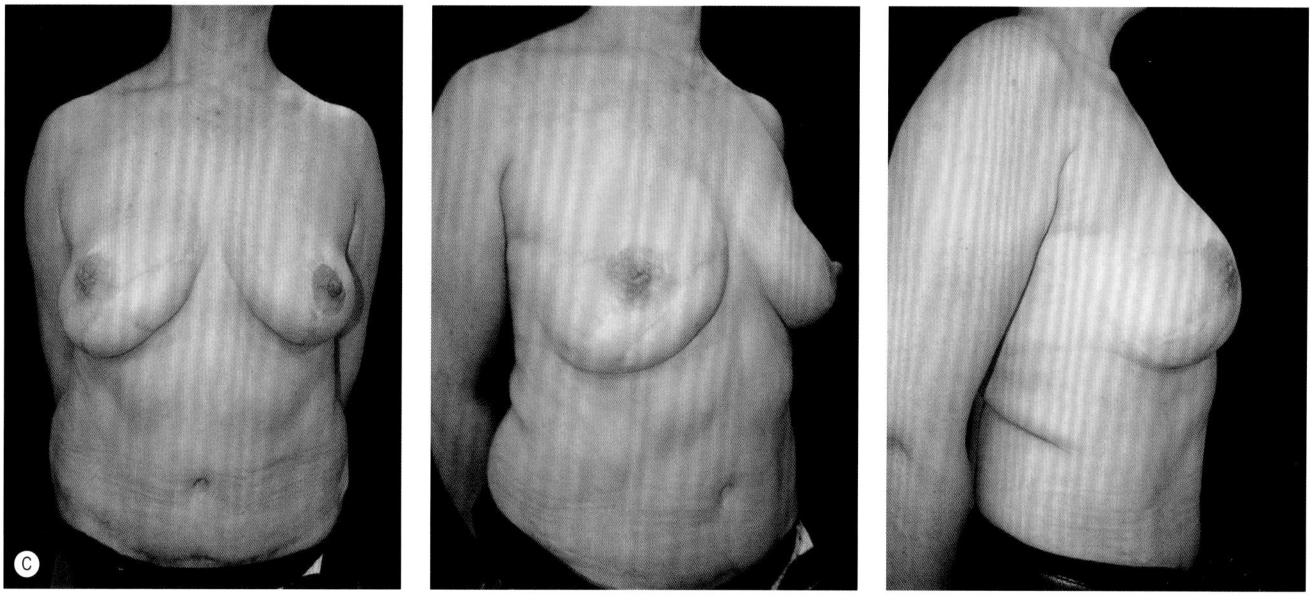

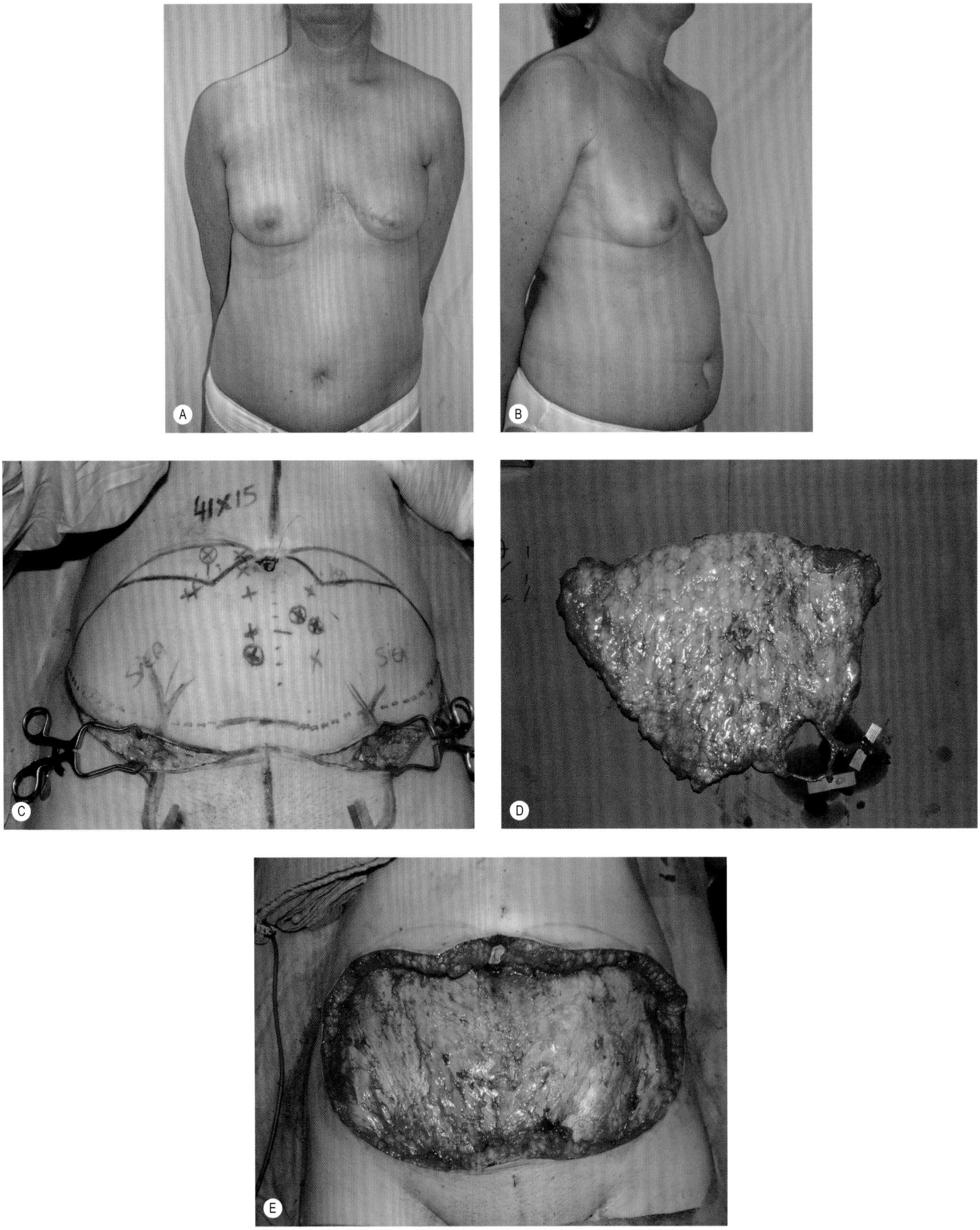

图 9.9 一位 47 岁患者显现的是左乳内侧象限 BCT 后畸形的矫正和右侧预防性乳房切除，以及双侧即刻重建。双侧与胸廓内血管进行显微吻合。(A，B) 术前照。(C) 设计了双侧 SIEA 皮瓣，用拉钩拉开显示的是腹壁下浅血管。(D) 一侧 SIEA 皮瓣切取后。(E) 双侧游离 SIEA 皮瓣取后的供区。

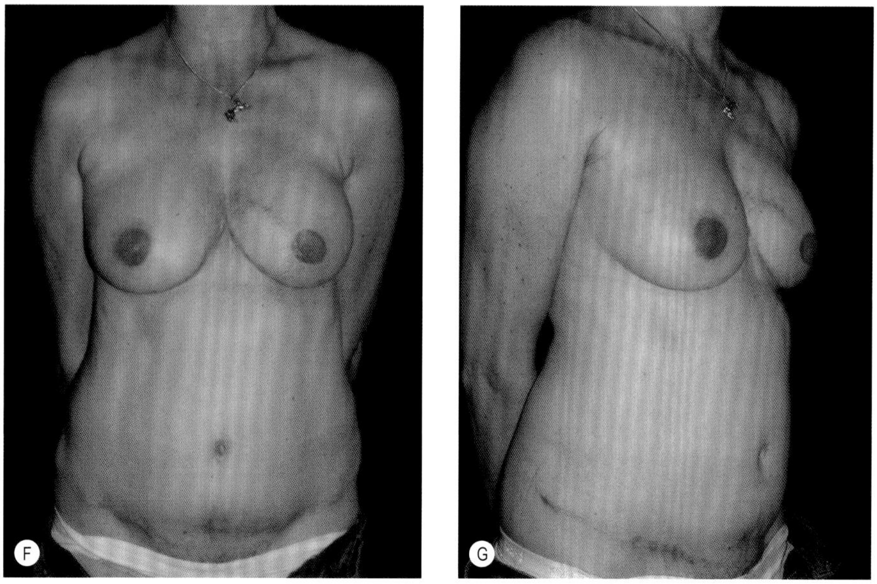

图 9.9 续　（F，G）术后 2 年的效果显示了很好的对称性。[M.Hamdi et al.Partial mastectomy reconstruction.Clin Plast Surg 2007;34(1):51-62]

（李 比　译）

参考文献

1. Parviz M, Cassel JB, Kaplan BJ, et al. Breast conservation therapy rates are no different in medically indigent versus insured patients with early stage breast cancer. J Surg Oncol 2003; 84:57–62.
2. Veronesi U, Cascinelli N, Mariani L, et al. Twenty-year follow-up of a randomized study comparing breast-conserving surgery with radical mastectomy for early breast cancer. N Engl J Med 2002; 347:1227–1232.
3. Fisher B, Anderson S, Bryant J, et al. Twenty-year follow-up of a randomized trial comparing total mastectomy, lumpectomy, and lumpectomy plus irradiation for the treatment of invasive breast cancer. N Engl J Med 2002; 347:1233–1241.
4. Veronesi U, Banfi A, Del Vecchio M, et al. Comparison of Halsted mastectomy with quadrantectomy, axillary dissection, and radiotherapy in early breast cancer: long-term results. Eur J Cancer Clin Oncol 1986; 22:1085–1089.
5. Arriagada R, Le MG, Rochard F, et al. Conservative treatment versus mastectomy in early breast cancer: patterns of failure with 15 years of follow-up data. Insitut Gustave-Roussy Breast Cancer Group. J Clin Oncol 1996; 14:1558–1564.
6. Fisher B, Redmond C, Poisson R, et al. Eight-year results of a randomized clinical trial comparing total mastectomy and lumpectomy with or without irradiation in the treatment of breast cancer. N Engl J Med 1989; 320:822–828.
7. Poggi MM, Danforth DN, Sciuto LC, et al. Eighteen-year results in the treatment of early breast carcinoma with mastectomy versus breast conservation therapy: the National Cancer Institute Randomized Trial. Cancer 2003; 98:697–702.
8. van Dongen JA, Bartelink H, Fentiman IS, et al. Factors influencing local relapse and survival and results of salvage treatment after breast-conserving therapy in operable breast cancer: EORTC trial 10801, breast conservation compared with mastectomy in TNM stage I and II breast cancer. Eur J Cancer 1992; 28A:801–805.
9. van Dongen JA, Voogd AC, Fentiman IS, et al. Long-term results of a randomized trial comparing breast-conserving therapy with mastectomy: European Organization for Research and Treatment of Cancer 10801 trial. J Natl Cancer Inst 2000; 92:1143–1150.
10. Blichert-Toft M, Rose C, Anderson JA, et al. Danish randomized trial comparing breast conservation therapy with mastectomy: six years of life-table analysis. J Natl Cancer Inst Monogr 1992; 11:19–25.
11. Morrow M, Harris JR. Practice guideline for the breast conservation therapy in the management of invasive breast carcinoma. J Am Coll Surg 2007; 205:362–376.
12. Amichetti M, Busana L, Caffo O. Long-term cosmetic outcome and toxicity in patients treated with quadrantectomy and radiation therapy for early-stage breast cancer. Oncology 1995; 52:177–181.
13. Rose MA, Olivotto I, Cady B, et al. Conservative surgery and radiation therapy for early breast cancer. Long-term cosmetic results. Arch Surg 1989; 124:153–157.
14. Taylor ME, Perez CA, Halverson KJ, et al. Factors influencing cosmetic results after conservation therapy for breast cancer. Int J Radiat Oncol Biol Phys 1995; 31:753–764.
15. Matory WE, Wertheimer M, Fitzgerald TJ, et al. Aesthetic results following partial mastectomy and radiation therapy. Plast Reconstr Surg 1990; 85:739–746.
16. Clough KB, Kroll SS, Audretsch W. An approach to the repair of partial mastectomy defects. Plast Reconstr Surg 1999; 104:409–420.
17. Olivotto IA, Rose MA, Osteen RT, et al. Late cosmetic outcome after conservative surgery and radiotherapy: analysis of causes of cosmetic failure. Int J Radiat Oncol Biol Phys 1989; 17:747–753.
18. Slavin SA, Love SM, Sadowsky NL. Reconstruction of the radiated partial mastectomy defect with autogenous tissues. Plast Reconstr Surg 1992; 90:854–867.
19. Shestak KC. Reconstruction of the radiated partial mastectomy defect with autogenous tissues: discussion.

Plast Reconstr Surg 1992; 90:868–869.
20. Kroll SS, Doores S. Nipple centralization for the correction of breast deformity from segmental mastectomy. Ann Plast Surg 1990; 24:271–274.
21. Bold RJ, Kroll SS, Baldwin BJ, et al. Local rotational flaps for breast conservation therapy as an alternative to mastectomy. Ann Surg Oncol 1997; 4:540–544.
22. Clough KB, Cuminet J, Fitoussi A, et al. Cosmetic sequelae after conservative treatment for breast cancer: classification and results of surgical correction. Ann Plast Surg 1998; 41:471–481.
23. Hamdi M, Wolfli J, Van Landuyt K. Partial mastectomy reconstruction. Clin Plast Surg 2007; 34:51–62.
24. Kroll SS, Schusterman MA, Reece GP, et al. Breast reconstruction with myocutaneous flaps in previously irradiated patients. Plast Reconstr Surg 1994; 93:460–469.
25. Kronowitz SJ, Feledy JA, Hunt KK, et al. Determining the optimal approach to breast reconstruction after partial mastectomy. Plast Reconstr Surg 2006; 117:1–11.
26. Berrino P, Campora E, Santi P. Postquadrantectomy breast deformities: classification and techniques of surgical correction. Plast Reconstr Surg 1987; 79:567–571.
27. Berrino P, Campora E, Leone S, et al. Correction of type II breast deformities following conservative cancer surgery. Plast Reconstr Surg 1992; 90:846–853.
28. Kroll SS, Singletary E. Repair of partial mastectomy defects. Clin Plast Surg 1998; 25:303–310.
29. Chang DW, Kroll SS, Dackiw A, et al. Reconstructive management of contralateral breast cancer in patients who previously underwent unilateral breast reconstruction. Plast Reconstr Surg 2001; 108:352–358.
30. Hamdi M, Van Landuyt K, Monstrey S, et al. Pedicled perforator flaps in breast reconstruction: a new concept. Br J Plast Surg 2004; 57:531–539.
31. Levine JL, Soueid NE, Allen RJ. Algorithm for autologous breast reconstruction for partial mastectomy defects. Plast Reconstr Surg 2005; 116:762–767.
32. Grisotti A, Veronesi U. Reconstruction of the radiated partial mastectomy defect with autogenous tissues, discussion. Plast Reconstr Surg 1992; 90:866–867.
33. Blondeel PN, Beyens G, Verhaeghe R, et al. Doppler flowmetry in the planning of perforator flaps. Br J Plast Surg 1998; 51:202–209.
34. Hamdi M, Van Landuyt K, Van Hedent E, et al. Advances in autogenous breast reconstruction: the role of preoperative perforator mapping. Ann Plast Surg 2007; 58:18–26.
35. Gill PS, Hunt JP, Guerra AB, et al. A 10-year retrospective review of 758 DIEP flaps for breast reconstruction. Plast Reconstr Surg 2004; 113:1153–1160.
36. Granzow JW, Levine JL, Chiu ES, et al. Breast reconstruction with the deep inferior epigastric perforator flap: history and an update on current technique. J Plast Reconstr Aesthet Surg 2006; 59:571–579.
37. Blondeel PN. One hundred free DIEP flap breast reconstructions: a personal experience. Br J Plast Surg 1999; 52:104–111.
38. Hamdi M, Weiler-Mithoff E, Webster M. Deep inferior epigastric perforator flap in breast reconstruction: experience with the first 50 flaps. Plast Reconstr Surg 1999; 103:86–95.
39. Rizzuto RP, Allen RJ. Reconstruction of a partial mastectomy defect with the superficial inferior epigastric artery (SIEA) flap. J Reconstr Microsurg 2004; 20:441–445.
40. Chevray PM. Breast reconstruction with superficial inferior epigastric artery flaps: a prospective comparison with TRAM and DIEP flaps. Plast Reconstr Surg 2004; 114:1077–1083.
41. Hamdi M, Blondeel PN. The superficial inferior epigastric artery flap in breast reconstruction. In: Spear SL, ed. Surgery of the breast, 2nd edn. Philadelphia: Lippincott Williams & Wilkins; 2005:873–881.
42. Yousif NJ, Matloub HS, Kolachalam R, et al. The transverse gracilis musculocutaneous flap. Ann Plast Surg 1992; 29:482.
43. Wechselberger G, Schoeller T. The transverse myocutaneous gracilis free flap: a valuable tissue source in autologous breast reconstruction. Plast Reconstr Surg 2004; 114:69–73.
44. Arnez ZM, Pogorelec D, Planinsek F, et al. Breast reconstruction by the free transverse gracilis (TUG) flap. Br J Plast Surg 2004; 57:20–26.
45. Spear SL, Davison SP. Aesthetic subunits of the breast. Plast Reconstr Surg 2003; 112:440–447.

第 10 章

分阶段的即刻游离组织移转修复部分乳房切除缺损

Aldona J Spiegel · Liron Eldor

引 言

包括保乳手术（BCS）、放射治疗（RT）以及腋窝淋巴结活检在内的保乳治疗（BCT）在近 20 年已成为很多被诊断为早期乳腺癌的患者的治疗选择。只切除必需的乳房组织，尽可能保留本来的乳房组织及皮肤，并明确地让乳头乳晕复合体（NAC）完整无缺，这一倾向已经使现代的乳腺癌治疗发生了革命性变革。BCT 为那些被诊断为乳腺癌的女性提供了保留乳房大体形状的机会，并具有美容上、身体机能上和社会心理上的优势 [1]。

随访时间长达 20 年的现代前瞻性研究比较了乳房切除术与保乳手术加上放射治疗对早期乳腺癌（Ⅰ期和Ⅱ期）的治疗效果，数据显示两种治疗方法在总的生存率或无病生存率上没有显著差异。此外，与乳房切除术相比，近些年采用保乳治疗的局部复发率获得了明显的下降，这得益于有更准确的乳房 X 线照相和病理检查，更重要的是系统治疗的广泛应用。比较保乳治疗与乳房切除术的随机试验显示出了相似的复发率：5.9% 对 6.2%，并且在最近的试验中，所有患者都进行了辅助化疗，10 年的局部复发率低于 5% [2]。

进行保乳治疗的患者数量增加，偶尔会遇到复杂的立体的部分缺损，这是对肿瘤整形医生创造力的一大挑战。对保乳治疗产生的部分乳房缺损的重建可以概括地分类为组织移位方法和组织替代方法。作为一般的原则，乳房肿块切除的体积与原来的乳房体积的比值有助于在组织移位和组织替代两种方法之间进行选择。

在大的乳房（C 罩杯及更大罩杯）上做小的切除通常适合于各种描述过的方法，可缩小和（或）重整保留下的乳房组织及皮肤包被。在这些情况下，常常需要对对侧未受影响的乳房进行手术以获得对称。更有挑战性的工作则是小乳房（A 罩杯及 B 罩杯）的部分重建，这常常需要组织替代。

针对采用腹壁下动脉穿支（DIEP）皮瓣和腹壁浅动脉（SIEA）皮瓣游离移植进行全乳房切除后的乳房重建，我们运用从中获得的知识，用小型 SIEA 皮瓣和小型 DIEP 皮瓣进行了分阶段的即刻部分乳房重建。在我们提供最好的重建效果的同时，应使供区并发症发生率达到最少。鉴于这一目标，我们相信腹部组织是用来进行游离皮瓣的部分乳房重建的最合适的组织替代资源。我们尽力避免在乳房上增添不必要的瘢痕，避免难看的背部瘢痕，这两者都是和其他手术方法有关的。

虽然我们视腹部组织为选择的供区，但在腹部组织不可用的情况下，还存在其他游离皮瓣的选择，例如臀上或者臀下动脉穿支（SGAP 和 IGAP）皮瓣、横行上股薄肌（TUG）皮瓣以及股前外侧（ALT）皮瓣，所有这些曾在全乳房切除后重建中做过重点描述。

依据大体检查或者冰冻切片检查而切除肿瘤的同时，采用即刻的内镜辅助的背阔肌肌皮瓣进行部分乳房切除后的重建，Losken 等人发表了相关的经验。他们推断，虽然将肿瘤切除与乳房重建分阶段进行提高了最初的费用，但是这种谨慎的做法可能是安全的，即在保证肿瘤学上安全的同时，能够增加患者选择 BCT 的数量并且能够改进美容效果[3]。在我们医院，我们会将重建推迟到最终的病理报告证实有足够宽的阴性切缘以后。重建一般在最初肿瘤切除后 7 ~ 14 天进行（分阶段的即刻重建）。

即刻重建与延迟重建比较时，最重要的方面是放射治疗的时间。以往用游离皮瓣进行全乳房切除后的即刻重建并进行放射治疗，由于放射治疗对皮瓣的不利影响，导致了众所周知的不满意的美容效果。这已经使得医生将全乳房切除重建推迟到延迟阶段。

与全乳房切除后重建相反，我们发现放射治疗对小型瓣的作用是轻微的。确切地说，尽管我们建议小型瓣切取要大出 20% 作为抢先量，以对抗皮瓣由于放射治疗导致的挛缩，但我们发现这些皮瓣对放射治疗的耐受非常好，如果有的话也只是很小的挛缩（图 10.1 ~ 10.7 中的代表性病例）。我们把小型瓣的耐受归结为两个主要因素：首先，小型瓣实质上就是小一些的皮瓣，它主要包含下腹部的 I 区血管区。这形成了我们称之为血管灌注区与皮瓣组织比值的更高关联，即每单位组织重量有更强大的灌注。

其次，全乳房切除与部分乳房切除相比，两者的放射治疗方案是不同的；总的放射能量在保乳治疗时是较小的，并且常常不包含补量。那么，从逻辑上讲，可以预料到部分乳房切除对皮瓣本身及周围皮肤的损伤是非常小的。

在我们医院，放射治疗的方案如下：

- 保乳治疗：4500 cGy 分成 25 次，每天剂量为 180cGy；患者偶尔接受补量。
- 全乳房切除：5040cGy 分成 28 次，每天剂量为 180cGy；患者接受补量总共 1000cGy 分 5 次，每次 200cGy。

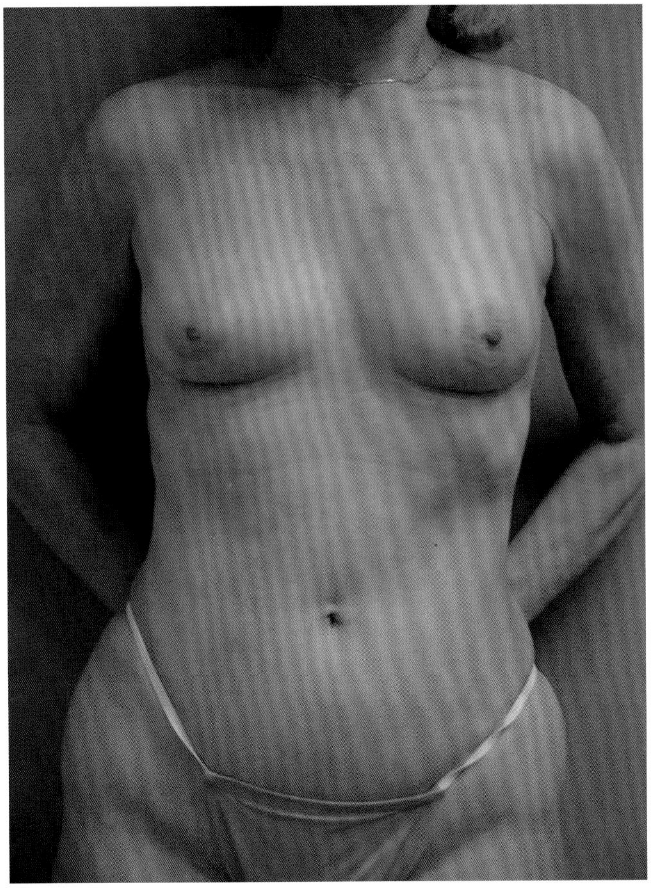

图 10.1　右侧肿物切除前照。患者为 59 岁女性，右侧 T2 期乳腺癌，强烈希望做保乳治疗。

使用小型瓣分阶段的即刻重建的优点是：

- 在未放射过的区域手术，有强大的组织灌注且无放射治疗后的纤维化和瘢痕形成。
- 皮瓣的即刻到位提供了一个支架，并且减少了在延迟的重建中常看到的皮肤挛缩和乳房组织塌陷，从而使准确切除后的缺损修复和更精确的皮瓣裁剪变得简单。
- 需要一个小的皮岛，其在多数情况可能进行缩小，甚至在最后阶段完全去掉。
- 减小来自部分乳房切除的心理痛苦，缩短患者必须伴随着切除后的畸形而生活的时间。
- 改善了乳房外形和皮肤感觉。
- 改善了乳头乳晕复合体的感觉和位置。

适应证、禁忌证以及选择患者（表 10.1）

在选择患者时，最重要的因素之一是患者有保留自

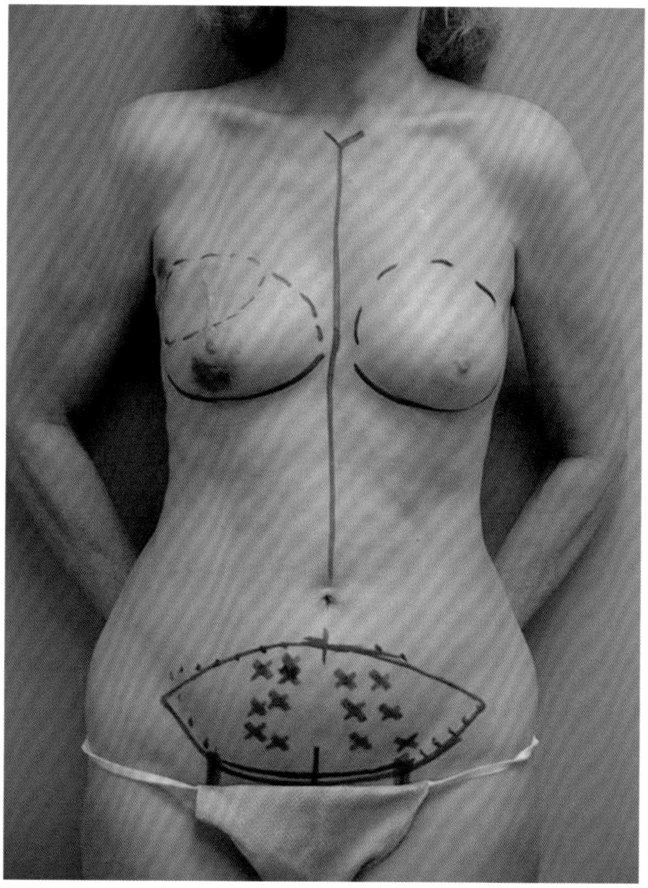

图 10.2　术前标记。注意在右侧乳房血清肿腔的轮廓线和下腹部皮瓣的设计。许多腹壁下动脉穿支点包括在皮瓣设计区。

身乳房组织（主要为乳头乳晕复合体）的愿望[4]。患者表现出对保乳治疗的愿望十分强烈，将更愿意接受保留肌肉的皮瓣进行更广泛游离组织的移转，并接受不可避免的供区瘢痕，遵守术前及术后的指导，最重要的是接受必要的定期体检和对乳房 X 线照相进行评估。

部分乳房重建与全乳房切除后重建的一个不同之处是重建所需要的组织量。需要的腹部组织量通常在部分重建非常少，因此一般患者不需要大量的腹部多余组织。由于小型 SIEA 皮瓣和小型 DIEP 皮瓣的设计，理想的体型应当是体质指数（BMI）在正常至轻度升高之间、下腹壁如同在怀孕以后经常见到的一样

表 10.1　选择患者的适应证和禁忌证

适应证	禁忌证
Ⅰ、Ⅱ期乳腺癌	晚期癌症
小-中等大小的乳房	BRCA1和BRCA2阳性患者
经MRI检查，保留的乳房中没有可疑肿块	MRI检查有可疑发现
患者对保乳手术和放射治疗有积极性	不利的肿瘤分型
患者愿意继续接受定期的放射学随访	主动吸烟者
体质指数（BMI）略微升高，腹部有多余组织	伴有手术高风险疾病
镜下肿瘤切缘阴性	镜下肿瘤切缘阳性

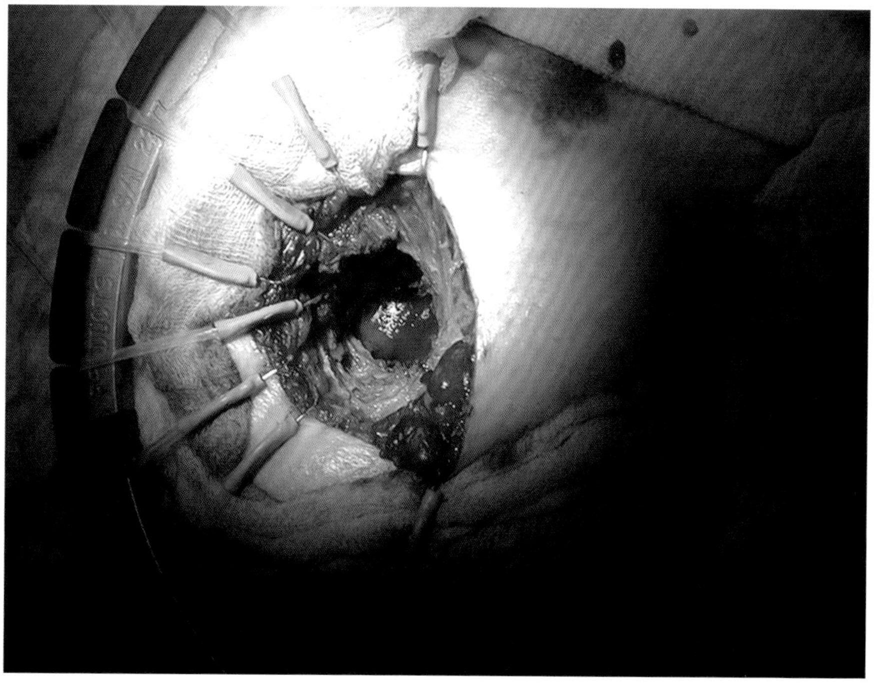

图 10.3　术中受区胸廓内血管的解剖。

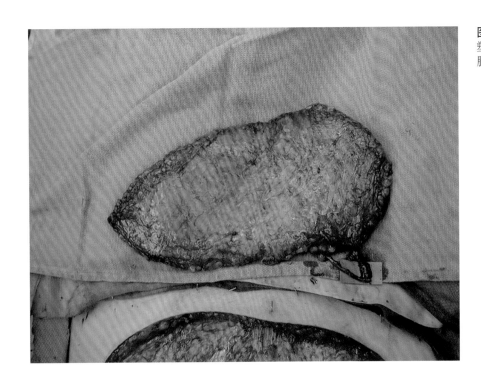

图 10.4 右侧小型 SIEA 皮瓣切除以后塑形之前。注意 SIEA 皮瓣、腹壁浅动脉（内侧）及伴行静脉（外侧）。

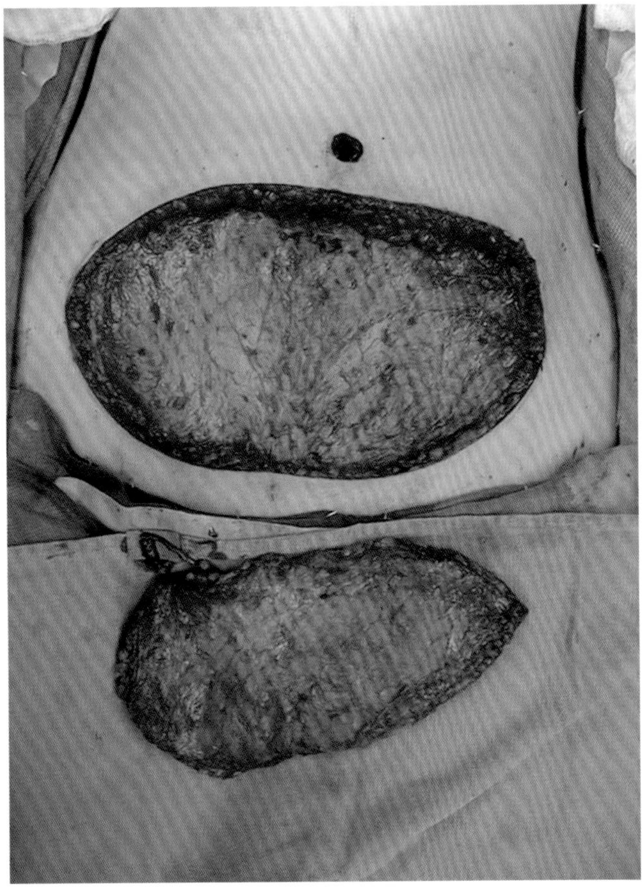

图 10.5 腹部供区。注意腹直肌前鞘是完整的。脐已经松解好，将进行供区的闭合。

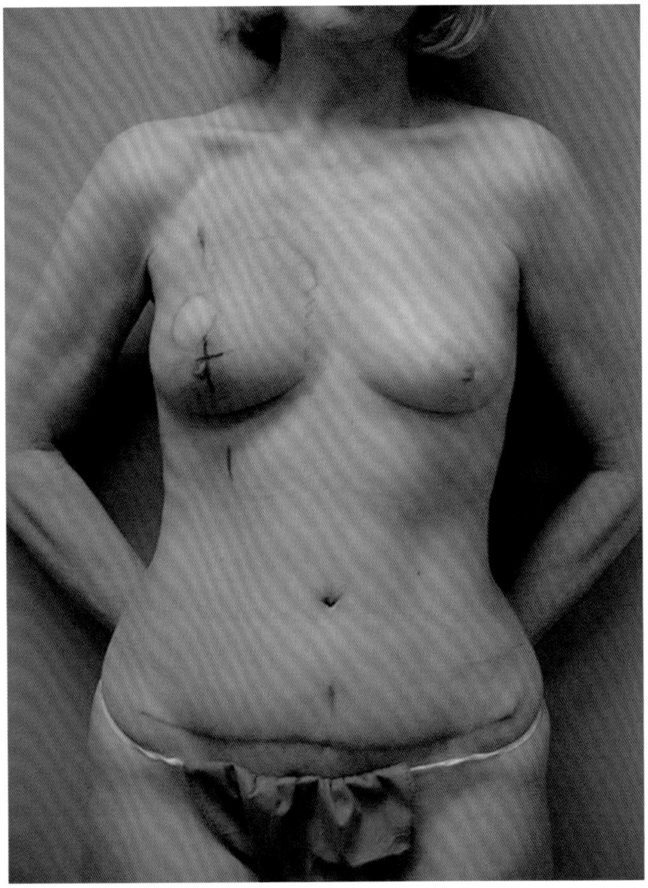

图 10.6 术后照。右侧小型 SIEA 皮瓣正在放射治疗中。

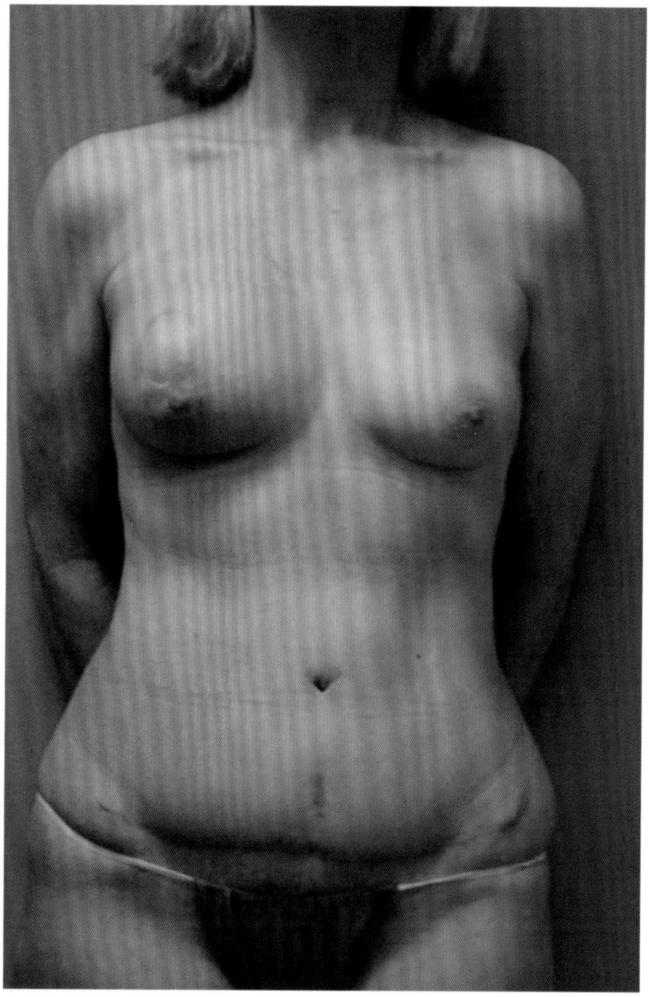

图 10.7 保乳治疗后用小型 SIEA 皮瓣进行分阶段的即刻部分乳房重建术后 1 年。患者推迟了对称性及缩小皮岛的手术。注意愈合好的腹部供区瘢痕及小的垂直瘢痕。

有轻度至中度的松弛。

在我们的经验中，患者一般都能认识到下腹部组织的失去会使她们的癌症治疗额外受益，并愿意接受隐蔽很好的下腹部瘢痕。常见的情况是，下腹部瘢痕仅仅是业已存在的耻骨上横行瘢痕的延长。一些研究显示，在切取下腹部穿支皮瓣进行乳房重建后，患者对腹部外形有着很高的满意度 [5, 6]。

禁忌证包括晚期癌症、BRCA1 和 BRCA2 阳性患者、大乳房患者（D 杯或更大罩杯）、患者非常瘦且腹部没有多余组织、MRI 检查有可疑发现、镜下肿瘤边缘阳性以及伴有手术高风险疾病。

以下是我们使用的游离组织移转至乳房的所有相对禁忌证：主动吸烟史、年龄大于 60 岁、体质指数大于或等于 35kg/m^2、以前的腹部手术留有很广泛的瘢痕、以往腹部进行过吸脂手术以及患者存在凝血障碍。

术前病史及考虑

在我们医院，只有早期乳腺癌患者为分阶段的即刻部分乳房重建的适合者。术前，患者应当进行身体评估和乳房 X 线照相（最好为 MRI），以排除同侧乳房及对侧乳房任何其他可疑肿物。

术前身体评估和乳房 X 线照相不仅对分阶段非常重要，也有助于评估预期组织切除量与乳房大小的比例以及所造成的乳房畸形。在 Cochrane 进行的一项研究中，BCS 后的外观效果及满意度与切除的乳房体积所占的比例相关联 [7]。这个比例不仅是选择进行 BCT 或进行全乳房切除术的基础，也是选择适当的重建策略的基础。如同以前提到过的，在大的乳房进行小的切除最适合局部重整或缩小的方法，而在小至中等尺寸的乳房进行大的切除则会抵消组织增加的效果。

当有病理提示切缘受侵或前哨淋巴结受侵这类原始肿瘤有切除不完全的可能性时，我们应主动推迟重建手术。因为这是分阶段的即刻重建，所以重建手术只能在最终详细的病理检查后再进行。实际上，我们试图把使用游离皮瓣进行的部分乳房重建安排在癌肿切除及腋窝淋巴结活检后的 2 周之内。这种时间安排顾及到了全面病理切片的详细检查、肿瘤分期以及最终的治疗决定。

只有那些在镜下至少有 1.0cm 宽的阴性肿瘤切缘的患者才能进行腹部游离组织移转 [8, 9]。这个近来推崇的标准突出了 BCT 后游离组织移转的主要优点之一：肿瘤外科医生有机会进行更广泛的切缘切除，因为有大量可用的组织进行重建，不再有会造成皮肤和体积畸形的顾虑。在这方面的另一个建议是，让肿瘤外科医生在切除腔内放置标记夹，以防万一需要进行再切除。

切除标本的大小、重量以及位置也应当在切除阶段记录下来并在重建阶段予以考虑。我们喜欢采用比切除标本大约大 20% 的皮瓣，以补偿放射治疗可能导致的皮瓣挛缩和变化。此外，切除标本的准确位置对于选择合适的受区血管来说是极其重要的，因为皮瓣常规与切除缺损最邻近处的穿支血管吻合（这将在“手术方法”中予以讨论）。

手术方法

手术解剖

小型 SIEA 皮瓣由腹壁浅动脉供血，它于腹股沟韧带下方 1 ~ 3cm 起源于股动脉。腹壁浅动脉作为独立支约占病例的 40%，而与旋髂动脉享一条主干的约占病例的 50%，还有许多来源于股深动脉及阴部动脉的变型占剩余的比例。主血管蒂（动脉和两条伴行静脉）的长度可以在 8 ~ 15cm，有额外一条腹壁浅静脉位于主血管蒂内侧[10]。

在我们超过 300 例的临床解剖文献中，腹壁浅动脉缺如或者非常细小的占 42%。在其余 58% 中，仅有半数的腹壁浅动脉在下腹切口水平的外径大于或等于 1.5mm。这个标准是我们在根据以往描述过的规则进行 SIEA 皮瓣全乳房重建、而受区血管为胸廓内动脉时所奉行的准则[11]。因为部分重建的受区血管是穿支血管（将在后面的选择受区血管部分讨论），我们经常使用外径是 1.3mm 或更大的腹壁浅动脉。受区穿支血管与供区血管间很好的口径匹配是我们喜欢使用小型 SIEA 皮瓣进行分阶段的即刻部分乳房重建的原因之一。

小型 DIEP 皮瓣由腹壁下动脉供血，它直接起源于髂外动脉的终末部分，或者极少时与闭孔动脉共干。腹壁下动脉平均血管蒂长度为 10.3cm（在 9 ~ 13cm 之间）[12]。在多数病例中，腹壁下动脉从内侧和外侧支发出皮肤穿支，外侧的为主。在每半侧腹部，直径在 0.8mm 或更大的皮肤穿支的数量有 1 ~ 3 支，主要集中在脐为中心半径 8cm 的区域内。手术解剖小型 DIEP 皮瓣的关键因素是在下腹部皮瓣设计中包含下腹的穿支血管。这些下腹的穿支血管通常比脐周的穿支血管直径要小。

术前标记和准备

在手术当天，用手持多普勒辅助进行标记。起初在仰卧位进行标记。我们从标记腹部浅血管系统开始，定位腹壁下浅动脉和伴随静脉以及位于动脉内侧的腹壁下浅静脉。然后，进行部深血管系统的标记，追踪内侧和外侧穿支点的位置。

既然小型皮瓣供区位于下腹部，当使用小型 DIEP 皮瓣时穿支定位的关键之处是标记下边的穿支（与在标准 DIEP 皮瓣中传统的在上方的脐周穿支标记相反）。

然后，我们进行皮瓣标记。下切口线放置在紧靠耻骨部毛发线上，在两侧缓和地倾斜弯曲至髂前上棘。当设计小型 SIEA 皮瓣时，保持低的切口线很关键，因为腹壁下浅动脉越向起始点直径越有所增加。随后选定计划的上切口线，这要考虑到现有腹部组织松弛度及重建需要的预期组织量。对于身材苗条的患者，上切口线可能位于脐以下，由于脐的重新放置，这样必须形成一个小的浅的垂直瘢痕。关于这个瘢痕，应当告知患者并取得其同意。

在患者站立位时我们继续标记。先画出肿瘤切除缺损的轮廓，然后标出乳房下皱襞、正中线、胸骨切迹，调整腹部切口线对称后结束标记。

在手术室，将患者置于仰卧位，上肢固定在身侧，从颈部至大腿上部进行消毒准备，铺盖消毒被单，让肩部、胸部、腹部及耻骨部暴露着。对于进行外侧缺损重建的病例，同侧上肢也应当做消毒准备并外展在托板上，以方便解剖受区的前锯肌穿支血管。

切除缺损的再现及受区血管的暴露

手术的第一步是再现肿物切除缺损以及为了血管吻合进行受区血管准备，这是非常重要的一步。当尝试再现切除后的缺损时，关键是要细致解剖并意识到周围的任何穿支血管。特别是当使用小型 SIEA 皮瓣时，在解剖中遇到的穿支要小心夹持、避免损伤，它们可能与皮瓣血管有匹配的合适口径。切除所有存在的瘢痕或无活力的组织。再现了切除缺损后，以消毒手套包装纸作为模板画出范围，随后将在供区标画出来。

使用游离皮瓣进行分阶段的即刻重建的最大优点之一是在缺损的周围有机会选择受区的血管，这让皮瓣血管蒂和移转组织的摆放十分灵活。

根据缺损的位置，我们将优先选择下列的一支动脉：胸背动脉前锯肌支、胸背动脉、胸肩峰动脉或者胸廓内动脉。尽量不损伤胸廓内动脉，以便保证将来重建的使用；但是如果需要使用的话，我们将从第 2、第 3 或第 4 肋间进入。

皮瓣解剖

如前面所提到的，腹部下切口线紧靠耻骨毛发线之上，并向两侧呈曲线延伸至髂前上棘。要记住皮瓣的设计必须便于解剖腹壁下浅血管系或深血管系，作出最后决定之前初始的解剖要留有余地。皮肤切口小心切至皮下层次，留心不要切断腹壁下浅动脉和静脉。如果 SIEA 皮瓣作为首选的话，先要探查双侧腹壁下浅动脉。如果合适的血管存在的话，在切口线水平的外径至少 1.3mm 且有可见的、可摸到的、可听到的（多普勒）搏动，那么我们就继续解剖小型 SIEA 皮瓣。使用同侧皮瓣或者对侧皮瓣取决于供区血管合适与否以及皮瓣是否易于摆放。向近心端追寻腹壁下浅动脉至股孔而伴随静脉向近心端追寻到其汇合点。切断腹壁下浅静脉并小心夹好以备吻合；不过我们一般使用伴随静脉，因为它们与动脉邻近，通常可有很好的长度匹配。

如前文所述，上切口线的位置要考虑到重建所需的组织量以及腹部组织的松弛程度。一旦上、下切口线切开后，在筋膜上层次自外侧向内侧切取 SIEA 皮瓣进行得很快。然后将切除缺损的范围模板在皮瓣上描画出轮廓，选择好最可取的血管蒂及供区组织的摆放。夹闭血管，将供区皮瓣移转至胸部。

在认为腹壁下浅动脉不合适的情况下，我们将接着采用小型 DIEP 皮瓣进行重建。如前文提到的，关键是在皮瓣设计中包含下腹部的穿支。我们喜欢在小型 DIEP 皮瓣设计中包含两支穿支，这是因为下腹部穿支较细小的缘故。

从外侧向内侧，在筋膜上依次进行小型 DIEP 皮瓣的切取，一直达到外侧一排穿支处。对于这些血管的质量要作出判定。接下来是纵行切开包绕外侧穿支的腹直肌前鞘并进行外侧穿支解剖，还是继续解剖探查内侧一排穿支。随后开始向血管蒂的近心端进行解剖，直到获得合适的长度及血管直径以匹配受区的血管。

皮瓣的插入及关闭

皮瓣摆放至与受区血管相关的合适位置并进行血管吻合。我们常规使用吻合连接器进行静脉吻合，也用于更小的、更有弹性的穿支动脉。在大的、顺应性差的动脉，我们采用连续 9/0 尼龙线细微缝合。在我们所有的游离皮瓣病例中，都是将体内静脉多普勒放置在受区接近吻合处的静脉周围。对体内静脉多普勒的信号质量和强度在最后皮瓣插入前和以后进行记录，以保证不发生血管的压迫或纽结。

一旦皮瓣获得了血液灌注，我们就开始细致的皮瓣剪裁并插入缺损的工作。Ⅲ区、Ⅳ区以及其他成活有疑问的组织都要舍弃，留下来的皮瓣至少大于缺损大小的 20%。皮岛进行恰当标记（再次，大约大 20%），多余部分相应去除表皮。

皮岛暂时用 U 形钉与周围乳房皮肤固定并使患者屈曲呈坐位。随后评估乳房的对称性，在重建乳房上任何外形上的不规则都要标记。然后放平手术床以便闭合切口。对皮瓣位置和外形做最后的调整，最终用可吸收缝线将皮瓣与周围乳房组织固定。在皮肤闭合前，在乳房内放置引流，注意避免放在新吻合口附近。最后的皮肤闭合包括用可吸收缝线进行间断的真皮下缝合和连续的真皮内缝合。

进行腹部的闭合时将手术床屈曲，以减少腹部皮瓣间的张力。在切取了小型 DIEP 皮瓣的病例中，腹直肌前鞘用不可吸收线关闭。存在腹直肌分离或者疝的情况要在此阶段进行修复，放置两条引流并在外侧固定。脐从新的开口移出；由于脐的换位，偶尔存留小的垂直瘢痕。在腰线高且腹部组织松弛的患者中，脐的换位没有必要，这样的话，脐仍然连着，就像微小腹壁整形中所描述的一样。接下来，Scarpa 筋膜拉拢缝合，然后是真皮下层和真皮层。

完善效果

- 高倍放大率（5.5× 小型放大镜）对供区和受区穿支血管的无创解剖是非常重要的。对这些血管的错误操作可能导致管内微创伤，使血管容易形成血栓。
- 血管连接装置的使用量很大，因为它们有助于减少皮瓣缺血时间和整个手术时间。既然多数游离皮瓣部分乳房重建供区和受区使用的是直径小的穿支血管，连接器既用于静脉又用于动脉。
- 选择最接近重建区域的受区血管对塑形过的皮瓣达到无张力插入是最重要的。对于内侧或中央的缺损，胸廓内动脉穿支血管是我们的首选。胸背动脉和前锯肌穿支更适合于外侧缺损。
- 选择皮瓣的大小时，应当预料到由于放射治疗导致的皮瓣皱缩。设计的皮瓣比切除缺损大约大 20%是有益的。如果有必要，皮瓣大小和皮岛可在二期修复阶段予以缩小。
- 放射治疗后，我们建议对于皮瓣的任何修改主要按照切除方式进行，而尽可能少进行吸脂，因为根据我们的经验，放射过的皮瓣对吸脂耐受性较差。
- 监测静脉血流的体内多普勒对探测早期的血管开放情况有效而且敏感。此外，因为仅使用了小的皮岛，常常难以定位外部的多普勒信号。
- 对于肿物切除后的缺损来说，首先，完全再现这个缺损很重要；其次，准备一个缺损腔的范围模板对设计皮瓣很有帮助。
- 最后的皮瓣摆放和塑形应当在患者坐位、上肢塞到两侧被单下进行。
- 虽然我们相信小型 SIEA 皮瓣是分阶段的即刻部

分重建所选择的皮瓣，但是在挑选合适的血管外径作为选择血管蒂时应当谨慎。如前面提及的，因为血管吻合通常在管径匹配的穿支血管间进行，我们更倾向于使用在腹部下切口线处外径不小于 1.5mm 的腹壁下浅动脉。但是，我们不鼓励使用小于 1.3mm 的腹壁下浅动脉或者可听见多普勒信号但不能显示出可见的、可触摸到搏动的血管。

- 我们极力推荐在小型 DIEP 皮瓣中应包括多于一条的下腹部穿支。
- 每当静脉回流有疑问且怀疑皮瓣充血时，我们建议通过增加第二条静脉吻合而增加静脉回流，将腹壁下浅静脉与附近匹配的静脉连接。

并发症和副作用

全部或部分皮瓣丧失

使用体内的多普勒、毛细血管再充盈试验以及（可能的话）体外多普勒可有效地对皮瓣灌注进行监测。怀疑有任何血管危象时应迅速处理，手术再探查吻合口的指征点非常低。在皮瓣及（或）周围乳房有过度水肿的病例，应静脉给予地塞米松并且可能需要拆除皮肤缝线。在我们医院，培训了具有奉献精神的护理组以满足重建后监测、处理及照顾患者的特别需要。这个组对于专业的处理要求更高。

深静脉血栓（DVT）形成

预防深静脉血栓形成是一常规，使用低分子量肝素（Lovenox）并用凝血弹性描记图黏弹性试验来监测。从手术到出院都要使用间断压迫装置，并且让患者术后尽早开始活动。

脂肪坏死

在我们用小型瓣的经验中，脂肪坏死不常见。小心切除所有灌注差的组织并柔和地进行皮瓣插入应该可以使脂肪坏死区域减少至最小。任何怀疑的肿块都应当进行影像检查，优先使用 MRI，并视情况进行活检。

在全部皮瓣丧失或者癌症复发的不利情况下需要全乳房切除，可用其他游离皮瓣来进行重建。来自臀部以及大腿区域的皮瓣成为极其重要的选择，并且通常可以与胸廓内血管或胸背血管吻合（由于之前的吻合使用的是受区穿支血管，这两者都未损伤）。依据需要的组织量，也可以选择局部或者区域皮瓣，如胸背动脉穿支皮瓣、侧胸皮瓣或背阔肌肌皮瓣结合假体或不使用假体。

术后护理

术后的即刻护理是指，术后头 24 小时患者转移至重症监护病房，护士要对患者进行监护及每小时对皮瓣进行监测。在我们医院，培训了具有奉献精神的护理组以满足重建后监测、处理及照顾患者的特别需要。这个组对专业的处理要求更高。在术后第 1 天，患者就可下地，允许逐渐活动。依照个人的恢复情况，患者在术后第 3 天或者第 4 天可以出院回家。

从术后即刻开始经过 2 周时间，建议患者减少患侧上肢大于 60° 的抬高，同时避免上肢过度用力。我们建议所有患者半倚靠睡觉 3 周，以防止偶然卧于重建侧而使血管蒂受压。

依据我们制订的治疗方案，术后即开始抗凝预防，使用低分子量肝素并以凝血弹性描记图黏弹性试验进行监测。添加 Ketorolac 至抗凝预防中或者在需要时可用来替代低分子量肝素。患者出院时带小剂量的阿司匹林。

皮瓣的二期修复通常推迟到放射治疗完成后。放射治疗完成后等至少 6 个月再修复皮瓣是合理的。如前所述，被放射过的皮瓣比未被放射过的皮瓣更难耐受吸脂，因此我们建议主要采用切除方式进行修复而不做吸脂。在这个阶段，我们也对乳房不对称进行处理，采取同侧修复和（或）对侧乳房的上提固定、缩小或者增大。

对于皮岛明显过多的病例，我们提供部分缩小或者切除整个皮岛，留下一个小的皮岛或者变为线形瘢痕。到目前为止，尚没有患者寻求皮岛的修复。

对于经过 BCT 的患者进行终生的肿瘤监测是强制进行的。如在“选择患者”中提及的，患者必须要有保留残余乳房和 NAC 的强烈愿望并且加入这项严格的终生监测。我们推荐使用 MRI 作为随后乳房监测的标准。

结　论

随着 BCS 日益普及，越来越多被诊断为早期乳腺癌的妇女接受了即刻部分乳房重建。经验丰富的医生可以让大多数患者获得良好甚至非常好的美容效果。在我们医院，超过90%的全乳房重建是采用腹部组织的游离移转，如SIEA皮瓣或者DIEP皮瓣。根据所获得的经验，我们已经开始将使用小型SIEA皮瓣和小型DIEP皮瓣进行分阶段的即刻乳房重建作为BCT的一部分。

当患者被问及关于美容效果的问题时，多数人在重建乳房和腹部供区两方面表达了对手术结果的高度满意。

我们相信小型SIEA皮瓣和小型DIEP皮瓣在整形医生的手段积累中是受其欢迎的，未来更具创新性的方法将会进一步扩大它们及其他游离皮瓣在部分乳房重建中的应用。

（李 比 译）

参考文献

1. Clough KB, Thomas SS, Fitoussi AD, et al. Reconstruction after conservative treatment for breast cancer: cosmetic sequelae classification revisited. Plast Reconstr Surg 2004; 114(7):1743–1753.
2. American College of Radiology. Practice guideline for the breast conservation therapy in the management of invasive breast carcinoma. J Am Coll Surg 2007; 205(2):362–376.
3. Losken A, Schaefer TG, Carlson GW, et al. Immediate endoscopic latissimus dorsi flap: risk or benefit in reconstructing partial mastectomy defects. Ann Plast Surg 2004; 53(1): 1–5.
4. Wellisch DK, Schain WS, Noone RB, et al. The psychological contribution of nipple addition in breast reconstruction. Plast Reconstr Surg 1987; 80:699–704.
5. Nahabedian MY, Tsangaris T, Momen B. Breast reconstruction with the DIEP flap or the muscle-sparing (MS-2) free TRAM flap: is there a difference? Plast Reconstr Surg 2005; 115(2):436–444.
6. Wolfram D, Schoeller T, Hussl H, et al. The superficial inferior epigastric artery (SIEA) flap: indications for breast reconstruction. Ann Plast Surg 2006; 57(6):593–596.
7. Cochrane RA, Valasiadou P, Wilson AM, et al. Cosmesis and satisfaction after breast-conserving surgery correlates with the percentage of breast volume excised. Br J Surg 2003; 90(12):1505–1509.
8. Freedman G, Fowble B, Hanlon A, et al. Patients with early stage invasive cancer with close or positive margins treated with conservative surgery and radiation have an increased risk of breast recurrence that is delayed by adjuvant systemic therapy. Int J Radiat Oncol Biol Phys 1999; 44:1005–1015.
9. Smitt MC, Nowels KW, Zdeblick MJ, et al. The importance of the lumpectomy surgical margin status in long-term results of breast-conserving. Cancer 1995; 76(2):259–267.
10. Ninkovic M. Superficial inferior epigastric artery perforator flap. In: Blondeel P, Morris S, Hallock G, eds. Perforator flaps: anatomy, technique and clinical applications, Vol I. St Louis, MO: Quality Medical Publishers; 2006:405–419.
11. Spiegel AJ, Khan FN. An intraoperative algorithm for use of the SIEA flap for breast reconstruction. Plast Reconstr Surg 2007; 120(6):1450–1459.
12. Heitmann C, Felmerer G, Durmus C, et al. Anatomical features of perforator blood vessels in the deep inferior epigastric perforator flap. Br J Plast Surg 2000; 53(3):205–208.

第 11 章

保留乳头的乳房切除术及重建：适应证、方法和效果

Scott L Spear · Catherine M Hannan

引 言

保留乳头的乳房切除术（nipple-sparing mastectomy，NSM），或称皮下乳腺切除术，是保留皮肤的乳房切除与保留乳头乳晕复合体（NAC）的结合，需要具备对邻近组织进行术中病理评估的可能性。NSM 后即刻重建有利于接受全乳房切除的患者获得更好的美容效果。 但是，因为在 NAC 下方切除所有腺体及小管组织是不可能的，因此该术式的肿瘤安全性一直遭到质疑。

皮下乳腺切除对于原发性乳腺癌或降低风险的作用已经被描述了几十年。1962 年，Freeman[1] 首先完成了这种手术，但是该术式一直遭到怀疑，原因是其含糊不清的选择标准、很差的美容效果、较高的并发症发生率以及肿瘤学上的安全性及有效性问题。20 世纪的大多数时间里，切除 NAC 一直是乳房切除术的标准部分，尽管 NAC 是相对不常见的乳腺癌发生部位 [2]。最常见的发生于乳头的肿瘤是乳房的 Paget 病（乳头的皮内肿瘤细胞），它并不是常见的乳房恶性疾病，占所有乳房肿瘤的 1% ～ 3%[3]。乳腺实质中的导管原位癌（DCIS）或浸润性癌也可侵及乳头。幸运的是乳头本身的恶性肿瘤相当少见 [2]。同时，由于肿瘤筛查的出现，允许更早期乳腺癌的发现，进而更小的、分期更低的乳腺肿瘤可被发现，这也可使我们在治疗中保留越来越多的乳房自身皮肤，从而导致经典的“保留皮肤的乳房切除术”出现。

随着人们更多地期待从乳房重建手术中改进美容的效果，保留乳头的乳房切除术可能成为接下来的考虑，因为只有这种方法可能看起来自然。这一方法具有这样的可能性，既类似于其他乳房全切除术切除了实质上所有的腺体组织，但又像保乳治疗所做的一样保留了 NAC。需要强调的是，不管用何种乳房切除的方法（包括改良根治手术），完全切除 100% 的乳房组织是不可能的。

如果因为有增加乳头区域局部复发风险的可能性而使 NSM 受到质疑，那么这一方法也许在预防性手术中更容易被接受。在预防性手术中，NSM 明显地降低了高危患者群的乳腺癌发病率 [4]。

适应证

1. 预防性 / 降低风险的乳房切除术。
2. NSM 在乳腺癌治疗中的应用。

降低风险的乳房切除术

作为皮下的乳房切除术，NSM 的概念最早流行于 20 世纪 60 ~ 70 年代[5]。但以降低风险为目的的此种手术由于多种原因迅速淡出人们的视野。最为重要的理由是：没有具有科学依据的选择标准，人们根本不可能证明此项技术的有效性。除此之外，当时的重建方法相对粗糙，手术效果不稳定，而即使最好的结果也并非令人印象深刻，术后并发症发生率高，有相当多的乳腺组织都被有意留在了体内。

这一切都被 Hartmann 等人[6, 7] 在 1999 年 1 月 14 日 *New English Joural of Medicine* 上发表的开创性报告改变了。在之前的 20 年或更长时间内，明尼苏达州罗切斯特的 Mayo 诊所是进行各式预防性乳房切除手术的中心，所采用的大部分方法是历史悠久的皮下乳房切除术，但该中心的病历记录非常完善，并且数据可用计算机模型及其他现代技术手段提取出来统计并重新评估。对从这些数据中获得的 639 例女性病例的分析表明，预防性乳房切除术确实具有防护效益，将高危组以及中危组乳腺癌的发生风险降低了 81% ~ 94%。而在该系列乳房切除术中，90% 均为保留乳头的乳房切除术。在预防性乳房切除术病例中有 7 例发生了乳腺癌，其中 6 例在诊断时确定局限于胸壁，而不是特定在 NAC 区域。1 例高危组患者出现腺癌骨转移而无乳腺疾病证据。保留或不保留乳头对于乳腺癌的预防效益并无统计学上的显著性差异[8]。

在降低风险方面，其他研究也报告了相似结果。同样来自于 Mayo 诊所的 McDonnell 等人[9] 于 2001 年在 *Journal of Clinical Oncology* 上发表文章，报告了在 1960 年至 1993 年进行单侧预防性乳房切除术的 745 例首诊为乳腺癌的患者，她们都有明显家族史，手术降低了 94% ~ 96% 的风险。整组患者预计发生 156 例乳腺癌，实际只有 8 例。41% 的手术为保留乳头的乳房切除术，而 59% 未保留。8 例乳腺癌病例在两组间平均分布，有 4 例切除了乳头，4 例未切除，此 8 例患者中没有一例肿瘤发生于乳头附近。

2004 年，Crowe[10] 报告了 17 例于 2001—2003 年年间完成的保留乳头的预防性乳房切除术。此研究推荐采用外侧切口，以提高乳头及乳晕的存活率。在冰冻及石蜡病理检查中均未见到乳头下方的隐匿性癌，且术后无肿瘤复发。

2006 年，Sacchini[11] 在 *Journal of the American College of Surgeons* 上发表了一项大型的多中心研究结果，包括来自纽约 Memorial Sloan-Kettering 癌症中心以及巴西圣保罗、意大利米兰和帕多瓦多家癌症中心的结果，共有 55 名患者接受了保留乳头的预防性乳房切除术。在平均 24 个月的随访中，均未在乳头处发现复发或新发癌症。有 2 例患者在行预防性切除术后发生癌症：一例患者于术后 24 个月发生于腋窝尾部，另一例于术后 62 个月发生于外上象限。大部分保留乳头手术经环乳晕切口完成，包括环形分离乳头。192 例患者中，有 22 例患者乳头有不同程度的坏死，9 例患者丧失了多于三分之一的 NAC。

TR Rebbeck 等人[12] 发表了一篇来自 Prose 研究小组的研究，它结合了多家治疗中心的经验，在 483 例 BRCA1 和 BRCA2 阳性的女性患者中，有 105 例进行了双侧预防性乳房切除术，包括 29 例保留乳头的手术。105 例中有 2 例患者发生乳腺癌，相比对照组的 378 例患者中有 184 例发生乳腺癌，风险降低了 90% 或更高。发生癌症的 2 例患者中，一例在腋窝而另一例在乳房。保留乳头组及未保留乳头组的癌症发生率没有统计学上的显著差异。

NSM 在乳腺癌治疗中的应用

以前，降低风险的手术选择 NSM 对于外科医生来说是难以驾驭的，而更难处理的是已发生的乳腺癌。尽管如此，随着保留皮肤的乳房切除术逐渐被人们接受，这一理念鼓励人们重新看待 NSM 在治疗乳腺癌中的地位，并仔细考虑病例适应证选择标准、禁忌证标准、术前计划、手术计划、手术方法及整体价值。

从 20 世纪 70 年代到 80 年代，不间断地有乳腺癌与乳头相关的报告，乳头被癌侵及的报告从 0 到 58% 不等。大多数的数据都来自乳房全切除术后标本的检查，那是一个诊断较晚或癌症晚期较多的时代。另外，这些研究组织学检查的方法及描述“累及”乳头的标准也不一致。

随着对保留皮肤的乳房切除术甚至 NSM 兴趣的增长，最近有更多的相关研究发表。来自休斯敦 MD Anderson 肿瘤中心的 Christtin Laronga 等人[13] 在 1999 年报道了 326 例保留皮肤乳房切除术后乳房的检查，他们描述了肿瘤距NAC的距离与肿瘤累及NAC的相关性的早期研究：大于2cm、低分化以及腋窝淋巴结阳性为高危因素。他们发现16个病人（5.6%）NAC有隐匿性肿瘤侵袭，认为其中4人如果做冰冻病理的话能够证实肿瘤累及。统计学分析预测乳头被累及的因素只有肿瘤位置（乳晕下或多中心的肿瘤）和腋窝淋巴结状态。作者发现，隐匿性NAC累及发生率相对较低可以反映出他们术前选择NSM的标准的正确性。他们认为对于腋窝淋巴结阴性、肿瘤位于乳房周边的患者行保留NAC的手术是合适的，估计本组遗漏在NAC中隐匿性肿瘤的可能性小于2%。

德国Rostock的Bernd Gerber及其同事[14]在2003年的*Annals of Surgery*中报道了他们关于保留皮肤的乳房切除术的经验，其中包括保留NAC。在为期59个月的随访中，112例保留乳头的乳房切除术中有6例（5.4%）复发：2例在胸壁，2例在乳腺上部，1例在近腋窝褶皱处，还有1例非浸润癌在乳头。134例切除乳头的病人中有11例（8.2%）复发。他们发现NAC是否被肿瘤侵犯主要取决于肿瘤与NAC的距离。基于以上数据，他们确信保留NAC的乳房切除术在术前评价时应该满足下列条件：肿瘤离乳头至少2cm；没有广泛的导管内肿瘤成分（广泛指大于25%）；术中显示切缘干净。

Cleveland Clinic的Crowe[5]总结了2001年9月到2003年6月的54例行NSM的病例。冰冻切片结果发现，其中6例乳头累及不能行NSM，在48例行NSM的女性中有3例发生了乳头部分缺失。肿瘤直径≥3.5cm、肿瘤位于中央区、接受新辅助化疗、炎性乳腺癌以及Paget病的病例都被排除在外，不能行NSM。总体上，如果可能的话，建议尽量选择外侧切口。尽管根据排除标准排除了那些病例，但在37个行NSM的患者中依然有6人（16%）的冰冻切片证实有肿瘤累及。

在Sacchini[6]的一个多中心、多国参与的关于NSM用于68例乳腺癌的报告中，他们排除了特大乳房、严重乳房下垂和肿瘤距乳晕小于1cm的患者。原来的82例中有14例被排除，没有包含在剩下的68例中的原因是石蜡病理结果发现有乳头的累及。他们的研究中没有使用冰冻病理，所以只有在石蜡病理完成后才能发现潜在的乳头累及。

最近，旧金山的Laura Esserman及其同事[15]描述了他们关于完全保留皮肤的乳房切除术（保留乳头的乳房切除）的经验，共43位患者64个乳房，29个乳房属于预防性手术，24个存在浸润性癌或DCIS。他们推荐使用MRI压脂序列来排除位于乳头旁2cm内的病灶。尽管使用了MRI，还有2例冰冻病理发现乳头有癌侵犯。由此，他们不推荐在肿瘤较大、位于中央区、有皮肤侵犯或者MRI证实肿瘤于乳头旁2cm内的患者选择NSM。

同样，来自英国Bristol的Govindarajulu及其同事[16]推荐在有可能进行NSM的患者的术前评估时选择超声引导下的麦默通活检来筛查。33位女性的36例手术中有7例活检阳性，乳房切除后组织病理学结果与麦默通活检结果100%吻合。

讨论：手术方法和完善结果

从过去15年的文献可以清楚地看到NSM复杂而又在不断发展，它可以大概分为两部分：降低风险和治疗性的乳房切除。目前看来NSM作为一种安全的肿瘤外科手术在预防性乳房切除中是没有疑问的，由此，合适的病例选择和技术始终是研究的热点。在预防性乳房切除领域所探讨的不是NSM在肿瘤学上是否安全，而是选择什么样的患者如何去完成。乳房体积越大、下垂越严重，在制订手术计划时就越复杂。在这些更富挑战性的病例中，保留乳头的手术策略应该包括：在乳房切除前减少乳房皮肤包被、进行NAC游离移植或者在乳房切除的同时进行乳房上提固定术。

在治疗性的乳房切除术中选择NSM始终是饱受争议的。但是对于符合某些选择标准的病例，在治疗性乳房切除时愿意选择NSM正不断被人们接受。在临床上，符合NSM标准的理想病例是：肿瘤≤3cm，离乳头距离＞2cm，临床腋窝淋巴结阴性或前哨淋巴结阴性，未累及皮肤，非炎性乳腺癌。如果有可能，应该选择术前MRI来进一步排除乳头的累及。另外，术前可以选择乳头下方组织的超声引导下麦默通活检。在任何病例中都应该以冰冻病理及术后确切的病理来决定是否可以保留乳头。同时还要警醒冰冻病理的假阴性，所以决定是否需要切除乳头只能由最终病理决定。

假如患者满足所有的肿瘤学选择标准，问题就转移到患者的选择和手术方法上来。结论会与预防性乳房切除术中的相同或相似。很显然，完美的解决方案并不适合于每一位患者，因为总体上潜在的肿瘤累及乳头率报道中可达到 50%。但这个 50% 是指所有乳癌患者，并没有排除低危病人。更细致地分析最近的一些相关研究可以看到，某些术前的选择标准可以相当有效地降低潜在乳头累及的风险。数据显示是用以下的选择标准：肿瘤 < 3cm、离乳头距离 > 2cm、临床评价腋窝淋巴结或前哨淋巴结阴性。被选择的病例乳头潜在累及的风险是 5% ~ 15%，而乳头基底的冰冻病理可以进一步确定即使不是大多数也是很多的潜在肿瘤累及情况。经过上述的筛选，最终发现冰冻阴性而又潜在肿瘤累及的比率很低，冰冻病理的假阴性率约为 4%[17]。

通过一些检查手段如增强 MRI、改进的钼靶摄片、甚至乳晕下组织麦默通活检可以早期诊断乳腺癌及更准确地进行分期，这些可以帮助外科医生筛选合适病例、更有信心地进行 NSM 而不用担心乳头的潜在累及。如果在冰冻病理或石蜡病理中发现隐匿病变，乳头甚至乳晕都应切除，可以在乳房切除的同时进行，或者在冰冻病理出现假阴性而石蜡病理证实有病变的情况下也可在以后进行切除。

尽管筛选标准可以用来确定肿瘤累及乳头的风险较低的患者，但并不是说如果其他患者愿意的话就不能考虑选择该术式。这只是意味着他们的乳头受累及的风险很高，很可能在乳房切除时或术后短期内需要切除乳头。

NSM 并不意味着是针对不适合保乳的患者的解决方案，因为这部分患者中的很多人也不适合 NSM。但是 NSM 对那些愿意保留乳房的所有体表标志并且放弃放射治疗的患者确实是一个选择。

NSM 的选择标准也必须将乳房本身的解剖考虑在内。在大多数情况下，NSM 不需要切除皮肤。因此，越大的或下垂越严重的乳房，就越可能出现乳头或皮瓣或两者的坏死。整形医生应该做好 NSM 可能的适合者的筛选工作，以确保技术上的可行性。对于下垂部分过长的患者，可以切取 NAC 并移植到皮瓣上，最好是背阔肌肌皮瓣或横行腹直肌皮（TRAM）瓣上[8]。这种皮瓣与游离 NAC 的结合是非常复杂的工作，最好由非常有经验的团队来完成。

关于手术方法，最近的报道建议，最好的切口是位于外侧、放射状、乳房外侧皱襞（LMF）、乳房下皱襞（IMF），但是在任何情况下都不能横贯超过乳晕直径的 1/3。乳房下皱襞切口只用在非常小的乳房，因为有包括能否安全到达乳房上部在内的一些顾虑[5]。

完善结果

患者选择（重建标准）

- 非常大的或者下垂的乳房不适合入选（可以考虑游离乳头移植于背阔肌肌皮瓣或腹直肌肌皮瓣上）。

患者选择（肿瘤学标准）

- 肿瘤 < 3cm。
- 肿瘤距乳头至少 2cm。
- 没有明显的多灶或多中心病灶。
- 无皮肤浸润或炎性乳腺癌。
- 临床腋窝淋巴结或前哨淋巴结阴性。
- 术前 MRI 阴性或者乳头及乳头下组织学检查阴性。
- 可能的情况下术前超声引导下麦默通活检。

手术方法

理想的切口是位于外侧的、放射状的或乳房外侧皱襞。沿乳房下皱襞的切口不是非常可取，因为通过它很难到达乳房上部并且当病变位于乳头时处理有困难：

- 术中对乳头后部组织进行冰冻切片检查，如果阳性，乳头不可保留。
- 重建的选择是多种多样的。

图 11.1 ~ 11.6 显示的是 NSM 并且使用假体或自体组织即刻重建后的临床效果。

并 发 症

这一过程中最有可能出现的并发症是部分或者全部乳头丧失、乳头错位以及延迟发现的癌累及乳头。鉴于冰冻切片存在可接受的假阴性率，如果石蜡病理回报乳头的基底部有癌侵犯，那么乳头及（或者）整个 NAC 应该切除。就目前的系列报道来看，乳头的坏死发生率并没有比乳房切除术及重建的其他熟知的并发症发生率要高，比如血清肿、感染、血肿、脂肪坏死。乳房切除切口细致的术前设计以及术中皮瓣的轻柔操作可以防止这些潜在的严重后果。

Nahabedian 等人在 2004 年所做的关于 NSM 和即刻重建的效果及并发症的研究中，评估了 12 例患

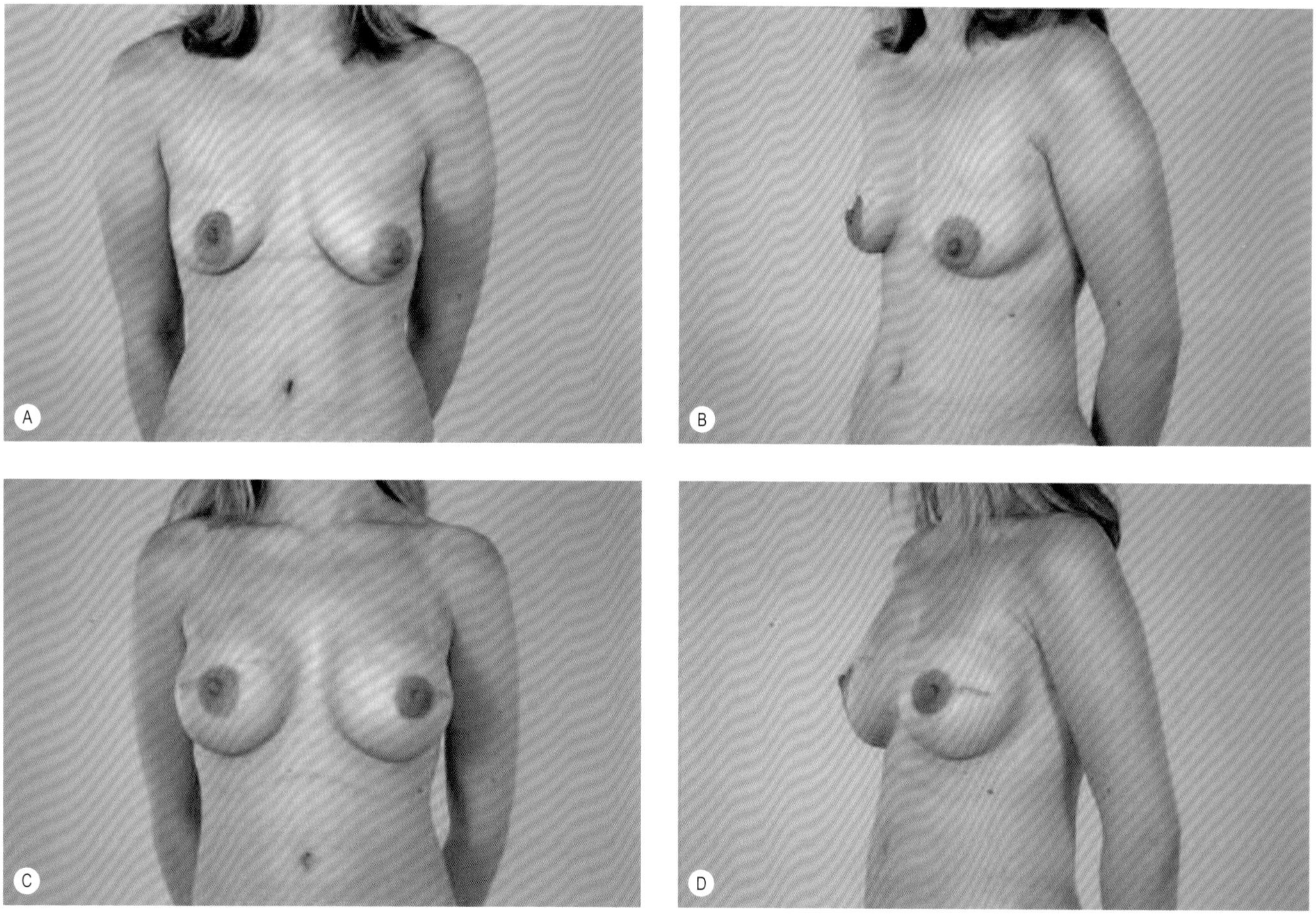

图 11.1 一位乳房中度下垂的 27 岁女性，有右乳 DCIS 史及左乳导管非典型增生病史，接受了双侧 NSM 及即刻组织扩张器重建。随后，扩张器被更换为解剖型毛面硅胶假体。

者的 14 个乳房，其中 11 个是乳腺癌治疗性手术。重建手术包括使用假体植入和使用背阔肌肌皮瓣、游离 TRAM 瓣或腹壁下动脉穿支皮瓣的自体组织转移。术后 14 个乳头中有 6 个感觉存在（42.9%）；伤口愈合延迟发生在 14 个乳房中的 4 个（28.6%），其中一个包括了乳头本身；单侧重建之后 10 例患者中有 5 例达到了与对侧的对称（50%）；在 11 个乳腺中有 3 个肿瘤复发（27.3%）；与 NAC 有关的二期手术在 14 个乳房中有 5 个是必需的（35.7%）。最终的效果评价分级为：非常好 3 个，好 8 个，差 3 个[18]。虽然美容效果各有不同，但是当乳头得以保留的时候患者的满意度很容易走高。

在 Spear 等人最近即将发表的研究中，将预防性乳房切除术后重建的并发症和效果与治疗性乳房切除术进行了比较。在平均 31 个月的随访中，28 个 NSM 的乳房中只有 1 个发生了乳房部位的并发症：单侧乳房切除后的皮瓣坏死。更有意义的是，当将所有的保留皮肤的乳房切除术一起分析时，治疗性乳房切除比预防性乳房切除的术后重建有更多的乳房部位的并发症，尽管这一差异并未达到统计学上的显著性。另外，调查发现预防性切除术后重建的美容效果比治疗性切除后重建的要好。理论上讲，这种差异可能因为治疗性切除术后的女性更可能接受化疗及接受乳房切除术后放疗的患者数量的增加。进一步分析，预防性切除术具有更多的可选性：手术时间是可选的，重建方法是完全可选的且切口有各种选择，保留乳头或保留乳晕几乎都是可行的。这种可选性的好处是在会诊患者、选择合适的患者、设计切口、选择重建方法时提供了最广泛的可行范围。这种选择的自由使我们有机会改善结果、减低风险，从而得到更高的满意度[19]。

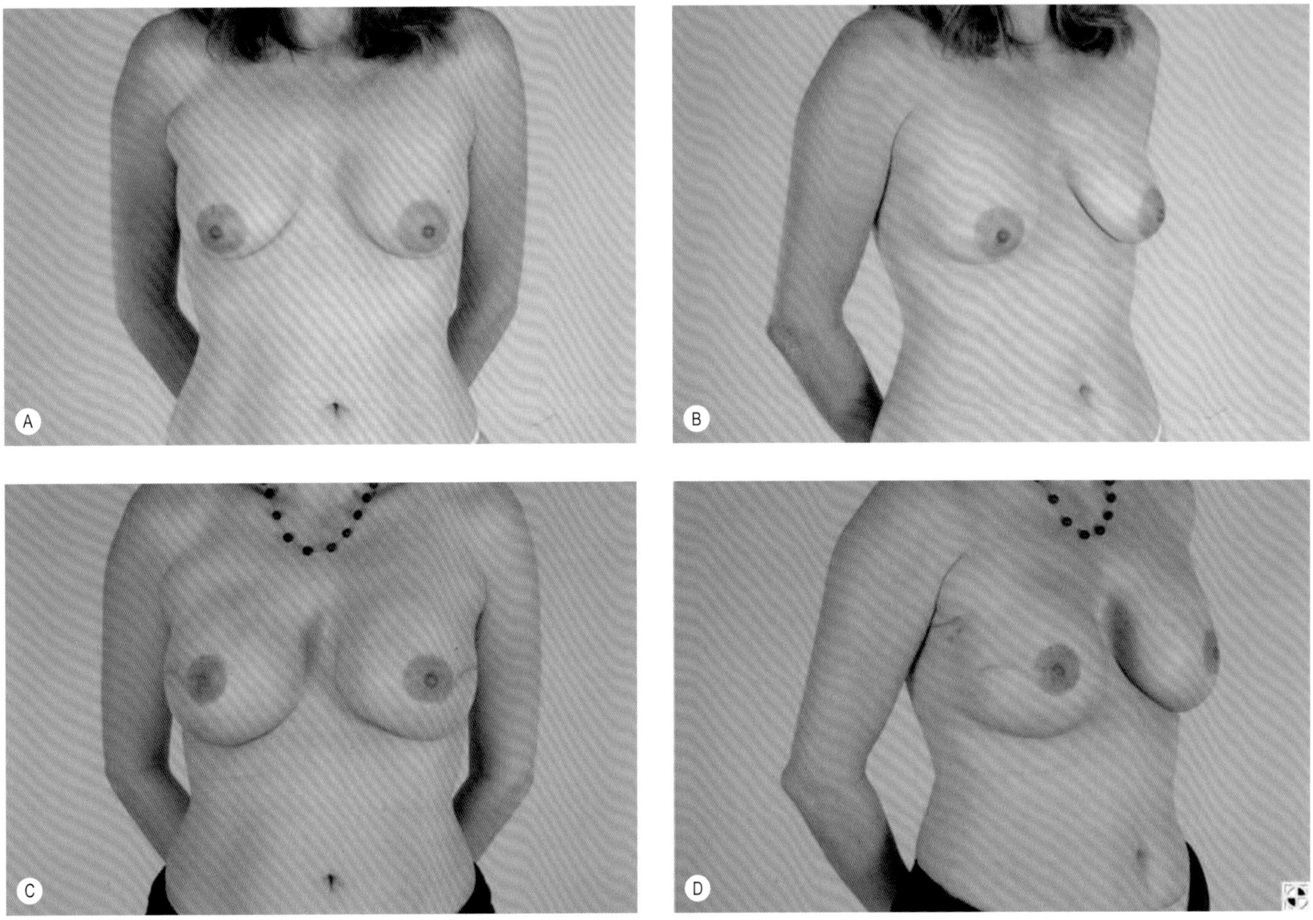

图 11.2 一位 39 岁女性，有明显乳腺癌家族史，检测 *BRCA2* 基因突变阳性。经过双侧预防性 NSM 及即刻组织扩张器重建。随后，扩张器被更换为圆形硅胶假体。

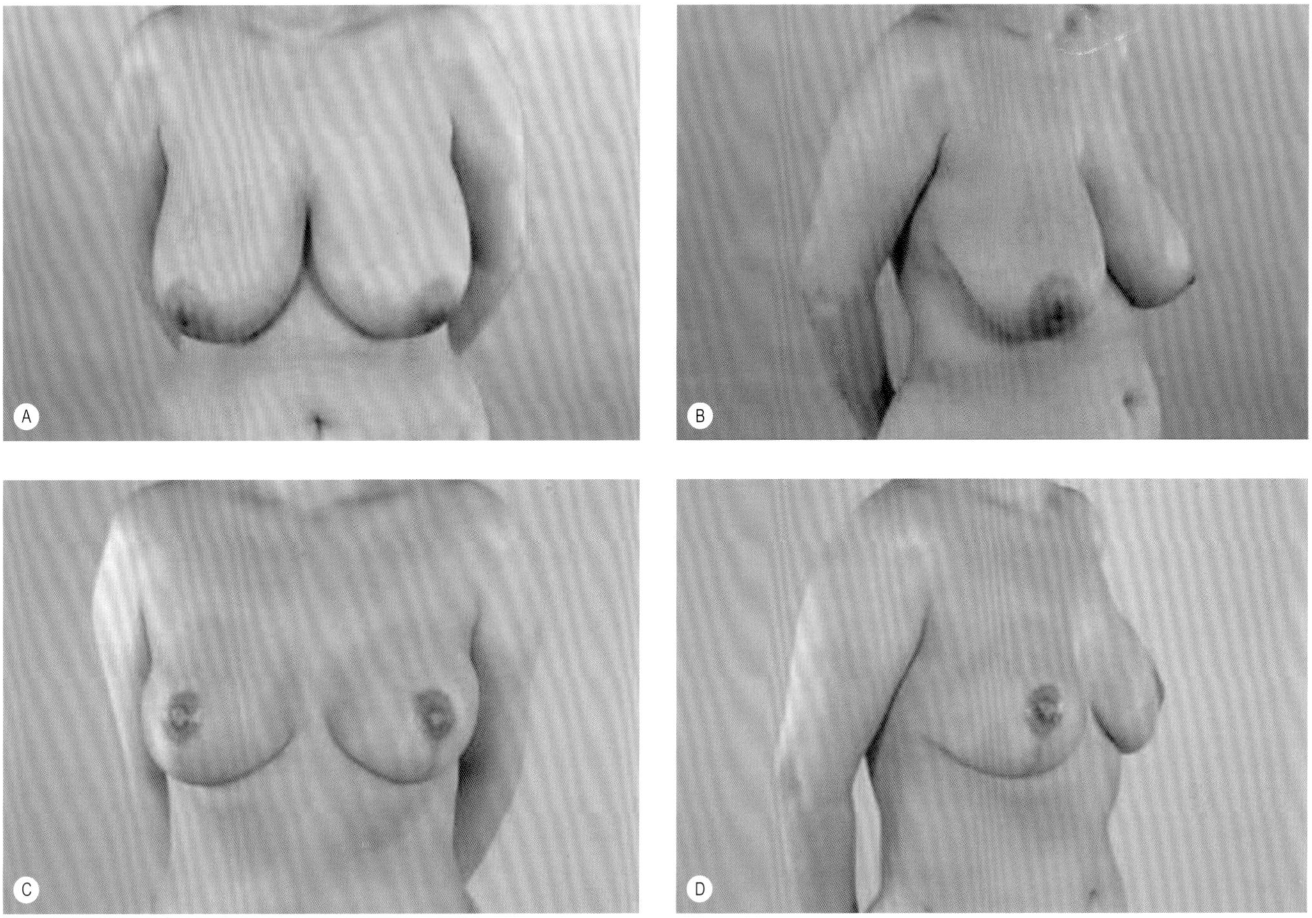

图 11.3　一位 53 岁女性，有明显乳腺癌家族史，并且乳房严重下垂。经过双侧预防性乳房切除及双侧带蒂 TRAM 皮瓣重建，并将乳头游离移植于其上。最后，她还接受了双侧延迟的乳房上提固定术。

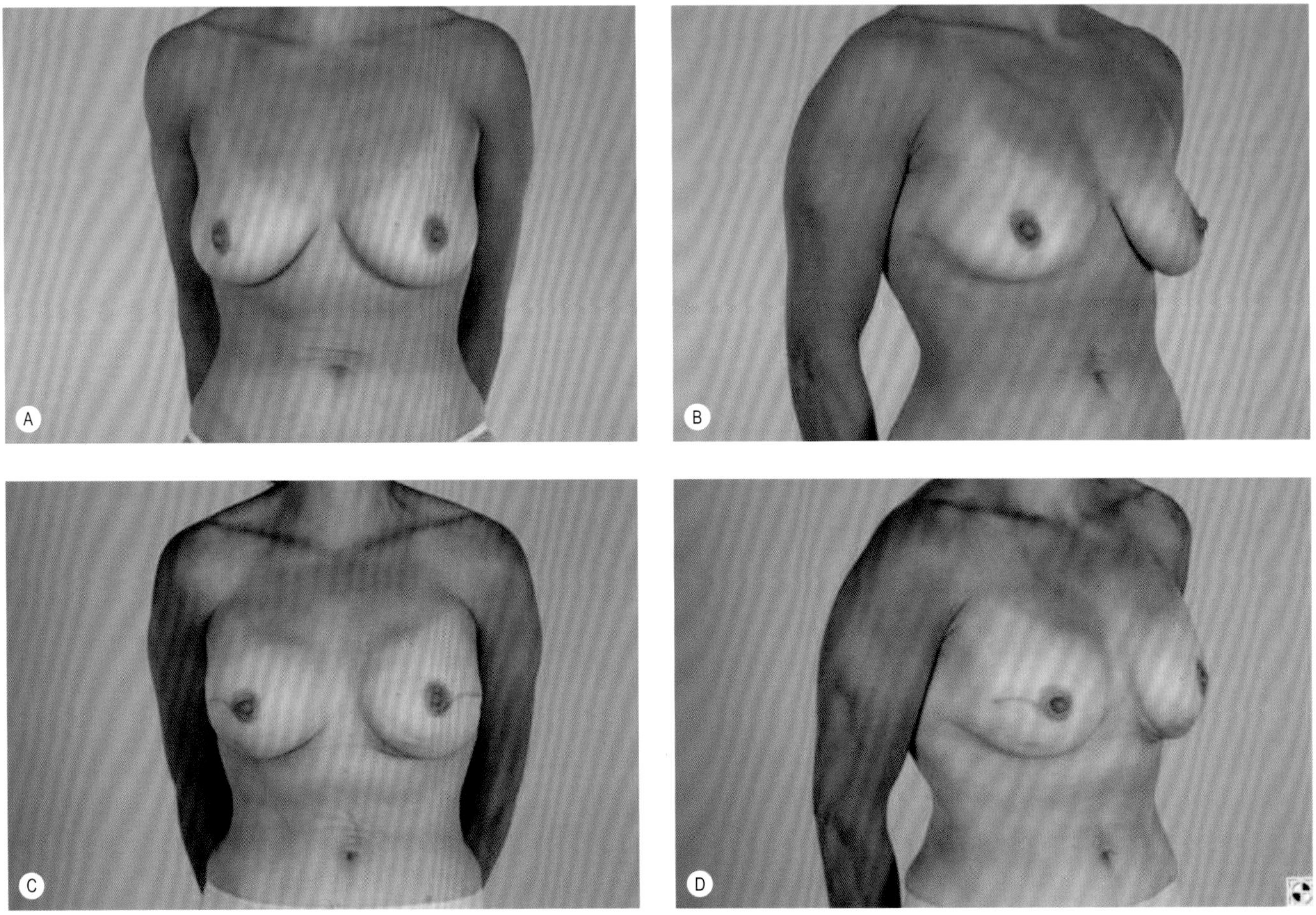

图 11.4 一位 42 岁女性，有明显乳腺癌家族史。经过双侧预防性 NSM 及即刻组织扩张器重建。之后扩张器被更换为光滑面圆形硅胶假体。

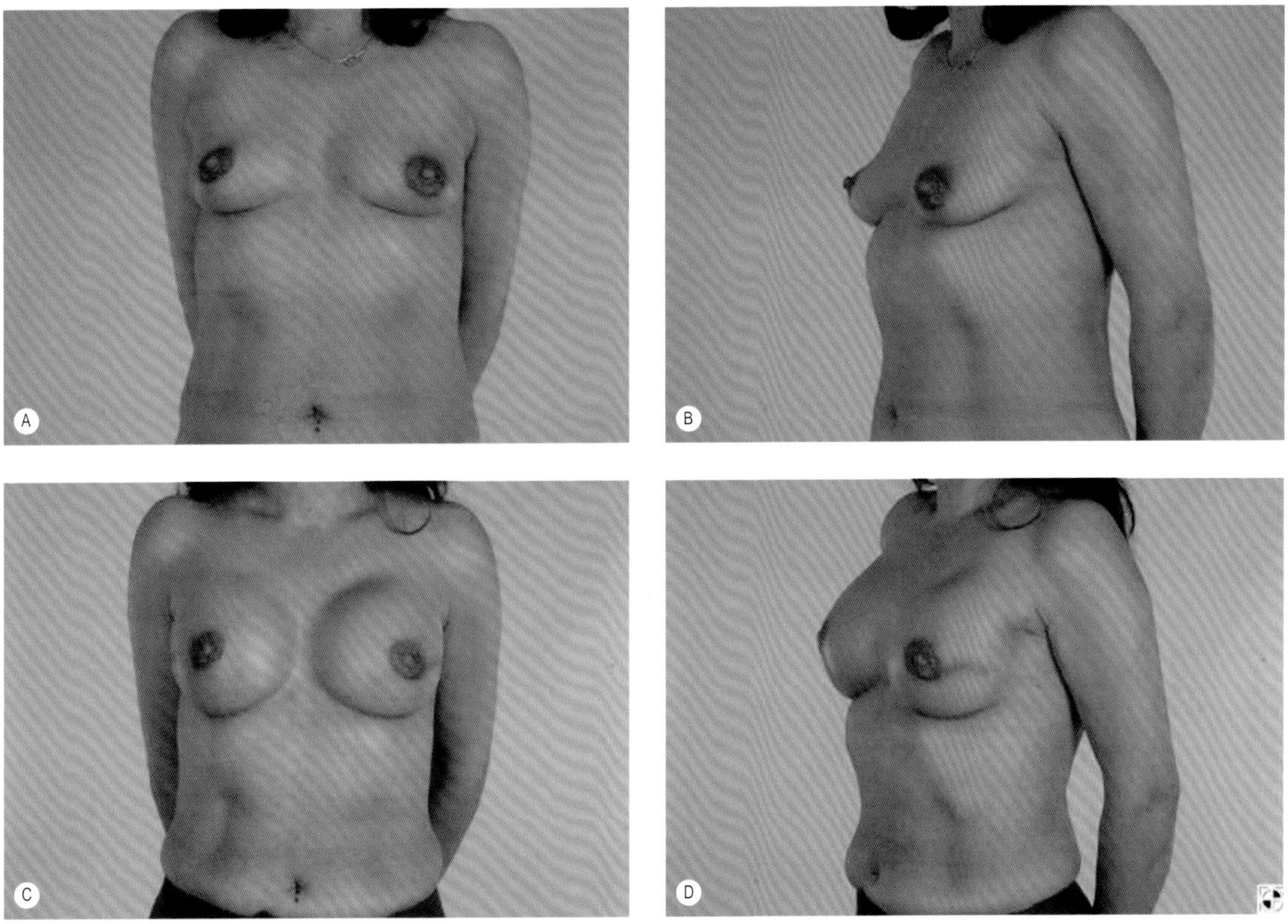

图 11.5　一位 44 岁女性，有明显乳腺癌家族史，检测 *BRCA2* 基因突变阳性。经过双侧预防性 NSM 及即刻组织扩张器重建。随后，扩张器被更换为圆形硅胶假体。

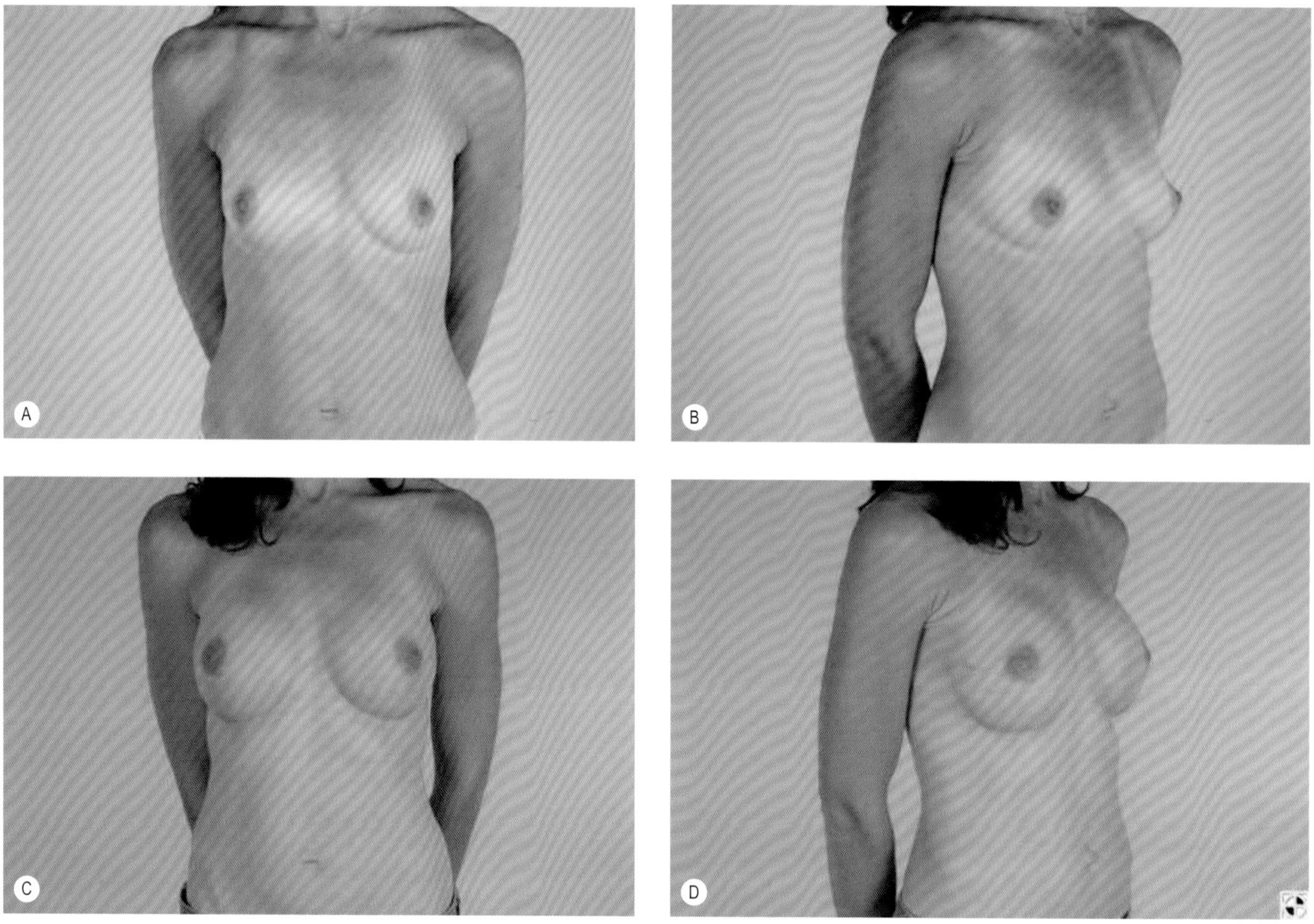

图 11.6　一位 36 岁女性，有明显乳腺癌家族史。经过双侧预防性 NSM 及即刻组织扩张器重建，扩张器被更换为圆形硅胶假体。

结　论

依据选择患者的标准和手术技术，我们认为 NSM 是安全有效的方法。重建方法包括假体和自体组织。美容效果可达到好至非常好，有很高的患者满意度。这种手术应该配备有肿瘤切除的外科医生和进行重建的整形外科医生。

（赵建新　吴鸿伟　译）

参考文献

1. Sacchini V. Nipple-sparing mastectomy for breast cancer and risk reduction: oncologic or technical problem? J Am Coll Surg 2006; 203(5):704–714.
2. Chen C, Sun L, Anderson B. Paget disease of the breast: changing patterns of incidence, clinical presentation, and treatment in the US. Cancer 2006;107(7):1448–1458.
3. Caliskan M, Gatti G, , et al. Paget's disease of the breast: the experience of the European Institute of Oncology and review of the literature. Breast Cancer Res Treat 2008; Feb 1.
4. Hartmann LC, Sellers TA, Schaid DJ, et al. Efficacy of bilateral prophylactic mastectomy in BRCA 1 and BRCA 2 gene mutation carriers. J Natl Cancer Inst 2001; 93:1633–1637.
5. Freeman BS. Subcutaneous mastectomy. Plast Reconstr Surg 1962; 30:676–682.
6. Hartmann LC, Schaid DJ, Woods JE, et al. Efficacy of bilateral prophylactic mastectomy in women with a family history of breast cancer. N Engl J Med 1999; 340(2):77–84.
7. Hartmann LC, Sellers TA, Schaid DJ, et al. Efficacy of bilateral prophylactic mastectomy in BRCA 1 and BRCA 2 gene mutation carriers. J Natl Cancer Inst 2001; 93(21):1633–1637.
8. Spear S, Carter ME, Schwarz K. Prophylactic mastectomy: indications, options, and reconstructive alternatives. Plast Reconstr Surg 2005; 115(3):891–909.
9. McDonnell SK, Schaid DJ, Myers JL, et al. Efficacy of contralateral prophylactic mastectomy in women with a personal and family history of breast cancer. J Clin Oncol 2001; 19(19):3938–3943.
10. Crowe JP. Nipple-sparing mastectomy:

technique and results of 54 procedures. Arch Surg 2004; 139(2):148–150.
11. Sacchini V. Nipple-sparing mastectomy for breast cancer and risk reduction: oncologic or technical problem? J Am Coll Surg 2006; 203(5):704–714.
12. Rebbeck TR, Friebel T, Lynch HT, et al. Bilateral prophylactic mastectomy reduces breast cancer risk in BRCA 1 or 2 mutation carriers: the Prose Study Group. J Clin Oncol 2004; 22:1055–1062.
13. Laronga C, Kemp B, Johnston D, et al. The incidence of occult nipple–areola complex involvement in breast cancer patients receiving a skin-sparing mastectomy. Ann Surg Oncol 1999; 6(6):609–613.
14. Gerber B, Krause A. Skin-sparing mastectomy with conservation on the nipple-areola complex and autologous reconstruction is an oncologically safe procedure. Ann Surg 2003; 238(1):120–127.
15. Wijayanayagam A, Kumar AS, Foster RD, et al. Optimizing the total skin-sparing mastectomy. Arch Surg 2008; 143(1):38–45.
16. Govindarajulu S, Narreddy S, Shere MH, et al. Preoperative mammotome biopsy of ducts beneath the nipple areola complex. Eur J Surg Oncol 2006; 32(4):410–412.
17. Vlajcic Z, Zic R, Stanec S, et al. Nipple–areola complex preservation predictive factors of neoplastic nipple–areola complex invasion. Ann Plast Surg 2005; 55:240–244.
18. Nahabdian M, Tsangaris TN. Breast reconstruction following subcutaneous mastectomy for cancer: a critical appraisal of the nipple–areola complex. Plast Reconstr Surg 2006; 117(4):1083–1090.
19. Spear S, Schwarz K, Venturi M, et al. Prophylactic mastectomy and reconstruction: clinical outcomes and patient satisfaction. Plast Reconstr Surg 2008; 122(1):1–9.

第 12 章

乳房肿瘤整形手术和放射治疗的影响

Navin K Singh · Anu M Singh

背 景

在美国妇女中，乳腺癌是最常见的癌症之一，并且是癌症死亡的第二大主要原因。诊断为癌症的美国妇女中，乳腺恶性肿瘤占了将近 1/3。因此，针对这一疾病——从尝试预防到筛查、治疗以及治疗的方法——已经倾注了大量的关注和财力投入。相关治疗方法囊括了从微观到宏观的各个范畴，对基因表达的分子标记（如 HER-2/neu）、基因测试和筛查（如 BRCA 1 和 BRCA 2）、家族研究、激素测定、群体研究以及疫苗试验进行分析。

幸运的是在乳腺癌发病率继续增长的同时，死亡率开始下降，这得益于在肿瘤远位扩散之前的早期发现，而这又归功于乳房 X 线照相筛查的成功以及治疗手段的进步。在 2008 年的大约 18.2 万个病例中，预计有 50 亿 ~ 81 亿美元的年度公共医疗开支用于乳腺癌的治疗。对这些数据的分析表明，近几十年来乳腺癌的死亡率已有所下降。

正是由于相关研究的深入，乳腺癌已经在治疗上取得了显著的进展——从 Halsted 根治性乳房切除到改良根治性乳房切除再到保乳治疗结合放射治疗。与这些肿瘤学治疗同时取得进展的是乳腺癌缺损的重建规则亦有所改变，无论是全乳房切除还是部分乳房切除的缺损。

为使乳腺癌患者的治疗得到最大益处，必须全面理解放射治疗和整形手术是一个相互影响的整体，并按照最合适的顺序提供最适合的治疗，从而达到最好的预期效果。这需要具备对医学、放射生物学作用机制以及与放射疗法和创面愈合有联系的病理生理学的了解。

乳房肿瘤整形手术和放射治疗的目标是：①肿瘤根除；②延长生存；③最好的生活质量，这要通过美学上可接受的乳房保存或者接近原始复制的乳房重建来实现。来自早期乳腺癌研究试验协作组（EBCTCG）的数据显示，不仅局部控制得到改善，而且大约 5% 接受放射治疗的患者得到了确实的生存益处。

乳房肿瘤整形治疗存在于四个相关的学科——肿瘤外科、整形外科、肿瘤放疗科以及肿瘤内科，并且必须同时考虑治疗时机、治疗功效及每个学科的作用。肿瘤专题会议或多学科的乳腺疾病中心通常是来自不同专业的专家交流观点的绝佳场所，他们在此基础上可制订出充分考虑到患者的预期目标、不同生活方式、特殊的肿瘤分级、病理组织学、肿瘤分期、遗传因素和肿瘤类型等诸多方面的治疗方案。

放射治疗的作用

放射治疗在乳腺癌的治疗中有两个主要作用。它可以结合肿块切除术而作为保乳治疗的一部分（肿块切除术＋ XRT），或者作为辅助治疗的乳房切除术后放射治疗（PMRT）。带有足够切缘的乳腺肿瘤的特定切除称为肿块切除术、象限切除术或者肿瘤切除术，三者可换用。本章所讨论的内容局限在这两个作用上，虽然放射治疗还可能用于缓解来自无法治愈病灶的症状，比如在乳房或者转移部位的溃疡、出血或疼痛。

基础知识和生物学

放射治疗是应用电离辐射的能量控制恶性肿瘤，电离辐射的能量（可解释为高速粒子或者电磁波）聚焦于肿瘤以及周围正常组织区而优先杀死癌症细胞。

放射治疗测量的单位是 gray（Gy），相当于由 1kg 物质吸收剂量为 1J 放射能量，可以用于表示任何放射类型。它并不描述 1J 能量在 1kg 物质中的生物学效应。Sievert（Sv）描述了生物学等效剂量（剂量当量），由乘数 Q 代表放射量。对于 γ 射线和 X 射线，两者都是光子的类型，Q ＝ 1 时，1Sv 等值于 1Gy：

$$1Gy\ [\ 1\ Gy=1\ (J/kg)=1\ m^2s^{-2}\ ]\ 等值于\ 100\ rads$$

放射治疗还用于乳腺癌辅助治疗（即所有可查出的病灶被切除以后），偶尔也用于缓解症状。它不以治疗目的作为唯一特性而使用。γ 射线和电子线常用于治疗性肿瘤放疗，而 X 射线从不用于治疗性的肿瘤放射。

放射治疗范围的设计包括周围的正常组织区以控制肿瘤位置的移动（比如呼吸运动或者皮肤标记线的移动）、运动的变化程度以及患者的姿势。来自放疗的辐射损伤对于快分裂细胞 DNA（通常为恶性肿瘤细胞）可导致不可修复的损伤，因为这些细胞缺乏完整的修复机制。其他快分裂细胞（比如上皮的结构）也会遭受到一些伴随的损伤。在治疗计划的模拟试验阶段，对皮肤的相对固定点进行标记以帮助校正放射野。大部分患者在放疗完成后可能希望将这些点去除，但是应当鼓励她们保留这些点，如果将来对侧乳房需要放射治疗的话，可以避免放疗区域的重叠。

通常治疗过程为每周 5 天，共 5 ～ 6 周。整个乳房的放疗总剂量为 5000cGy（50 Gy），采用切线照射野以消灭镜下病变，对肿瘤瘤床的补量约为 1000 ～ 2000cGy（10 ～ 20Gy）。关于局部补量有相当一致的意见，欧洲癌症研究与治疗协作组（EORTC）报道认为，因为多数复发是在原发部位，用局部补量的方法可以改进局部的肿瘤控制。这种术后分次放疗的方法成为了保乳治疗的标准方法。

通常乳房放疗后局部出现轻度的皮肤痕迹以及因组织萎缩和肿物切除而造成的轻度的体积不对称，如图 12.1 所示。

对非肿瘤分裂细胞的损伤可造成急性放射损伤和慢性放射损伤两种情况。急性放射损伤表现为皮肤水肿，一般在 12 ～ 24 个月内消失。皮肤附属结构（如皮脂腺和毛囊）可能会出现不可逆的损伤而导致皮肤干燥和皲裂。放射性皮炎的发生率高达 90%，大多数病例相对较轻并可很好耐受。可以使用抗生素、润滑剂及止痛药等支持疗法。皮肤的干燥脱皮是由于放射线损伤了位于表皮深层的形成表皮角质层的基底干细胞，即角质层的脱落。如果基底层进一步损伤，即暴露真皮层，会发生湿性脱皮。

肥胖患者、糖尿病人、吸烟者以及以往有过放疗的患者发病率明显增加。

慢性放射损伤表现为进行性皮肤萎缩、毛细血

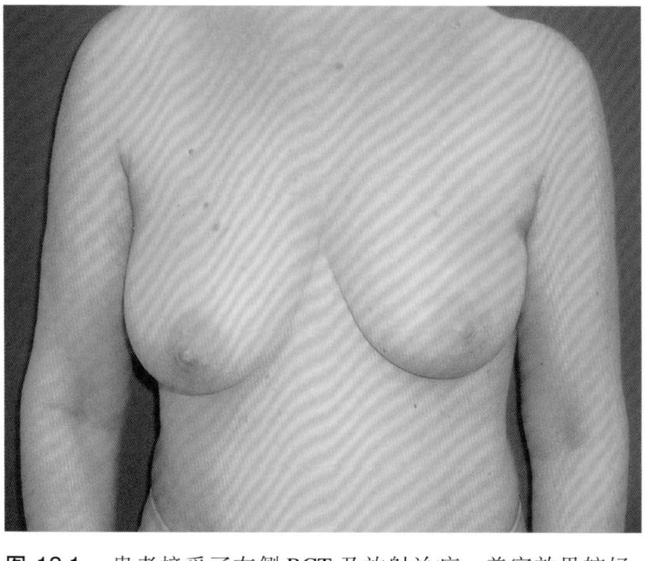

图 12.1 患者接受了左侧 BCT 及放射治疗，美容效果较好，与对侧乳房仅有微小差异。该患者在数年后发生肿瘤复发。

管扩张、色素沉着明显，因为在放疗区域前体细胞的丧失而致伤口愈合障碍、纤维化以及乳房体积的减小（图 12.2）。淋巴水肿既可以因腋窝手术导致，也可因放疗后淋巴管纤维化而发生（图 12.3）。其可能累及胸壁或者上肢。肥胖患者和全腋窝淋巴结清扫的患者发生风险更大。淋巴水肿的发生率为 9% ~ 14%。治疗方法有压力外衣，并应避免在患肢的一些操作，如血压测量和静脉切开术。使用压力袜套以及手法进行的淋巴引流是足够有效的保守方法。极少的情况下可以用显微血管吻合方法进行淋巴管重建或者进行分流手术。

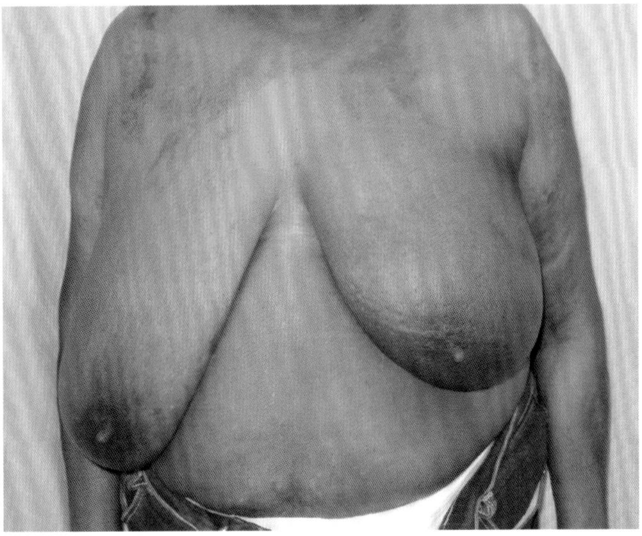

图 12.2　这名患者可能不是保乳治疗的理想适合者，她应当受益于肿物切除后的肿瘤整形方法的乳房缩小手术。图中显示左侧乳房肿物切除及放射治疗后，患者抱怨不对称。

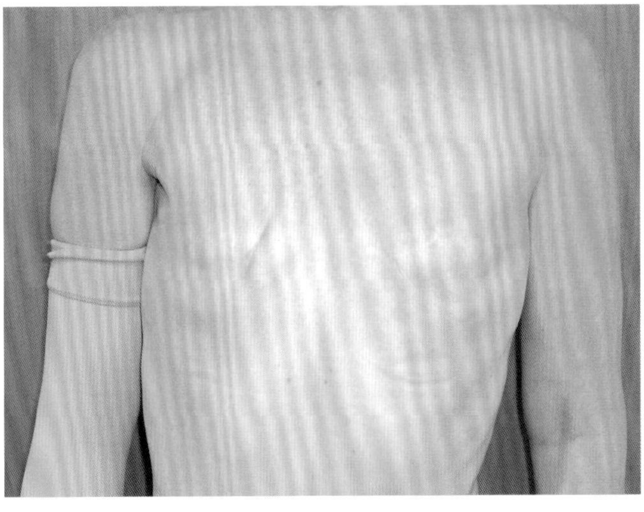

图 12.3　患者进行了双侧乳房切除和右侧放射治疗。与放射治疗及淋巴结清扫有关的右侧淋巴水肿采用压力外衣进行保守治疗。

表浅的黑素细胞迁移引起皮肤色素沉着过多，可能会持续若干年。疲劳很常见。可能发生肋骨强度减小或者骨折，特别在使用组织扩张器时受到硬化皮肤束缚的情况下。骨折可以通过 X 线平片或者骨扫描进行诊断。必须排除与骨转移有关的病理性骨折。采用保守治疗，通过静止休息和支撑方法让骨愈合。

疼痛和患侧肩活动范围受限可能与切除手术、腋窝淋巴结清扫及放疗都有关。常规医嘱进行物理治疗，多数患者可完全恢复其日常活动。

放疗后可能发生诱发的恶性肿瘤，发生率为 7% ~ 8%。研究显示，与放疗相关的继发性非乳房恶性肿瘤有 1% 的绝对增加，例如淋巴管肉瘤、肺癌及肉瘤。

1% ~ 7% 的患者可能发生放射性肺炎，表现为干咳及（或）低热。理论上心包炎和冠状动脉损伤仍是人们关注的问题。有所担心的是左侧乳房的放疗（左侧乳腺癌比右侧乳腺癌略常见）可能导致冠状动脉纤维化和硬化。这可在从前的方法中见到，而当前的方法可将冠状动脉放射损伤风险降至最小。这个风险受到关注，特别是由于很多用于治疗乳腺癌的化疗方案也同时包含有心脏毒性的药物（比如阿霉素和赫赛汀）之后。另外，用游离皮瓣进行的乳房重建可能获取胸廓内血管作为受区血管，并且使它们不可用于将来冠状动脉的再血管化——这是理论上的限制，因为多数冠状动脉疾病可以通过血管成形术、斯坦特固定模或者静脉移植来进行治疗。在美国妇女中，乳腺癌是最常见的癌症，但最主要的死亡原因仍然是冠状动脉疾病。

保乳治疗

适应证

总的说来，65% 的乳腺癌分级为早期（Ⅰ或Ⅱ期），其中 3/4 适合保乳治疗（BCT），或者说大约一半的乳腺癌适合。在适合 BCT 的患者中，大约 20% 选择了乳房切除术。

1985 年的 NSABP-B06（美国国家乳腺癌、肠癌外科辅助治疗研究项目）研究显示，对于早期乳腺癌的治疗，BCT 与乳癌改良根治性乳房切除术相比较有着相同的 5 年生存率。BCT 率在合适的患者中达 10% ~ 50%，并且依赖于诸多因素，例如转诊方式、多学科团队的存在、患者的教育水平以及普遍的文化标准。患者满意率为 75% ~ 95%，但很多患者指出有明显的不对称。多达 30% 的患者可以得益于整形手术。除了随机对照研究比较了肿块切除术+放疗与乳房切除术，还有单纯肿块切除术与肿块切除术加上放疗的随机研究。肿块切除术 5 年的局部复发率为 30% ~ 40%，当结合放疗时复发率降至 10%。一项最新的 10 个随机研究的荟萃分析显示：结合放疗后有大约 17%的复发率绝对下降。保留乳房是当前势不可挡的思维潮流。

- **早期肿瘤。**随机对照研究显示 BCT 对于Ⅰ或Ⅱ期肿瘤是安全的。甚至某些Ⅲ期肿瘤也是 BCT 的适应证，这主要依赖肿瘤的大小。
- **小的肿瘤。**理论上讲没有大小的上限，只要通过不产生变形的切除就可以获得切缘阴性。但是，因为担心切缘的问题，大体积的肿瘤可能被认为不适合做保乳手术。应予进一步的影像检查以排除其他病灶，并且在进行 BCT 前可能需要另外的影像引导下的活检加以确定。
- **单病灶疾病。**以前，广泛的导管内肿瘤成分（extensive intraductal component，EIC）被认为是 BCT 成功率低的预示；但是只要在肿块切除术中获得切缘控制，单病灶疾病甚至有 EIC 也是 BCT 的适应证。EIC 最初因放疗被联合中心所描述，因为 DCIS 伴有浸润成分或者 DCIS 包含 25%的浸润性肿瘤而 DCIS 在周围腺体实质里。它不再排除 BCT。
- **患者喜好。**患者必须有保留乳房的愿望。多数适合 BCT 的患者确实选择了保乳治疗，但在适合的患者中有五分之一选择了乳房切除术。
- **以往美容性乳房增大术。**以往的乳房增大整形不是禁忌证，并且假体不是必须取出。这同样适用于假体在肌肉下或者在腺体下。

禁忌证

因为有与放疗相关的不可接受结果，某些情况下无法行 BCT。每个规则都有例外，但对于下列的禁忌证有着广泛的共识。鉴于此前提到过的告诫，其中有些属于相对禁忌证。

- **不能获得未受侵及的切缘。**某些肿瘤可能足够广泛或者与胸壁足够近，以致采用肿块切除术的方法达到切缘阴性的足够清除是不可能的。当所有可发现的疾患不能被根除时，不要试图进行 BCT。
- **不够美观。**BCT 的目标是保留乳房，所以如果肿块切除术的可能效果是变形和美容效果差，患者很可能会不满意（图 12.4）。特别是当小乳房准备进行比例过大的切除时，乳房切除术可能是更合适的选择。其他可能有不满意外观的情况是肿瘤位于乳晕下或者切除会形成不好的瘢痕走行。最近的研究显示，大约 25%接受 BCT + XRT 的患者对美容效果相当不满意而需要转诊到整形外科。腋窝清扫不影响美学效果。
- **以前的放射治疗。**如果胸部或者乳房的部分区域以前由于乳腺癌接受过放射治疗或者接受过斗篷野照射（如霍奇金淋巴瘤），那么该患者不适合做 BCT + XRT。如果全身剂量可能超量，这个患者也不适合 BCT。如果乳房、皮肤、胸壁的全部耐受剂量超量，可能造成皮肤损伤、溃疡形成及不可逆转的放射损伤。另外，在某些特别情况下，可能仍然需要考虑病灶的放射治疗。
- **局部晚期肿瘤或炎性乳癌。**我们认为这些疾患不适合用 BCT 治疗，原因是高度恶性的肿瘤特性和局部病灶控制失败的高度可能性。
- **逻辑范畴。**必须尊重患者的喜好和自主权。在医学上，家长式管理的墨守成规模式正在让步于医患联合做出决定。一些患者有充足的理由喜好

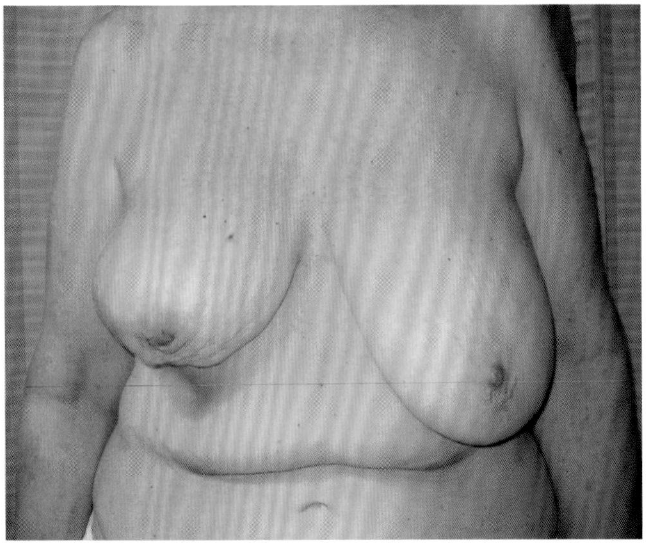

图 12.4 此患者进行了右侧的 BCT，一段时间后出现明显的不对称。发现复发后需要进行右侧乳房切除术。

BCT或者乳房切除，甚至是当这些理由在医生看来显得不很合理时，理想的患者必须是掌控其自身行为的主人。受自身经济条件所限，其中包括无力承担前往某一放疗中心的旅费、难以接受皮瓣移植并承担相应风险等，患者可能只好选择乳房切除术而不是BCT。值得一提的是，由于关节炎、损伤或者脊柱畸形（如脊柱后侧凸）而不能耐受平躺于放疗床上可能同样使得患者不适合BCT。

- **胶原血管疾病。**活动性硬皮病或者狼疮在放射治疗后有可能产生对皮肤和软组织的不利影响。一般来讲，这样的患者不应考虑BCT而是进行乳房切除术。有风湿性关节炎的患者不在禁忌证之列。
- **BRCA基因状态。**有明显家族病史和（或）BRCA基因测试阳性的患者应考虑采取可减少风险的治疗方法。如果她们在将来某个时间考虑对侧预防性乳房切除术，那么接受BCT并承受了XRT的副作用而在将来又将乳房切除，这可能是不合适的。这一点仍存有争议，而且在BRCA1或BRCA2基因有种系突变的患者中关于BCT功效的研究尚不明朗，因为虽然在患侧乳房内可能不会复发，但可能有新生肿瘤在患侧乳房或对侧乳房中出现。
- **怀孕。**怀孕妇女应当避免放疗，因为这对发育中的胚胎有明显的影响，胚胎对辐射的诱变作用的耐受力很差，尽管散射强度会很低。子宫内的胎儿若暴露在射线下会大大增加罹患因辐射引起的恶性肿瘤的风险。
  - 告诫。无论如何，如果孕妇的孕期还很长，那么她可以接受肿块切除术和淋巴清扫术而在产后开始放疗，对怀孕的患者进行BCT和XRT是可能的。有数据显示，直到术后10周开始放射治疗对局部控制仍然是有效的。
- **多灶肿瘤。**当2个或更多个独立病灶出现时，可能的挑战是要求在切除病灶时尽量不引起乳房形态上令人难以接受的改变或避免在小体积乳房上做比例过大的切除。
  - 告诫。如果所有肿瘤都在同一象限并且可通过同一个切口切除并达到切缘阴性，那么就可以进行BCT。
- **大乳房。**肿瘤放疗医生通常认为，大而垂的乳房因剂量难以均一、位置不固定和腺体的穿透性差而不适合放射治疗。此外，大的对侧乳房会干扰射线的角度，影响其达到患侧乳房。这类患者常常建议接受全乳房切除术。图12.2显示的是一位不适宜行BCT的患者。
  - 告诫。总之，要牢记肿瘤整形的原则，如果能够通过乳房缩小的形式进行肿瘤切除术而对侧乳房可同时进行对称性缩小术，那么这些患者有可能转化为BCT的适合者。当采用乳房缩小的方式时，如本书其他章节所述，必须遵循肿瘤学的原则：在肿瘤瘤床放置不透射线的夹子，采用个体化切除方式以确保肿瘤切除，选择合适的皮瓣蒂以保证残存腺体组织的血供，并且进行术前对侧乳房的X线照相。此外肿瘤整形概念还包括将乳头-乳晕复合体居中、通过潜行分离皮肤来关闭腺体缺损、对侧乳房塑形以及沿美学单位接合处做切口（如在乳房下皱襞、乳晕周边区域或者乳房中线等处）。

复发的预警信号

BCT和XRT的目标是控制乳腺癌局部复发的风险。复发有可能较晚出现，但75%的复发将会在5年内出现。有报道的较晚的局部复发甚至出现在最初BCT的几十年后。放疗仅是一种局部的治疗，并不能提供全身的控制。原发肿瘤的某些特性会增加复发的风险。

- **多灶肿瘤。**超过乳房一个象限范围的癌肿会增加复发的风险。然而这并不是绝对禁忌证。
- **淋巴血管的侵犯。**在组织学上，淋巴血管的侵犯意味着肿瘤有较高复发风险。
- **阳性或不确定的切缘。**放疗作为辅助治疗的作用是在所有检测出的肿瘤被切除后来控制局部复发。由此，切缘阳性应在可能情况下予以手术处理，而不确定的切缘应当考虑在尽量不使乳房变形的情况下进一步切除。
- **广泛的导管内肿瘤成分（EIC）。**这可能是肿瘤在导管内扩散的一种标志，只要切缘是阴性的，EIC不是BCT的绝对禁忌证。但它的确将患者置于局部复发的高风险状态。

非复发预测因素包括雌激素受体的情况、组织学分级、淋巴结情况以及HER2/neu的表达。具有

BRCA1 或 BRCA2 的患者并没有局部乳房内复发的高风险，因此适合接受 BCT。不过，那些喜好对侧预防性乳房切除并以此作为减少风险的措施的患者应接受乳房切除术为更好。图 12.5 显示的是图 12.1 中的同一个患者，其左侧 BCT 有很好的效果，但目前又出现了复发。尽管监测不是 BRCA 阳性，但有明显的乳癌家族史，该患者选择了右侧乳房预防性切除术，其左侧也因复发而接受了乳房切除术。值得注意的是，以前放疗过的一侧不再需要上提固定术，因为皮肤由于放疗而收紧了，但预防性切除的右侧需要一个垂直切口方式的乳房上提固定术。

乳房切除术后的放射治疗

适应证

对于 3 个以上淋巴结转移的乳房切除术患者实施放疗可提高其存活率。PMRT 对于提高晚期患者的存活率和加强局部控制方面效果显著。放射治疗安全性的增强使得适应证标准进一步扩大，在某些情况下 PMRT 用于仅有 1 ~ 3 个腋窝淋巴结阳性的患者。早期乳腺癌研究试验协作组（EBCTCG）的分析数据显示放疗后患者存活率提高，并且放疗区域应包括胸壁、锁骨上和内乳淋巴结。有更多数据表明，有些医生仅对内侧的肿瘤进行内乳淋巴结放疗，但该治疗对于临床上腋窝淋巴结阴性的患者来说也很重要，对于腋窝淋巴结阳性的患者就更为重要。

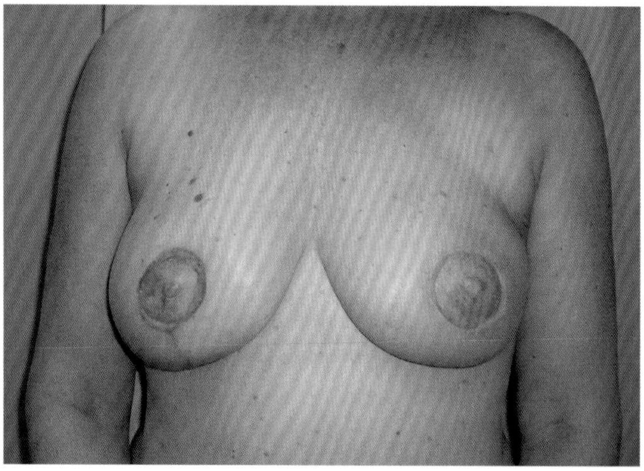

图 12.5 在图 12.1 中显示的患者现在接受了左侧治疗性乳房切除术、右侧预防性乳房切除术以及双侧即刻 DIEP 瓣重建。

禁忌证

患者的某些特性使得她们不适合接受 PMRT。

- **以前的放射治疗。**超过总的允许剂量可能会造成损伤后果，如放射性骨坏死、溃疡、肋骨骨折以及继发恶性肿瘤。
- **患者不情愿。**尽管有明确证据显示术后治疗效果好，但患者仍有可能出于各种合理和不合理的原因而拒绝接受治疗。有些患者对放疗及其对肺部或者心脏的影响、其诱发继发肿瘤的可能性以及重建后的外形极为恐惧。患者及其家人应从具体情况出发，尽量克服这一恐惧心理。
- **胶原血管疾病。**有活动性硬皮病或者狼疮的患者在放疗后易出现损伤加速，应就放疗在整个乳癌治疗中的作用与患者全面沟通。
- **怀孕。**正如前文关于 BCT 的阐述，乳房切除术后放射治疗可在术后 10 周开始进行并可有同样的功效。应到患者产后再实施放射治疗。

治疗方式

过去 20 年来，乳腺肿瘤治疗方法和技术的巨大进步带来了很好的肿瘤治疗结果和很好的效果。在 BCT 中，全乳房照射堪为标准，还有一些其他的替代方法正在试用并被接受。部分乳房照射（partial breast irradiation，PBI）或者加速部分乳房照射（accelerated partial breast irradiation，APBI）作为目前一种先进的方法，在给予生物有效剂量的同时可以缩短原定 5 ~ 7 周的患者来放射治疗中心的治疗期。他们将放射线照射于肿瘤瘤床及邻近的周围组织，因为这是肿瘤复发的高风险地带。

PBI 方法可以分为远距离照射或近距离照射。依据方式的不同，PBI 可以是每天 2 次、共 5 天或者每天 1 次、分成 15 次。

远距离照射

- **术中远距离放疗。**在肿块切除的时候，患者可以在伤口闭合之前使用一次大剂量的光子或电子照射。来自欧洲肿瘤协会（European Institute of Oncotogy）的报道称，术中放疗经过 4 年的随访，没有严重的副作用，局部复发率为 0.5%。一项回顾性研究报道 355 名不适合传统手术后放疗的患者用电子束进行了全剂量术中放疗（intraoperative radiotherapy with electrons，ELIOT），在没有连续临床试验的长期观察结果的情况下，这种治疗相当于对适合 BCT 的有单独病灶浸润性乳腺癌患者的针对性放疗。典型的剂量是术中 21Gy，生物学等效于标准分次中的 58 ~ 60Gy。

ELIOT 可能是那些因为以前存在的疾病皮肤、皮下组织、对侧乳房以及肺部敏感性增加而不能忍受传统分次治疗的患者的新兴选择。

- **术后远距离放疗**
  - *调强放疗*（intensity-modulated radiation therapy，IMRT）已经显示出改进剂量的均匀一致性，并且局部控制等同于 BCT 情况下的传统放射治疗。已经有研究报道采用固定多叶准直器（sMLC）的 IMRT 方法，在一项 281 名患者的试验中，56% 发生 0 或 Ⅰ 度急性皮肤毒性；43% 发生 Ⅱ 度急性皮肤毒性；只有 1% 发生 Ⅲ 度急性皮肤毒性。99% 的患者在放疗后 12 个月时的美容效果非常好或好。没有发现皮肤毛细血管扩张、明显纤维化或持续的乳房疼痛。这种显著的均匀性在保持乳房照射的效果同时，可能有助于减轻急性和慢性毒性。
  - 三维适形放疗在 Ⅰ / Ⅱ 期试验中显示出很有前途的效果。涉及的靶体积是肿瘤瘤床加上 1 ~ 2cm 宽的边缘，由乳房切除后的 CT 检查确定。常规进行的疗程 10 天，分成 5 次，总剂量范围在 25 ~ 30Gy。早期报告显示其美容效果和肿瘤控制效果令人鼓舞。

近距离照射

- **组织间近距离照射。**在肿块切除时置入通过腺体的中空导管，并且在模拟后用远位的装入器装入放射源，通常是 ^{192}Ir。目前在 Tufts 的 Ⅰ / Ⅱ 期治疗方案中，放射剂量是针对肿瘤瘤床和 2cm 宽的边缘，总剂量为 3400cGy，分 10 次，每天 2 次，共 5 天。毒性（皮肤、皮下组织、疼痛、脂肪坏死）由放射治疗肿瘤组标准（Radiation Therapy Oncology Group criteria）进行评价；美容效果用以前公布的分级来评估。局部复发率在 5 年时为 6.1%。脂肪坏死在治疗后 6 个月内没有发现，但在高峰期有 18% 的发生率。中等至严重的皮下毒性见于 35.7% 的患者。美容效果低于非常好一级的比例为 20%。其他试验有用 ^{137}Ce 代替 ^{192}Ir 作为放射源。
- **腔内近距离放疗。**近距离放疗设备（Cytyc Corporation，Marborough，MA）为一双腔球囊导管，在手术时置入。5 天后，计算机控制的高剂量率（HDR）设备将放射源（^{192}Ir）输入进行近距离治疗，放射源在治疗间隔期间取出。第五天时，球囊从原切口取出。

来自 Rush 医学中心一项对 70 例患者至少随访了 6 个月的近期研究显示：粗略的失败率约 7%。另外一份研究报告了 70 例患者的 5 年效果，其中只有 43 例用近距离放疗方法完成了加速部分乳房照射（APBI）。给予的剂量为 34Gy，5 天内分成 10 次。对一些患者来说，手术空腔与球囊放置或皮肤间隔不适合。感染率为 9.3%，血清肿发生率为 32.6%。在超过 5 年随访的 36 例患者中有 83.3% 达到很好的美容效果。有 2 例严重感染。无对侧乳腺癌发生。

在随后一份 1400 例患者的报道中，有 23.9% 的患者发生乳房血清肿（有症状的为 10.6%），有 1.5% 的患者发生脂肪坏死。在 37.5 个月的中期随访中，3 年内同侧乳房肿瘤复发率为 1.79%。

这些早期的报道都强调了为这一发展中的技术选择恰当患者的重要性。

重建的时机和类型

乳房重建是一项具有挑战性的艺术，因为重建的乳房必须同时是性感的、柔软的、并且患侧乳房与对侧乳房相对称。通过将重建方法按照患者的生活方式、喜好以及供区的可用情况加以修改，这些目标一般是可实现的。重建方法的两大类是基于自体组织的重建或者基于假体的重建。一旦放射治疗介入后，无论是以前的还是预期的，两类方法都将发生微小变化。

在照射过的组织结构上手术是无法预测的。我们可以预料到最后愈合需要更长的时间，超过通常情况下的 6 周，因为愈合的每一步都迟滞了。皮瓣的潜行分离应当受到限制，因为常规的长宽之比改变了。皮肤和其下的肌肉筋膜层通常变硬、出现硬结并且它们的黏弹特性降低，如张力变小及皱缩。即使做切口之前没有在皮肤上察觉到，毛细血管也明显扩张并且可能出现慢性红斑，常常分辨不清而当做蜂窝织炎处理。无论埋在皮下或者提升的组织中都有着不同的程度的脂肪坏死。患者对放疗的反应有很大的可变性，尽管这些变化可预知，但变化的程度是不能预测的，因此建议谨慎行事。

不幸的是，美容效果也是多变的。照射过的组织因为不像未照射组织那样柔顺，使得治疗计划和预期效果往往与整形外科的常规相异。例如，在典型的乳房缩小术中，整形科医生会预知并弥补“基底突出”及瘢痕并且调整“下沉”的情况。在放疗后的乳房缩小术中，“基底突出”发生程度很低，单侧乳房缩小的美容效果可能非常好。但是，未照射的乳房可能会“下沉”，从而造成逐渐明显的不对称，因为两侧乳房将有完全不同的愈合途径和过程。图 12.6 显示的是双侧乳房缩小的患者及其不同的愈合方式，她是图 12.2 显示的同一个患者。在垂直方式的乳房上提固定术及缩小术中，这种情况会进一步明显。

可能的挑战是放射损伤的后遗症，所以有时需要通过适当方法进行“缺损的再现”。来自法国巴黎 Institut Curie 的研究显示，5%的患者有难以接受的美容效果，对于 BCT 的不好效果，她们可以进行全乳房切除和即刻乳房重建。

放疗完成后等待多长时间可以进行手术尚无一致的意见。当然应当等到可见的损伤体征（如硬化和水肿）减退以后。这个时间点必须适应患者的情况，手术可能在 XRT 后 3 个月至 12 ~ 24 个月进行。这可能扰乱了患者的日程安排，因为患者都渴望结束她们的治疗。

在适宜的情况下，即刻重建会得到优于延迟重建的美容效果，因为保留皮肤的乳房切除术的所有潜能都可以用于重建，而不受是否将进行照射或已经经过照射的影响。使用组织扩张器或者自体皮瓣进行即刻重建时可能只有单一的手术瘢痕，而在使用皮瓣的延迟重建中，会有很大的皮岛加入造成不止一条可见瘢痕。可能的话，这些附加的瘢痕要放在美学单位的接合处，比如乳晕周边或者在乳房下皱襞中。

重建的两大类方法是假体和皮瓣。

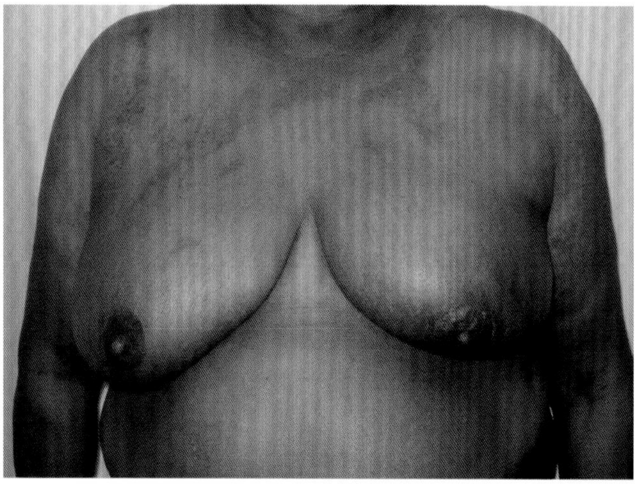

图 12.6　图 12.2 中的患者接受了双侧的乳房缩小手术。由于她有肿块切除及放疗的病史，左侧蒂的设计经过了修改。

扩张器 / 假体重建

放射治疗前

在曾经进行过 BCT 即经过肿块切除术＋ XRT 的患者中，当有复发时，放射损伤将困扰重建的进行。整形外科业已确立的原则是，在以往照射过的胸部进行使用假体的乳房重建将有很高的并发症发生率。感染、包膜挛缩、假体受损 / 假体暴露、疼痛及不对称的发生将增加。图 12.7 和图 12.8 显示的是一例使用假体重建和 PMRT 的患者，起初效果很好，随后由于感染丧失了左侧的假体。图 12.9 显示的是一例严重包膜挛缩的患者，是图 12.3 中显示的术前有单侧淋巴水肿的同一个患者。

患者对放射治疗反应如何有巨大的可变性，并且与患者所进行的乳房切除术的特殊情况有关系，比如皮瓣的厚度如何、肿瘤与皮肤距离如何。如果患者有其他伴随疾病（如糖尿病或者吸烟），也都将对重建的成败产生影响。

对皮肤边缘的成活力必须一丝不苟地进行检查，因为用肉眼观察来确定是非常困难的。一些医生用荧光素和 Wood 氏灯来检查灌注情况，而其他医生依靠临床观察。由于放射治疗，胸大肌可能已经萎缩和（或）变硬，无撕裂可能不能松动并且可能丧失了原本具有的柔顺性。组织扩张器内可能要减少初始注水量，并且在每次注水扩张时也需要少量注水，注水次数要多于无照射的情况。

放疗计划

那些依据肿瘤大小、切缘及淋巴结情况将要进行 PMRT 的患者应当被告知，在这种治疗方案下使用假体重建的效果是有局限的。肿瘤整形的原则要求整形重建不应当推迟辅助治疗，如化疗和放疗。于是，患者可能在组织扩张器注满或达到目标量之前就得进行

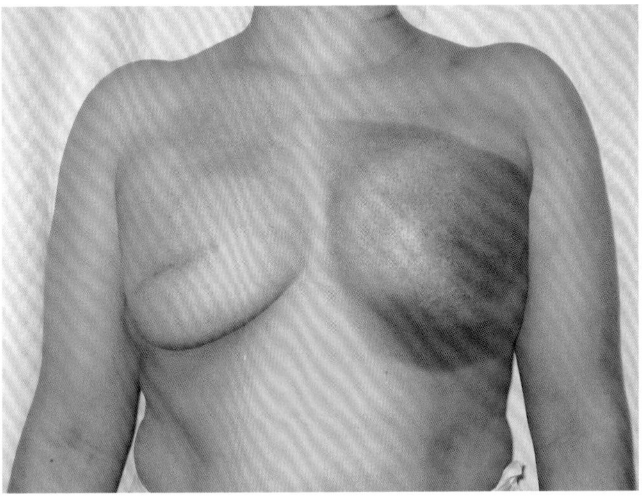

图 12.7 患者左侧乳房进行了改良根治术和放射治疗以及假体植入，右侧乳房进行了预防性乳房切除和假体植入。左侧可见明显的色素沉着，但没有包膜挛缩。

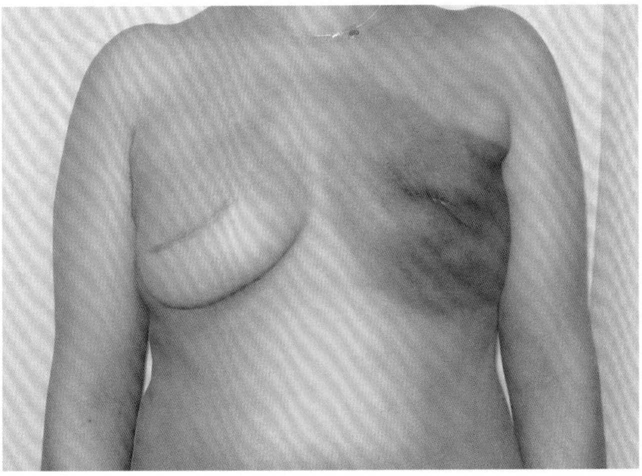

图 12.8 在上图的患者左侧发生了感染，需要取出假体。在放射治疗的情况下，植入假体有很高的并发症发生率。

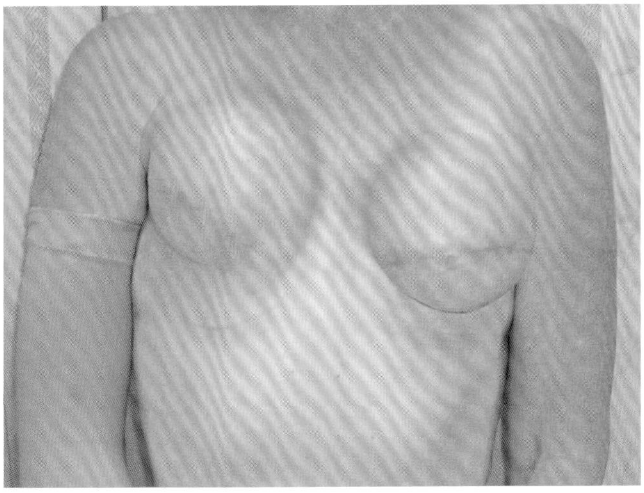

图 12.9 图 12.3 中显示的患者进行了双侧假体植入重建。注意右侧在放射治疗前出现了包膜挛缩。

肿瘤的治疗。重建计划可能得暂停至那些必要的肿瘤治疗完成且患者有时间进行恢复以后。多数组织扩张器有磁化铁结合一体的注射壶，所以不适合 MRI。对侧乳房或者身体其他部位的 MRI 检查应当在扩张器植入前完成。但是，扩张器对放疗没有任何妨碍，因为自注射壶的射线散射在临床上是不明显的。罕见情况下，扩张器的形状干扰完成放疗计划需要的向量。在这种情况下，扩张器可以抽出液体直到放疗完成以后，然后在最后手术前再注水扩张。

并发症处理

针对包膜挛缩的高发生率可以进行超量扩张以阻止包膜的收缩作用，或者在扩张器更换为长久假体时进行包膜切除。照射过的皮肤易于收缩包裹着深方的胸壁轮廓，好像“突然下降”造成乳房外上极假体边缘明显的分界线。这些轮廓的不规则可以使用生物材料来矫正，比如人类异体脱细胞真皮（LifeCell，Branchburg，NJ 生产）或者游离脂肪。这在同意接受自体脂肪移植的同时仍然充满争论，因为会有脂肪坏死导致乳房内分辨不清的钙化的担心。局部皮瓣如胸背动脉穿支（TDAP）皮瓣、侧胸皮瓣或者肋间动脉穿支皮瓣等可以用来动员血供好的组织移转至缺损区并改善轮廓上的不规则。

如果存在顽固的并发症，患者可能需要转为自体组织的重建。

自体皮瓣的重建

放疗前

如果患者在以往为 BCT 而进行过放疗，那么用自体组织进行再造提供了达到满意效果的最大可能。因为健康、有良好灌注的组织可以移转至照射过的区域，它可能愈合良好并为照射过的组织提供支持。背阔肌肌皮瓣或胸背动脉穿支皮瓣（基于背阔肌肌皮瓣相同的血管，但是保留了肌肉）可以利用背部组织的松弛。但是必须探测这些供应血管，因为以前曾行乳房切除术和（或）腋窝清扫的患者可能已不再有开放的胸背血管。来自前锯肌支相关血流的逆向灌注仍可以让背阔肌肌皮瓣及 TDAP 瓣进行使用，即使原始的血管蒂已经不再开放。

同样，如果从腹部进行带蒂的 TRAM 瓣移转，最好基于对侧未照射过的腹壁上血管而不依赖于照射过的血管蒂。使用游离皮瓣（游离的 TRAM 瓣、游离的 DIEP 瓣或者游离的臀动脉穿支皮瓣）的情况下，即使以往照射过的胸廓内血管或者胸背血管通常还是足以胜任的，但是以往的照射确实使解剖更加费力，血管更脆弱，并且游离移植的成功率可能比使用没有照射过的血管要低 2% ~ 4%。无论如何，成功的重建是可能的，图 12.10 中显示的是保留皮肤的乳房切除术与即刻游离皮瓣重建，与图 12.4 中显示的是同一个患者。

放疗计划

当计划进行自体组织重建并且存在进行 PMRT 的可能性（如因为多个淋巴结阳性）时，医生可以考虑移转一个大些的皮瓣以补偿以后的萎缩，或者埋置一个扩张器以在完成 XRT 后用皮瓣替代。来自 MD Anderson 癌症中心的经验显示：在进行了即刻自体组织重建的患者中，有 24% 需要额外的皮瓣来矫正皮瓣的收缩，有 22% 保持了正常的乳房体积。37% 的患者发生严重的色素沉着，56% 的患者重建乳房较硬并且 78% 的患者失去了对称性。当与 1443 例无照射过的 TRAM 瓣重建患者比较时，以上发现具有统计学上的显著性。在我们医院，最常考虑的是“延迟—即刻”策略，即在放疗期间埋置一个扩张器，然后在放疗结束 3 ~ 6 个月后取出扩张器并进行自体组织重建，这样可以防止伴随着皮瓣照射后不可预测的体积、外形及对称性丧失的发生。

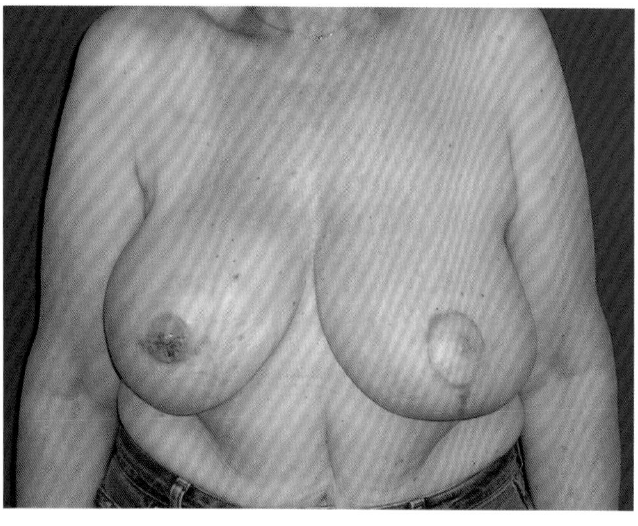

图 12.10 图 12.4 中的患者接受了以肿瘤整形原则进行的右侧乳房切除术，保留了皮肤包被并且用游离 DIEP 瓣进行了重建。左侧乳房为了对称进行了缩小。

令人关注的是，在此阶段约 15% 的患者选择将扩张器换成假体而不是进行需要更长时间手术的自体组织重建。当患者被告知关于假体重建在照射过的瘤床有很高的并发症发生率时，她们常常对效果表示满意。其余 85% 的患者继续进行了自体皮瓣重建，就像对待经过“以往放疗”的患者一样。图 12.11 显示的患者拒绝“延迟—即刻”重建而是接受了乳房切除术和 PMRT，然后进行了延迟重建。在重建以后（图 12.12），皮瓣温暖、柔软且没有脂肪坏死，而周围皮肤仍然硬化并有毛细血管扩张。效果还是好于即刻皮

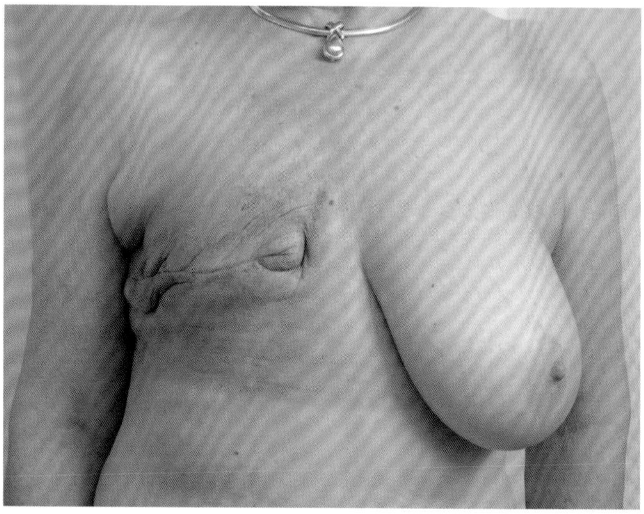

图 12.11 图 12.10 中的患者接受了右侧乳房切除以及术后放疗。由于放疗，她的皮肤发生了少有的毒性反应。

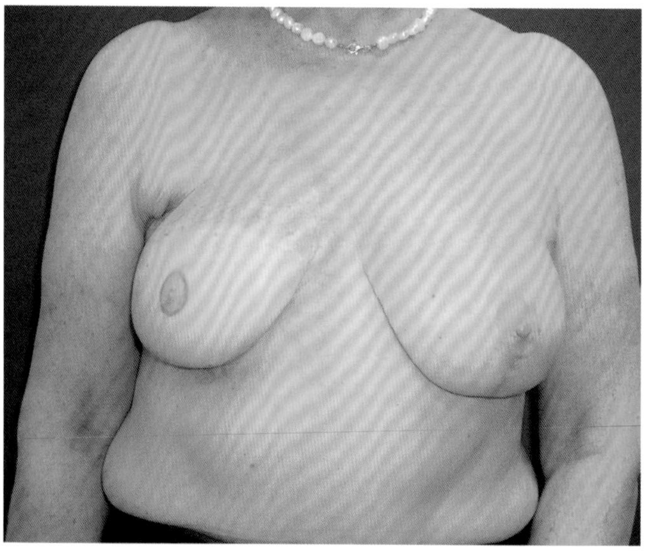

图 12.12 图 12.11 中的患者接受了用游离皮瓣进行的延迟重建，皮瓣血管与胸廓内动、静脉进行了吻合，乳房上极进行了脂肪游离移植，对侧乳房进行了缩小手术。

瓣重建接着放疗的情况，但不如在 PMRT 中有扩张器间隔的效果好。

并发症处理

自体组织重建的并发症最常与部分或者全部移转组织的丧失有关。如果发生，局部组织的重整可以解决问题。在整个皮瓣丧失的例子中，一旦皮瓣失败的潜在原因清楚并解除后，必须征用第二个皮瓣（最常见为游离皮瓣）。在游离皮瓣移转的例子中，供选择的供区血管如胸背动静脉、胸廓内动静脉、对侧的乳房血管或者胸肩峰血管可能必须进行解剖。

针对部分缺损的重建选择与完全缺损的重建非常相似。偶尔会有肿块切除后缺损的患者希望用一个小假体来掩饰缺损。这是可能的，但是这样改变了乳房的形状，常常必须在对侧乳房也植入假体才能达到相似的形状和大小。两侧假体必须是不同体积，需要补偿肿块切除掉的体积以及 XRT 的继发作用造成萎缩所失去的体积。

如其不然，患者可能选择自体组织来修复 BCT 的缺损。因为重建的效果是与缺损成比例的，患者可能不想有肿块切除术＋ XRT 以及重建两者的缺点。但是，如果 BCT 后的效果不是美容上可接受的，那么部分缺损的重建则是需要的。局部皮瓣可以包括肋间动脉穿支皮瓣、TDAP 皮瓣、侧胸皮瓣、背阔肌肌皮瓣、TRAM 瓣、游离 TRAM 瓣或 DIEP 皮瓣，这要依据缺损的大小。极少的情况下，如果 BCT 的效果很差，可能需要完全的乳房切除并进行完全的自体组织重建。

值得一提的是，那些寻求 BCT 术后缺损修复的乳腺癌患者所面临的一个社会经济学范畴的挑战是，这笔费用有可能不在其保险公司承保范围之内。1998 年的“妇女健康与癌症权利法案”（WHCRA）是一项联邦法令，明确指出了患者在乳房切除术后进行乳房重建以及在健侧乳房进行对称性手术的权利范围。它并不适用于已接受过 BCT 治疗的患者，尽管通常情况下已有第三方负担其 BCT 相关缺损的整形重建费用。

小　结

乳腺癌是一种常见病，目前正在以多学科联合的方式通过肿瘤内科医生、肿瘤放疗医生、肿瘤外科医生以及整形外科医生的协调努力进行治疗并已带来了治疗手段的进步。

放疗的辅助作用在乳腺癌治疗中起到了关键性的作用，使得保乳手术成为可能，就局部复发和总的生存率说来，保乳手术与乳房切除术有相同的效果。放疗方式的进展包括加速治疗以及部分乳房照射的方法已经占据主导地位。

保乳治疗所带来的一些挑战是在先前照射过的区域里如何处理需要乳房切除术的复发，或者如何解决可能由于肿块切除术及放疗造成的美容效果的受限和并发症发生的问题。整形手术通过使用假体的重建或者自体带血供的皮瓣修复缺损而能够应对这些挑战。

（李　比　张照辉　译）

进一步阅读

1. Intra M, Leonardi C, Luini A, et al. Full-dose intraoperative radiotherapy with electrons in breast surgery: broadening the indications. Arch Surg 2005; 140(10):936–939.
2. Veronesi U, Orecchia R, Luini A, et al. Full-dose intraoperative radiotherapy with electrons during breast-conserving surgery: experience with 590 cases. Ann Surg 2005; 242(1):101–106.
3. Veronesi U, Gatti G, Luini A, et al. Full-dose intraoperative radiotherapy with electrons during breast-conserving surgery. Arch Surg 2003; 138(11): 1253–1256.
4. Clough KB, Thomas SS, Fitoussi AD, et al. Reconstruction after conservative treatment for breast cancer: cosmetic sequelae classification revisited. Plast Reconstr Surg 2004; 114(7):1743–1753.
5. Clough KB, Cuminet J, Fitoussi A, et al. Cosmetic sequelae after conservative treatment for breast cancer: classification and results of surgical correction. Ann Plast Surg 1998; 41(5):471–481.
6. Clough KB, Kroll SS, Audretsch W. An approach to the repair of partial mastectomy defects. Plast Reconstr Surg 1999; 104(2):409–420.
7. Fisher B, Redmond C, Fisher ER, et al. Ten-year results of a randomized clinical trial comparing radical mastectomy and total mastectomy with or without radiation. N Engl J Med 1985; 312(11):674–681.
8. Tran NV, Evans GR, Kroll SS, et al. Postoperative adjuvant irradiation: effects on transverse rectus abdominis

muscle flap breast reconstruction. Plast Reconstr Surg 2000; 106(2):313–317; discussion 318–320.
9. Kronowitz SJ, Hunt KK, Kuerer HM, et al. Practical guidelines for repair of partial mastectomy defects using the breast reduction technique in patients undergoing breast conservation therapy. Plast Reconstr Surg 2007; 120(7):1755–1768.
10. Kronowitz SJ, Hunt KK, Kuerer HM, et al. Delayed-immediate breast reconstruction. Plast Reconstr Surg 2004; 113(6):1617–1628.
11. Asgeirsson KS, Rasheed T, McCulley SJ, et al. Oncological and cosmetic outcomes of oncoplastic breast conserving surgery. Eur J Surg Oncol 2005; 31(8):817–823.
12. Formenti SC, Rosenstein B, Skinner KA, et al. T1 stage breast cancer: adjuvant hypofractionated conformal radiation therapy to tumor bed in selected postmenopausal breast cancer patients: pilot feasibility study. Radiology 2002; 222(1):171–178.
13. Vicini FA, Sharpe M, Kestin L, et al. Optimizing breast cancer treatment efficacy with intensity-modulated radiotherapy. Int J Radiat Oncol Biol Phys 2002; 54(5):1336–1344.
14. Clough KB, Lewis JS, Couturaud B, et al. Oncoplastic techniques allow extensive resections for breast-conserving therapy of breast carcinomas. Ann Surg 2003; 237(1):26–34.
15. Swanson TA, Vicini FA. Overview of accelerated partial breast irradiation. Curr Oncol Rep 2008; 10(1):54–60.
16. Vicini F, Beitsch PD, Quiet CA, et al. Three-year analysis of treatment efficacy, cosmesis, and toxicity by the American Society of Breast Surgeons MammoSite Breast Brachytherapy Registry Trial in patients treated with accelerated partial breast irradiation (APBI). Cancer 2008; 112(4):758–766.
17. Benitez PR, Keisch ME, Vicini F, et al. Five-year results: the initial clinical trial of MammoSite balloon brachytherapy for partial breast irradiation in early-stage breast cancer. Am J Surg 2007; 194(4):456–462.
18. Bovi J, Qi XS, White J, et al. Comparison of three accelerated partial breast irradiation techniques: treatment effectiveness based upon biological models. Radiother Oncol 2007; 84(3):226–232.
19. Kaufman SA, DiPetrillo TA, Price LL, et al. Long-term outcome and toxicity in a Phase I/II trial using high-dose-rate multicatheter interstitial brachytherapy for T1/T2 breast cancer. Brachytherapy 2007; 6(4):286–292.
20. Spear SL, Onyewu C. Staged breast reconstruction with saline-filled implants in the irradiated breast: recent trends and therapeutic implications. Plast Reconstr Surg 2000; 105(3):930–942.

第 13 章

肿瘤整形手术后对侧乳房的处理

Maurice Y Nahabedian · Justin West

引 言

保乳治疗（BCT）或肿瘤整形手术后，对侧乳房的处理非常重要，然而这又常是乳房重建手术所忽视的部分。乳房重建手术提升了很多部分或全部乳房切除患者的生活质量，现在这已是人所共知的；然而，除非达到乳房对称，否则并不能让患者完全满意[1]。虽然没有对对侧乳房的处理，肿瘤整形手术也可能进行得很成功，但对于很多患者来说，对侧的手术还是有用的。在大量正常的乳房腺体被切除的肿瘤整形手术后，这尤为必要，否则会加剧体积或外形的不对称。虽然肿瘤整形后进行对侧手术的确切比例还未见报道，但有报告称在全乳房切除并即刻乳房重建后有 15% ~ 89% 的患者进行了对侧手术[2, 3]。

本章目的在于回顾在肿瘤整形手术背景下进行对侧乳房手术的方法、理论及原则。最常见的方法包括乳房缩小整形术、乳房上提固定术以及乳房充填术。在前面的章节中已经回顾了很多这些基本概念，但本章将主要集中在对侧乳房，其次在同侧乳房，因为这两者是相互依赖的。

适应证和禁忌证

对于很多肿瘤整形手术后的患者来说，对侧乳房的手术将改进乳房的对称性。基本上有三种不同的手术方法：乳房缩小整形术、乳房上提固定术和乳房充填术（框 13.1）。有体积大小差异的病例，可能适合乳房缩小整形；在外形轮廓上有差异的病例，可能适合乳房上提固定；而对侧乳房反而小的病例，可能适合使用假体的乳房充填术。这些决定的指导因素包括患者及其乳房的特点、手术时机、癌症分期、切缘情况以及术后的放射治疗。对侧乳房手术的禁忌证与患者的愿望、发生对侧乳腺癌的肿瘤学上的风险以及乳房的特点有关，以下将就这些因素做进一步论述。

术前病史及考虑

在向患者提供关于对侧乳房手术的意见时，有一些因素应当予以考虑。首先，医生应当确认对患者已经做了对侧乳房癌肿存在与否的全面评

框 13.1	
适应证	**禁忌证**
患者的愿望	乳房X线照相或MRI检查不正常
乳房检查正常	没有不对称
没有乳腺癌的证据	高风险患者
体积大小差异	
外形轮廓差异	

估。其次，医生必须确定患者关于乳房大小和形状的目标以及乳头乳晕复合体（NAC）的位置和大小。具有大乳房的患者应当被问及下列相关问题，如背部和颈部的疼痛、乳罩带勒出的沟痕及感染情况。肥胖、吸烟等效果差的风险因素应当提出来并适当控制。最后，应当使患者对对侧乳房乳腺癌增加的风险有所了解，并向其指出有关通过常规体检和乳房照相进行持续监测的重要性。

选择患者

可能从对侧乳房手术中受益的患者可分为两类：需要外形重塑及需要体积调整。所有这些患者有一个共同特点：她们都经过单侧肿瘤学的手术并且决定保存乳头乳晕复合体（NAC）。外观上的自然和对称的重要性不应当被低估。这些患者的年龄范围包括从年轻（< 30 岁）至老年（> 65 岁）；但多数为中年患者，已经有孩子，并且乳房变得越来越下垂和肥大。对于一些患者来说，最初的乳腺癌切除可能没有造成外形或者体积上可察觉的变化，并不需要进行对侧乳房的手术。但是在其他一些患者，肿块切除术或者部分乳房切除术可能引起可察觉的变化和两侧乳房的不对称。对于这些患者来说，对侧手术可能是有用的。

要求所有考虑肿瘤整形的患者做两侧乳房的影像检查：乳房 X 线照相或磁共振扫描（MRI）。对侧乳房存在异常将是单纯美容手术的禁忌证，需要做出肿瘤学的评估。患者应被告知在肿瘤整形手术后将对其患侧乳房进行放射治疗，并且在放射治疗后乳房外形可能改变。这一事实可能会影响到是即刻进行对侧乳房手术，还是延迟进行这一决定的作出。

手术时机

即刻或者延迟进行对侧手术的决定依赖于很多因素，其中包括患者的愿望、完全切除原发肿瘤的能力、对手术后和放射治疗后变化的认识以及肿瘤外科医生与整形外科医生协同手术的可行性。除了短期内患者的双乳将是不对称的这一事实，其长期效果基本上是一样的。很多患者愿意在一次手术中进行，主要的原因是双侧乳房可以同时进行手术。明显的体积或者外形上的不对称可能成为一些患者不满意的原因。

影响对侧手术时机的关键是完全切除原发肿瘤的能力。如果肿瘤小且局限，并且肿瘤外科医生自信肿瘤切除后有可接受的切缘，那么继发的畸形可以进行修复，为了达到对称的对侧手术可以同时进行。如果肿瘤比预想的要大且为多灶性或者切缘不能确定且对此存在担心的情况下，同侧及对侧乳房的重建应当推迟。有些患者可能会在看到初期手术的效果后再决定是否进行对侧的手术。这种处理的优点是切缘情况可以被病理证实，而且特有的不对称可被注意到。

最后要考虑的是肿瘤外科医生和整形外科医生之间协调安排的能力。显然，在延迟的对侧手术时这不是个问题，然而在即刻的手术时就可能会有问题。中等至严重程度的乳房肥大或乳房下垂的患者，可能需要乳房缩小整形术或者乳房上提固定术。很多医生支持在癌肿切除手术的同时处理对侧乳房，因为对侧乳房可以作为重建乳房的参照。即刻对侧乳房缩小也允许将切除组织做组织学检查，以便发现和治疗潜在的肿瘤。在另一方面，也有一些医生赞同延迟的方法，给予手术后和放射治疗后的变化以充足的发展时间。虽然仍得进行第二次手术，但赞同者认为这样做使得效果更可预见。

普遍认为手术中的肿瘤切除部分是由专业负责肿瘤切除的医生来完成的，而修复部分则由整形外科医生来进行。在某些情况下，肿瘤外科医生也能完成手术的重建部分。这时候，协调安排不是问题。然而在同侧及对侧乳房的重建部分更为复杂的情况下，则需要由专业于乳房重建的医生来完成。

肿瘤学的考虑

作为乳腺癌治疗团队的一部分，让整形外科医生熟悉乳腺癌治疗后患者所面对的癌症风险是很重要的。个人的乳腺癌病史是对侧乳房发生癌症的第一风险[4, 5]。有报告显示，曾患乳腺癌的妇女的对侧乳房发生乳腺癌的风险比其他妇女高 2 ~ 5 倍[6-8]。另有研究表明，发生新的癌症的风险大约为每年 0.5% ~ 1%[9, 10]。多达 5% ~ 10% 的原发乳腺癌患者将在她们一生的某个时间发生对侧的乳腺癌[6, 9, 11, 12]。

乳腺癌治疗后，建议患者通过体检和乳房照相来继续对乳腺癌的监测。建议为求对称而做过对侧乳房手术的患者在术后6个月做一次新的基础乳房X线照相。乳房X线照相和临床的阳性发现应当认为比没有患过乳癌的患者的可疑度更高[13]。乳房缩小整形术将改变乳房实质的结构并且造成微小钙化。但是，这些阳性发现与伴随其他乳房操作（如活检及肿物切除）所产生的变化没有区别。这些变化很容易通过有经验的影像医生从怀疑的病灶中分辨出来。已经证明乳房缩小不会干扰癌症监测[14]。

在有关对侧乳房新生癌肿及癌肿的检测方面，医生应当准备好回答患者关于在对侧乳房进行手术的风险问题。已有报告称某些对称性的手术方法有助于患者的癌症检测，并且作为降低风险的方法而可能使之受益。有报道称乳房缩小可以使患乳腺癌的风险降低28%[14]。进一步来讲，缩小对侧乳房可对乳房的病理状态进行评估。有一篇文献报道：在乳房重建中接受对称性手术的患者中，有4.5%的对侧乳房缩小标本被证实有隐性癌肿[15, 16]。

在保乳治疗或肿瘤整形手术后，有一小部分患者适合做乳房充填术。一般来说，这些都是小乳房的患者，如果没有被诊断为患有乳腺癌的话，她们可能会考虑乳房充填术。那些考虑或已经接受假体充填的患者应建议接受特殊的乳房扫描。对有假体的患者进行乳房X照相，在标准的头-尾及内-外-斜位观察时，有多达40%的乳房腺体可能会看不清楚。为此，开发出了专门的放置假体的观察方法[17]。用这一方法，在腺体下的假体会遮蔽35%的乳房，在胸肌下的假体会遮蔽15%的乳房。因此，应使患者知晓假体的存在可能会影响对乳腺癌的检测。

手术方法

手术解剖

乳房的血供来源于胸廓内动、静脉穿支，胸外侧动、静脉，胸背动、静脉，胸肩峰动、静脉以及肋间动、静脉[18]（图13.1）。乳房的感觉神经支配来源于T2 ~ T6胸肋间神经的前外侧支和前内侧支[19]。乳头乳晕复合体（NAC）的感觉主要来源于第4胸肋间神

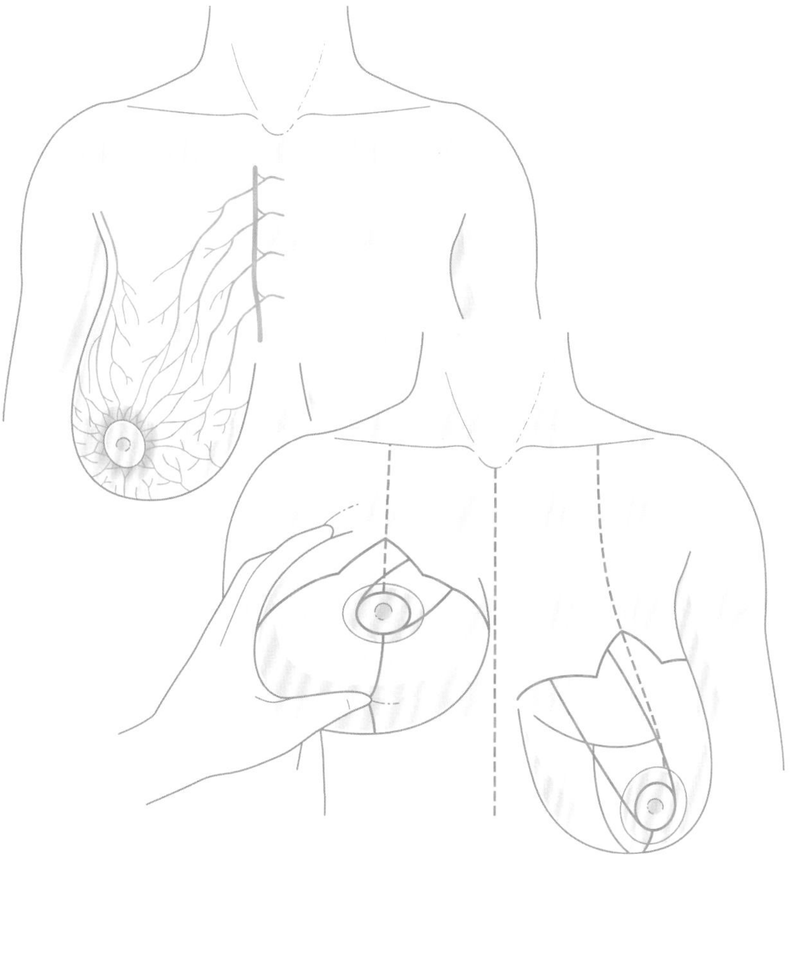

图13.1　初步的标记包括乳房中线、胸骨正中线以及下皱襞线。

经。当在乳房上设计并实施任何美容手术时，必须考虑血液供应和感觉支配。设计差的手术可能造成乳头乳晕坏死、乳头乳晕感觉丧失、愈合延迟、脂肪坏死以及持久的不对称[20-24]。乳房可以通过很多方法进行体积上的缩小或者改变形状。

以下将回顾作者青睐的乳房缩小整形、乳房上提固定及乳房充填的方法。将要回顾到的手术方法可以即刻进行（在肿瘤整形的切除时），也可以按照延迟原则进行。总的说来，乳房缩小整形在即刻或者按照延迟原则进行，而乳房上提固定和乳房充填总是按照延迟原则进行。乳房缩小方法可以是垂直瘢痕或短瘢痕方法，也可以是采用 Wise 法的传统的倒 T 形方法。具体的方法取决于整形外科医生的喜好和熟练程度。总体上，短瘢痕方法用于切除量小于 300g 者，而 Wise 法用于切除量大于 300g 者。乳房上提固定可以用很多方法进行，包括环乳晕方法、环乳晕及垂直方法以及倒 T 形或 Wise 方法。乳房充填很少应用，但在特定的病例中可以考虑。各种方法将在以下进行简要描述。

采用 Wise 法的即刻对侧乳房缩小整形术

术前标记

在单侧肿瘤整形手术后将要进行即刻双侧乳房缩小整形的患者中，有几点考虑很重要。首先，特定的缩小方法用于两个乳房时可能是不同的。这是因为切除的肿瘤位置的不同可能改变蒂的方位。整形外科医生应当对术后乳房形态有大体上的想法或认识。对侧乳房将作为患侧的参照。其次，患侧乳房将要进行放射治疗，而对侧乳房不需要，这可能导致患侧乳房的萎缩，因此患侧乳房重建后应当略大于健侧。

缩小手术前要画出几条重要的标志线，包括胸骨正中线、下皱襞线及乳房中线（图 13.2）。乳房中线是自锁骨中点向下的乳房中央线。通常乳房中线平分乳头乳晕复合体（NAC），但是当 NAC 向内或向外移位时，乳房中线将位于 NAC 的右侧或左侧（图 13.3）。NAC 的位置通常在乳房下皱襞（IMF）水平的乳房中线上。在两侧乳房上画出 Wise 法标记线（图 13.3）。

最终提供 NAC 血供的蒂部的位置需要特别考虑。对于上极的肿瘤，下蒂更可取。对于下极的肿瘤，上、内上或者内侧蒂更可取。对于内侧或外侧的肿瘤，蒂部的位置应有利于恰当填补所形成的缺损。通常蒂部位于缺损 180° 相反的位置。

方法

建议由肿瘤外科医生进行肿瘤的切除。如果肿瘤位于 Wise 法的标记线之内，那么切口可以位于标记线上或者在标记线内（图 13.4）。如果肿瘤在 Wise 法的范围外，切口可能必须延长以便进行切除（图 13.5）。与对侧比较，这样可能改变了切口的外观，但是在瘢痕成熟后这是可接受的。肿瘤及周围的腺体切除后，对标本进行称重并评估切除的体积。

注意力转向对侧乳房。一般说来，内侧蒂更可取，特别是当预想的切除体积超过 600g 并且 NAC 需要超过 6cm 的提升时。当 NAC 提升超过 6cm，通常采用内上蒂，这是因为较长的蒂部比短的蒂部更容易做弧形旋转。短蒂常常需要沿蒂的近端真皮进行回切，以便于旋转而没有扭曲。当乳头至 IMF 的长度短于标画的内侧蒂长度或者当乳房体积的大部分位于上部时，采用下蒂。

第一步用直径 38 ~ 45mm 的乳晕刀刻出乳晕边缘（图 13.6）。切开乳晕边缘，蒂部去除表皮（图 13.7）。然后沿 Wise 法的标线切开，进行真皮腺体楔形切除。对于内侧蒂或内上蒂，真皮腺体的切除主要在下方和外侧（图 13.8）。对于下蒂，真皮腺体切除主要在上方和外侧。蒂部血管的处理很重要。总的说来，保留蒂与胸肌的附着以使血供最佳。蒂和 NAC 的血管供应来源于真皮下血管网以及肋间 / 胸肌穿支血管（图 13.9）。以真皮边缘适当的动脉出血来判断 NAC 的血液灌注。真皮腺体切除后，蒂旋转至 Wise 法垂直臂的顶端（图 13.10）并且关闭切口（图 13.11）。

在此处，计算一下两侧切除的重量差异。通常，对侧乳房标本的重量是患侧标本的 2 ~ 3 倍。注意力再转向患侧乳房，根据最初肿瘤位置和多余组织的位置来切除额外的乳房腺体。总的说来，推荐将患侧乳房留得略大于健侧乳房，以补偿放射治疗后患侧可能发生的萎缩。留下的确切组织量很难进行测量，这有赖于医生用肉眼评估体积和外形的能力。上述操作一旦完成，双侧关闭皮肤切口。在图 13.12 中显示的是一例典型病例。

患侧部分乳房切除术后延迟的对侧乳房缩小整形术

在延迟情况下，乳房缩小整形术的标线有略微改变，这是因为通常已经有显著的乳房不对称。在患侧，NAC 的位置被提高且乳房体积减小了，并且该乳房还经过了放射治疗。通常在这种情况下需要患侧的重建，

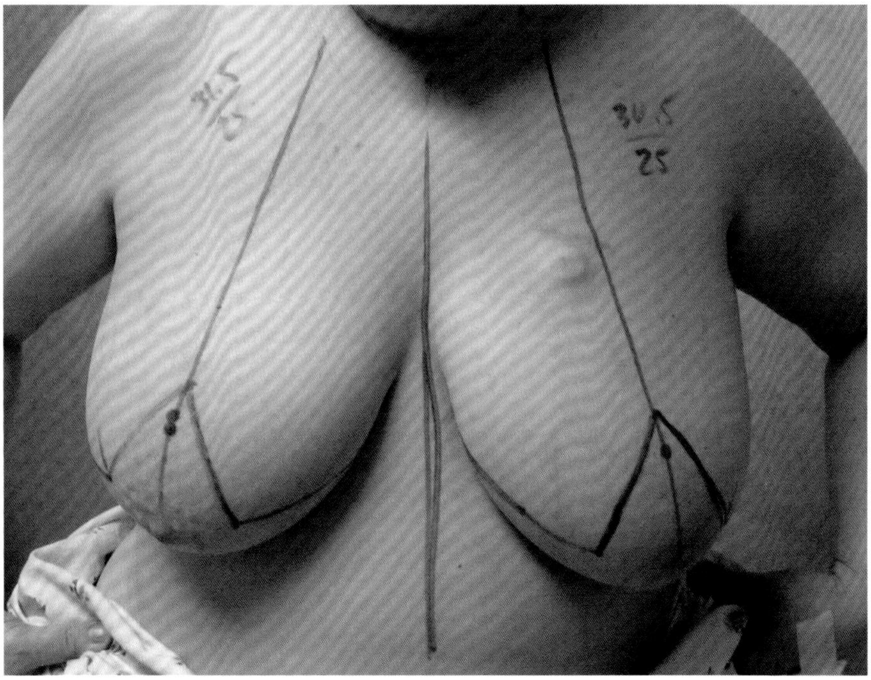

图 13.2　显示乳房的标志线和 Wise 法的标记线。记录胸骨切迹到乳头的距离及新乳头的位置。乳房中线平分 NAC。

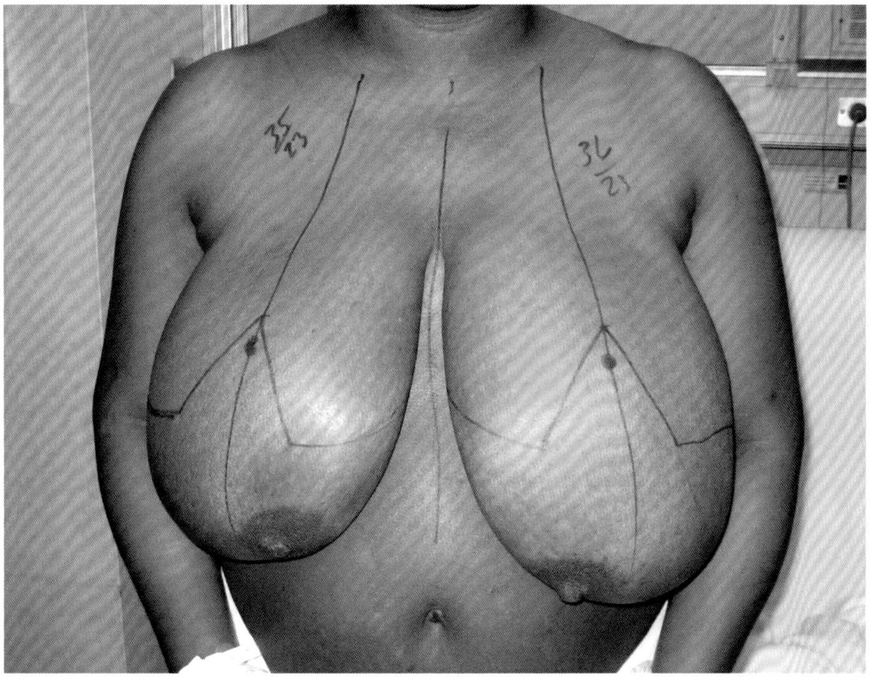

图 13.3　患者显示为严重的巨乳症。真正的乳房中线画在了 NAC 的外侧。NAC 的新位置将在乳房中线上。

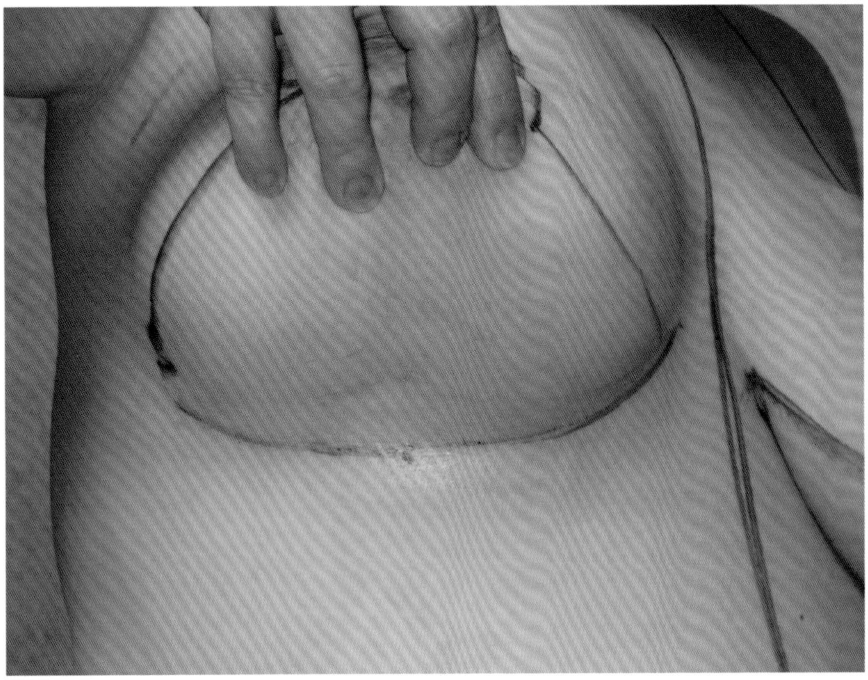

图 13.4 活检部位及肿瘤包括在 Wise 法标记线内。

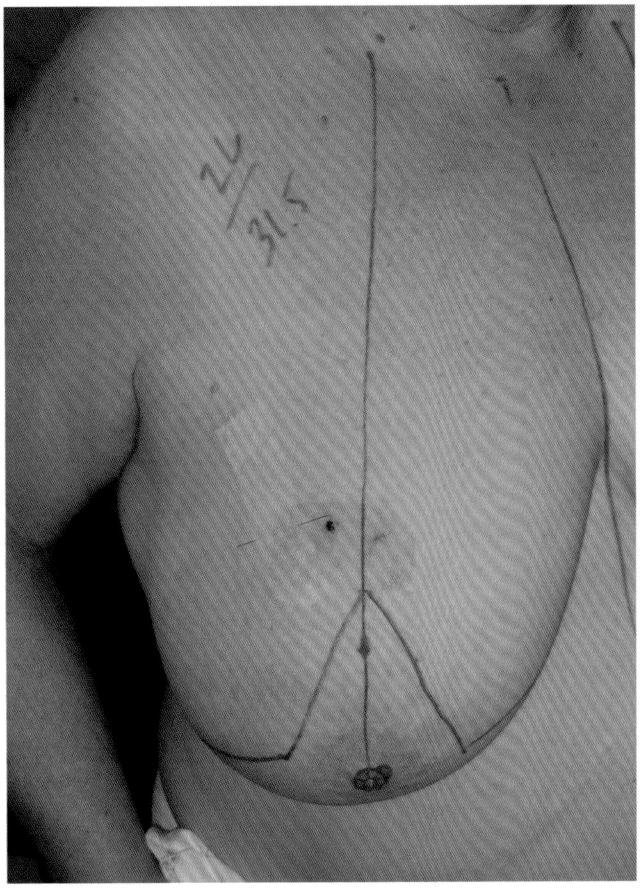

图 13.5 肿瘤位于 Wise 法标记线之外。切口将位于上半乳房中线上的肿瘤部位。

例如移转背阔肌肌皮瓣并结合对侧乳房的缩小。以下用病例图示来说明这一过程。患者进行了部分乳房切除术，包括左侧乳房的外上象限部分（图 13.13 和图 13.14）。术后放射治疗造成了 NAC 明显移位和两侧乳房的不对称。此患者需要使用背阔肌肌皮瓣来恢复乳房体积，增加乳房皮肤包被的面积，并且降低 NAC，同时进行对侧乳房缩小整形术以达到两侧对称。

术前标记

如同进行即刻乳房缩小整形术时一样，标画乳房下皱襞线、胸骨正中线和乳房中线（图 13.15）。将期望的 NAC 位置标记在每侧乳房上并使它们处于相似的水平线上。NAC 常常向外侧或者上方移位，但是也可能因为最初肿瘤切除的部位而向下或者向内侧移位。手术目标是恢复患侧乳房的体积和外形并且进行对侧乳房的缩小整形。为了判断对侧乳房需要缩小的量，必须首先估计到患侧的缺乏量。患侧 NAC 降低的距离由对侧乳房的 NAC 位置来确定。例如，如果患侧 NAC 需要降低 5cm，那么在背阔肌肌皮瓣上皮肤部分至少需要 5cm 宽。

方法

开始时患者置于侧卧位，下垫枕，让患侧乳房暴露。首先需要切除患侧瘢痕并松解而重现部分乳房

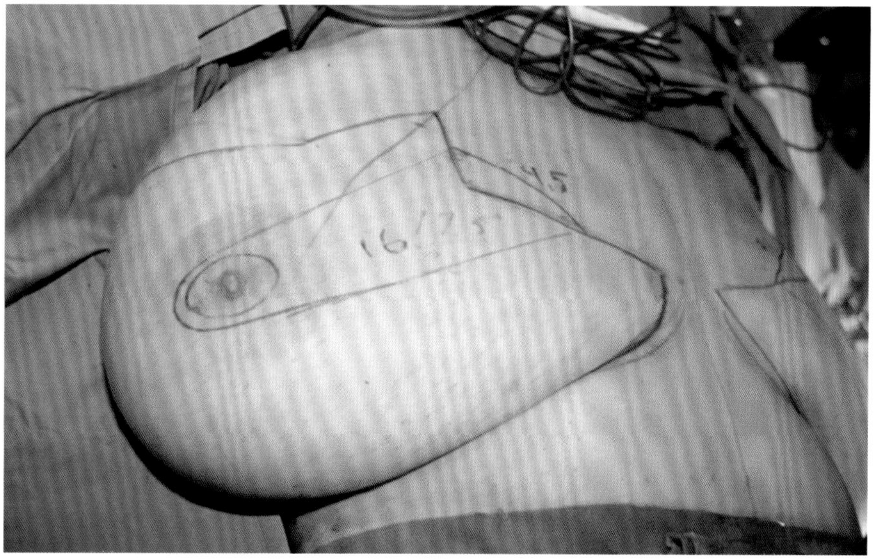

图 13.6　显示画出NAC的直径为42mm，并标画出了内侧蒂。

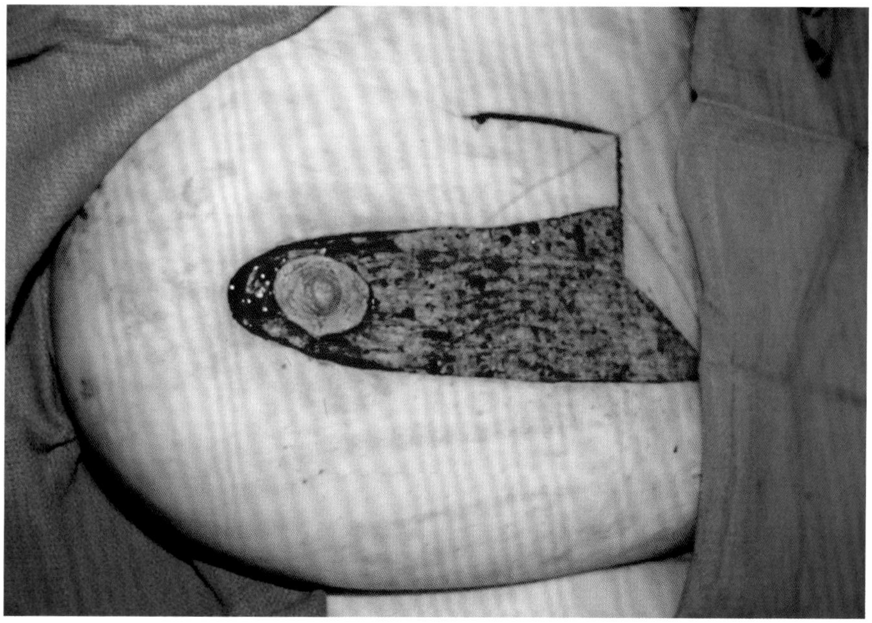

图 13.7　内侧蒂去除了表皮。保留真皮下血管网以增加蒂部和乳头的血液供应。

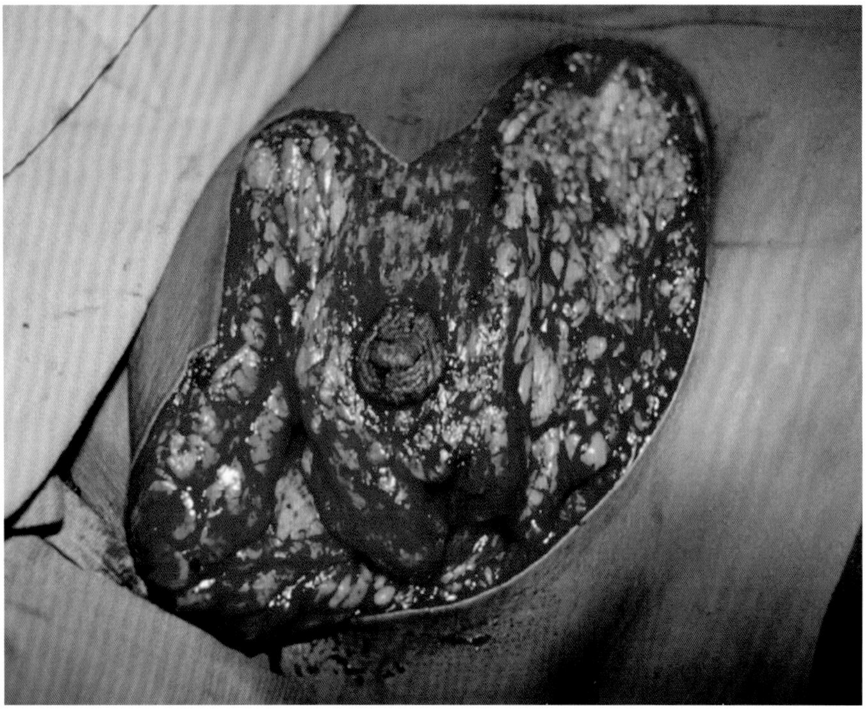

图 13.8　完成下、外、内及上真皮腺体楔形切除后，保留内侧蒂。

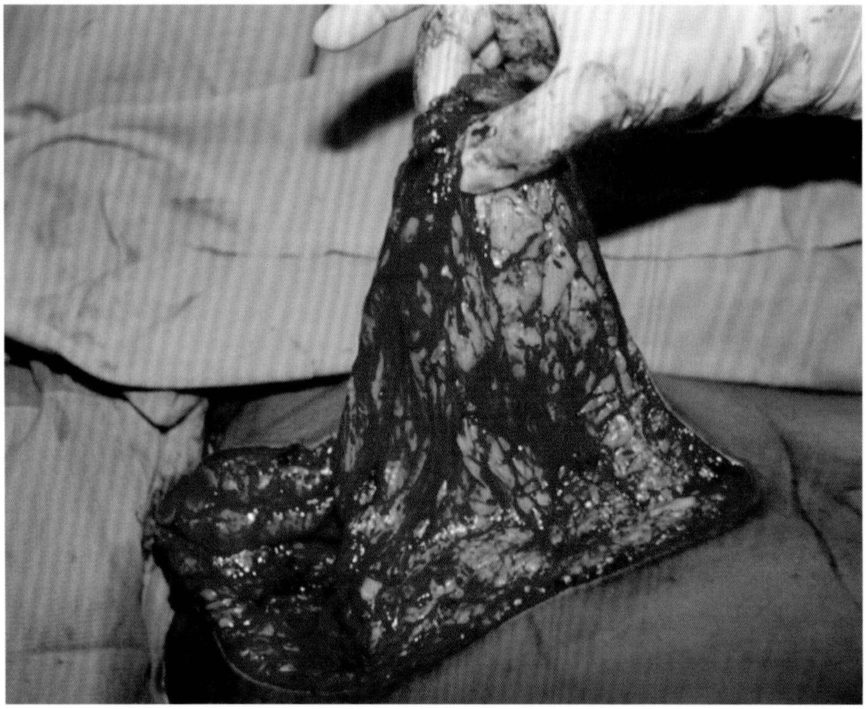

图 13.9　内侧蒂掀起，显示胸肌附着以增加血供。

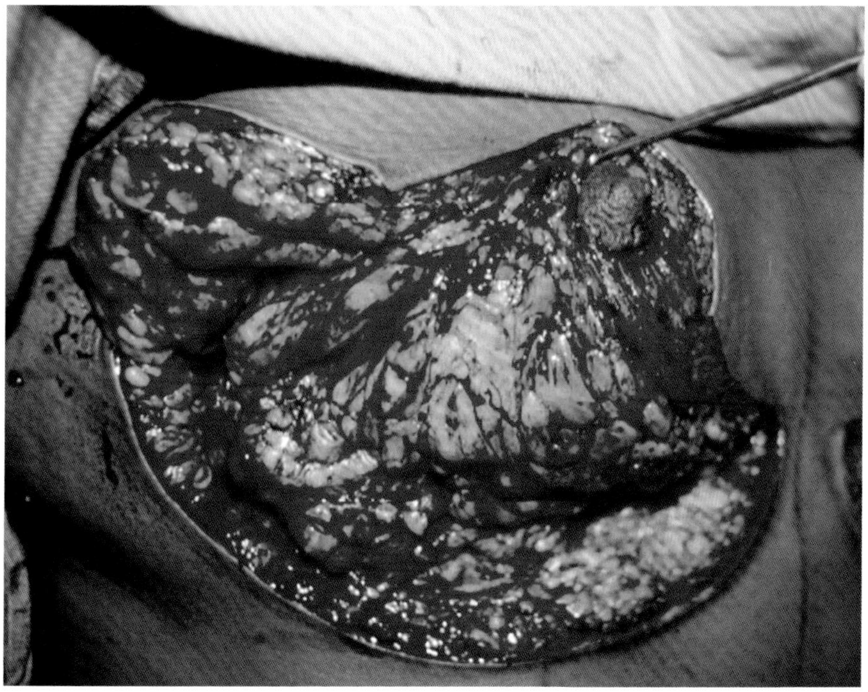

图 13.10　NAC 和内侧蒂旋转至 Wise 法垂直臂的顶端。

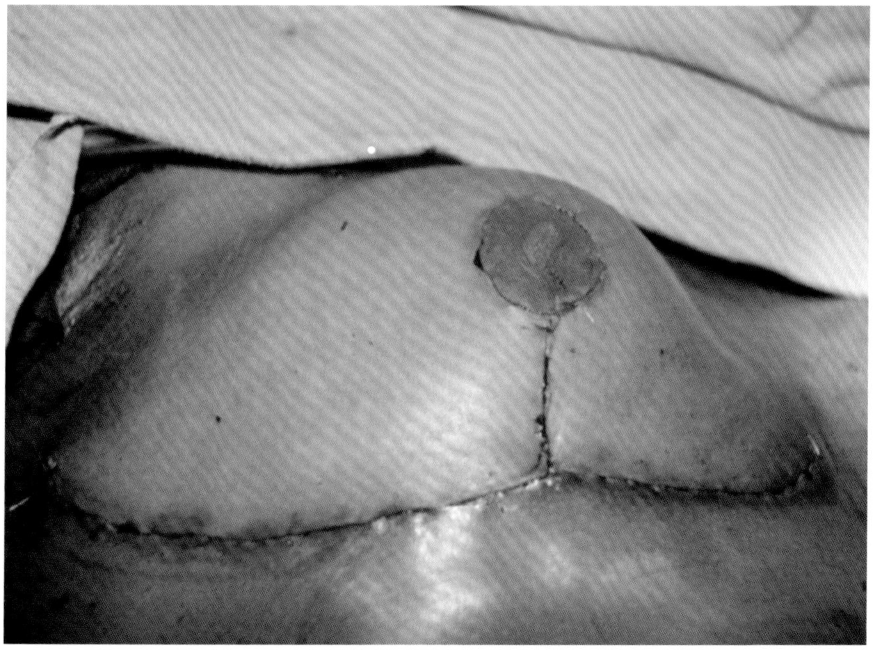

图 13.11　切口闭合形成倒 T 形。NAC 的位置与下皱襞距离大约 5cm。

切除造成的缺损。缺损常常超过大体预料的大小，特别是在经过术后放射治疗的情况下。测量皮肤缺损的面积大小，以此决定背阔肌肌皮瓣上皮肤部分的面积（图 13.16）。背阔肌肌皮瓣按照标准做法切取。背阔肌肌皮瓣掀起的细节不在本章节叙述，重点在于对侧乳房的处理。肌皮瓣一旦掀起后，通过隧道进入缺损区。这时，将患者换为仰卧位，并重新消毒、铺手术单。肌皮瓣放置好，将患者屈曲 40° 以评估乳房位置和对称性（图 13.17）。可能需要调整对侧的 Wise 法设计以保证两侧 NAC 对称。缩小整形的操作细节如前所述。图 13.18 ~ 13.20 显示了最后的效果。

单侧肿瘤整形术后延迟的双侧乳房缩小整形术

在术前即有双侧乳房肥大的患者，单侧肿瘤整形手术后可能双侧乳房仍然肥大。单侧进行放射治疗后可能体积和外形都存在不对称，会使情况复杂化。在这种情形下，一些患者为了改善外观和感觉，可能会对双侧乳房缩小整形感兴趣。为显示这种情况的复杂性，将通过特定病例的描述来强调这个手术（图 13.21）。

标记和手术方法

与前述的标记一样，确定 NAC 的理想位置。选择缩小的方法并且画出标记线（图 13.22）。在此例患者，部分乳房切除是在左侧乳房下象限进行，造成乳房下皱襞的上移、乳房上极的膨隆。选择的蒂部依据的是 NAC 提升的距离以及最大组织切除的位置。此例患者中，从左侧乳房上极需要切除大量的组织，所以选择蒂在下方（图 13.23）。计划在对侧乳房提高乳房下皱襞，于是选择内上蒂。

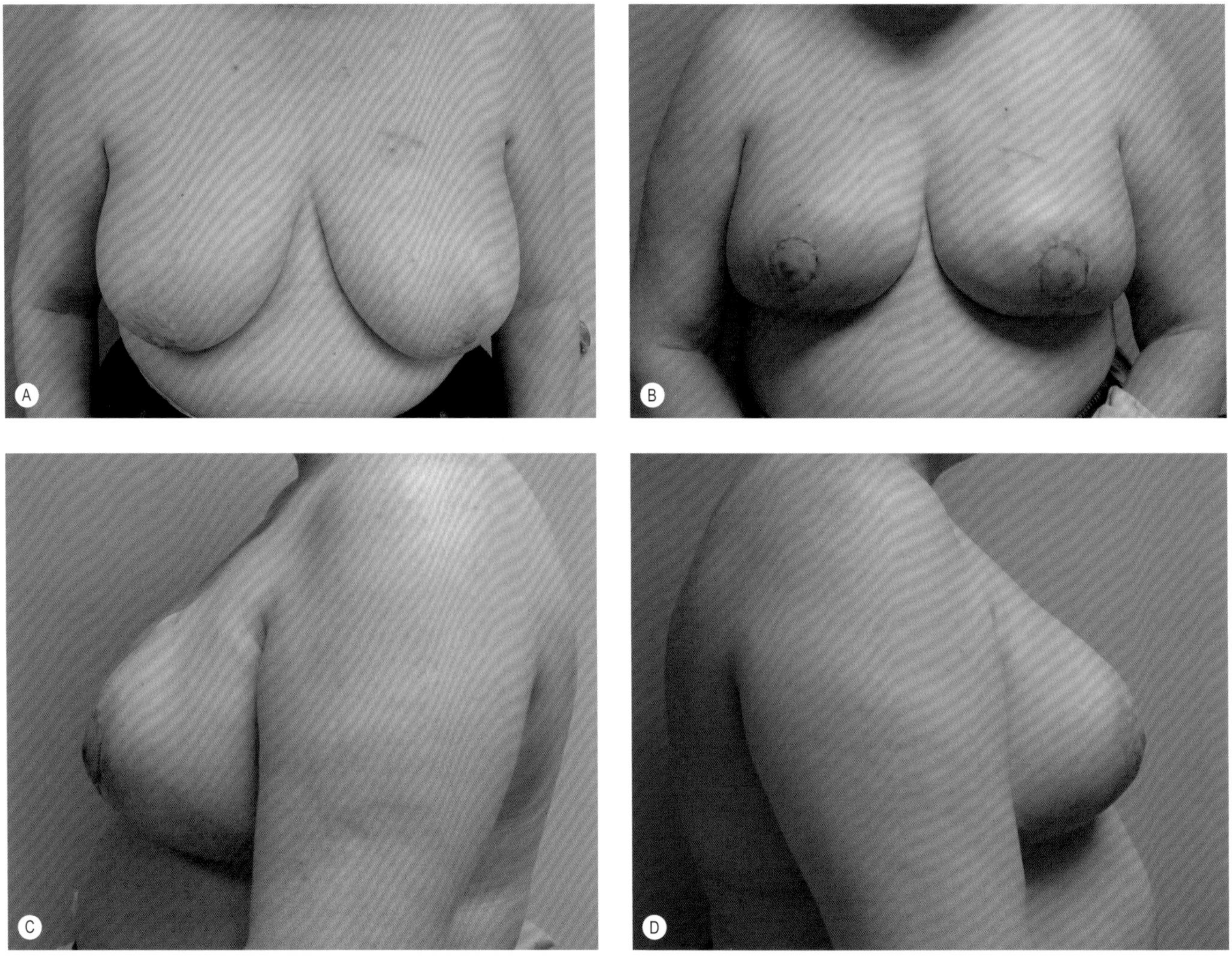

图 13.12 （A）术前照：左侧乳腺癌患者将进行患侧肿瘤整形手术和即刻对侧乳房缩小整形术。（B）左侧乳房肿瘤整形和对侧乳房缩小整形术后。（C）左侧乳房肿瘤整形术后侧位照。（D）对侧乳房缩小整形术后侧位照。

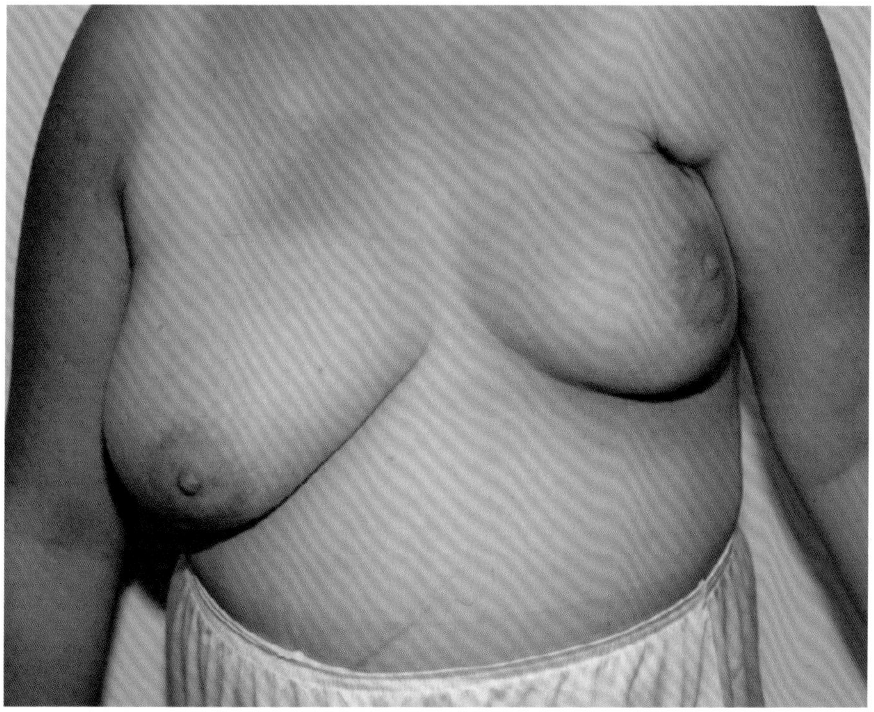

图 13.13　术前照：患者经过了左侧部分乳房切除和放射治疗，显示出不对称，NAC 向外上移位。手术计划重建左侧乳房并缩小对侧乳房。

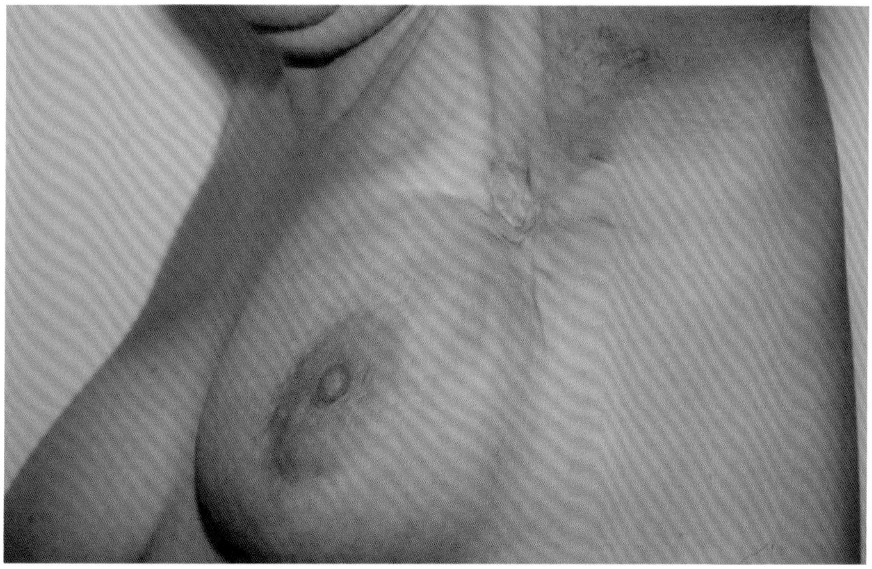

图 13.14　显示腋窝瘢痕挛缩和皮肤不足。

对侧乳房手术的重要方面包括乳房下皱襞的提高，即在现有乳房下皱襞上方大约 5cm 处的乳房下极画出一条新的下皱襞线（图 13.24）。切除下极的腺体以后，下极皮瓣去除脂肪。真皮边缘用不可吸收线缝合在新的下皱襞水平。患侧处理的方法则不同。NAC 保留在下真皮腺体蒂上，蒂与胸肌有广泛附着（图 13.25）。切除上极腺体并保留皮瓣良好灌注。术后早期的照片显示出对称性和外形的改善（图 13.26）。

患侧肿瘤整形术后延迟的对侧乳房上提固定术

当两侧体积对称而存在外形不对称时，适合对侧乳房的上提固定术。在乳房上部肿瘤整形后常常可以见到，NAC 向上移位且没有特别明显的体积缺失。考虑到将进行术后放射治疗，推迟对侧乳房的上提固定术是很明智的，便于估计所需要的上提程度。肿瘤整形后的放射治疗可能造成患侧乳房的萎缩或者变形。是进行乳房上提固定术还是乳房缩小整形术，这个决

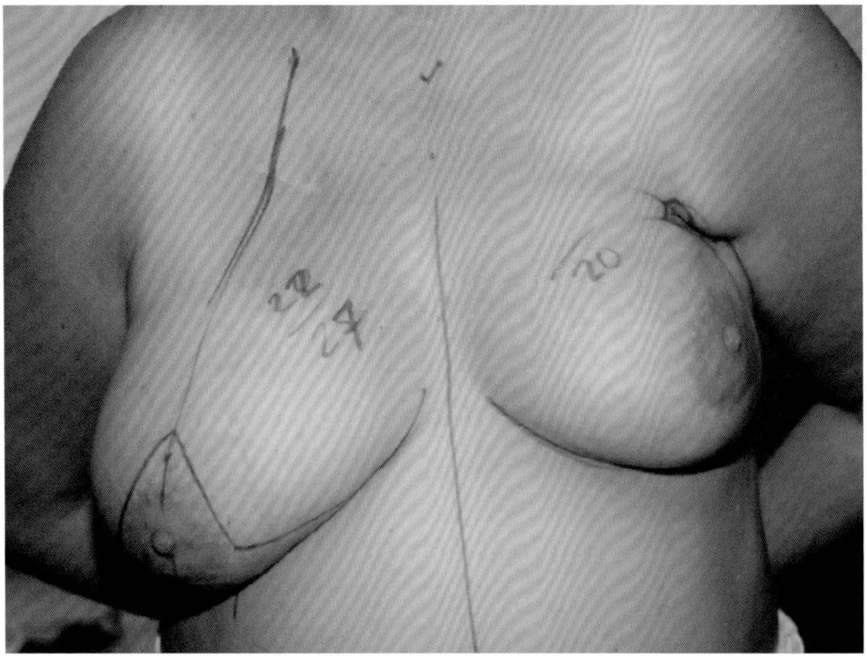

图 13.15　术前标记显示两侧 NAC 的新位置。在对侧乳房上画出了乳房中线和 Wise 法的标记线。

表 13.1　乳房下垂的分类

分级	定义
1	NAC位于或略低于下皱襞水平
2	NAC低于下皱襞水平
3	NAC在乳房最下端

定的做出最好在所有的组织变化消退以后进行。

依据需要提升的量和乳房下垂的程度，有很多可以采用的乳房上提固定方法。表 13.1 提供了乳房下垂的分类。乳房上提固定的方法包括环乳晕、环乳晕 - 垂直以及倒 T 形或 Wise 法（图 13.27）。当 NAC 需要提升的距离小于 2cm 时，环乳晕方法更适合。当 NAC 提升距离在 2 ~ 4cm 间并且对侧乳房基底直径需要一些改变时，环乳晕 - 垂直方法更适合。当 NAC 提升距离超过 4cm 并且需要明显的乳房再塑形时，考虑用 Wise 法的乳房上提固定。

标记和方法

画出 NAC 的期望位置。这通常是依据对侧 NAC 的位置或者乳房下皱襞的水平。在环乳晕方法中，围绕 NAC 边缘外画出一个偏心椭圆形标记线（图 13.28）。在标记范围内紧连 NAC 包含一条新月形非

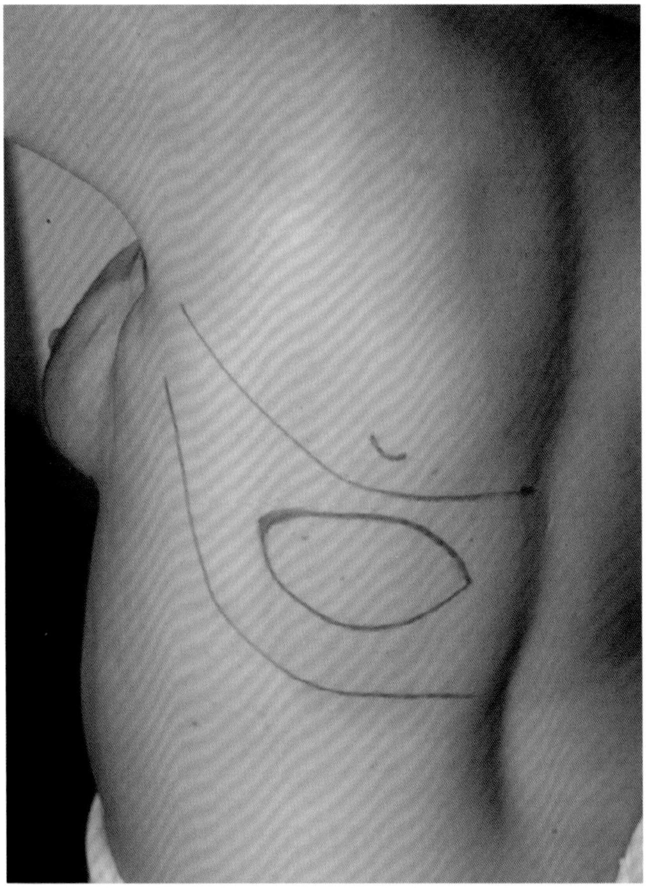

图 13.16　标出背阔肌肌皮瓣肌肉的轮廓线和球拍状皮岛的轮廓线。

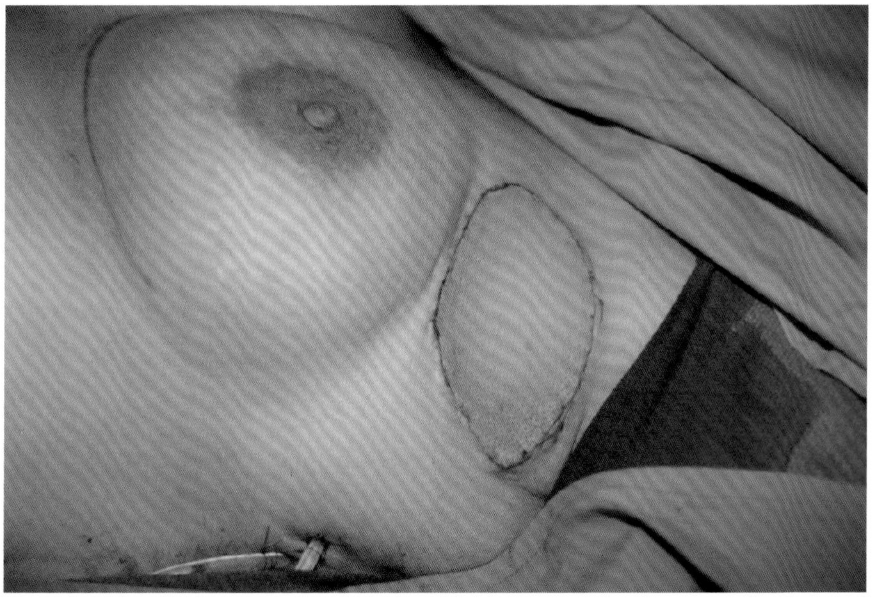

图 13.17　左侧乳房松解瘢痕组织后，重现了缺损。切取背阔肌肌皮瓣，通过隧道至缺损部位并放置好。

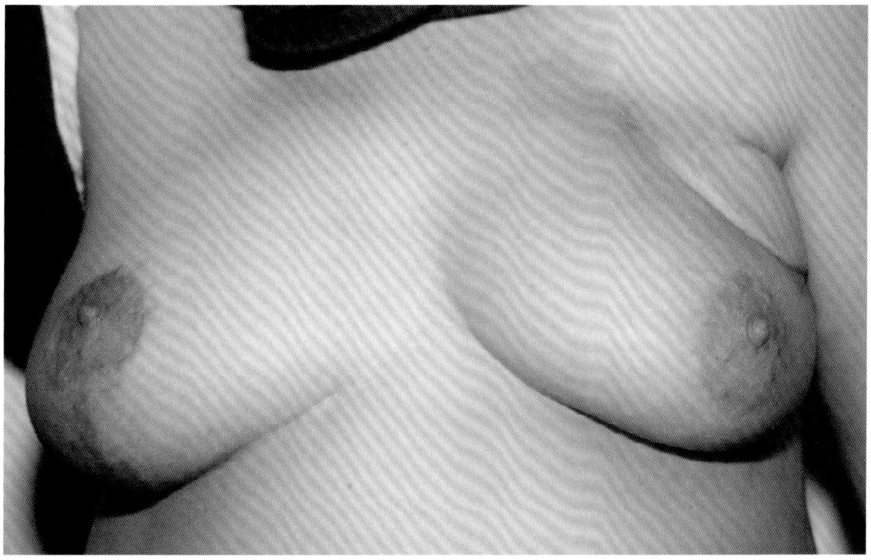

图 13.18　术后正面观：在对侧缩小整形术后显示了对称性的改善。

乳晕的皮肤。乳晕直径可能根据需要进行缩小，但通常设计为42mm。沿乳晕边缘和椭圆形标记线做切口。新月形部分去除表皮，切开真皮并且在腺体表浅向四周进行局部潜在分离，这样可使NAC容易活动。NAC调整位置后，其真皮边缘与周边真皮接近，一般用可吸收线进行缝合。皮肤关闭可以用可吸收线或者不可吸收线进行连续皮内缝合。

环乳晕-垂直方法以不同方式进行。术前标记包括胸骨正中线、乳房中线以及下皱襞线。NAC理想位置的决定如前所述。画出类似清真寺穹顶样的轮廓线，上方圆周线依据的是NAC重新定位的上缘。垂直臂长14 ~ 16cm。垂直臂位于NAC水平以下。依据内、外侧乳房组织移动程度决定内、外侧垂直臂的位置。垂直臂下端交点接近下皱襞。沿标记线和NAC边缘切开。切开真皮并做腺体表浅的局部潜在分离。完成此步骤后，NAC调整位置并且真皮边缘重新接近。NAC周围的闭合如前所述，但是垂直臂的闭合需要简单叙述一下。垂直臂的长度一般过长，造成NAC与下皱襞的距离加大，这是因为NAC提升了。因此，需要减小垂直切口的长度。最好采用牵拉更紧的皮内缝合来完成，以减小切口的长度。这样常常会造成有皱褶的外观，但随时间延长可以恢复。如果这还不够

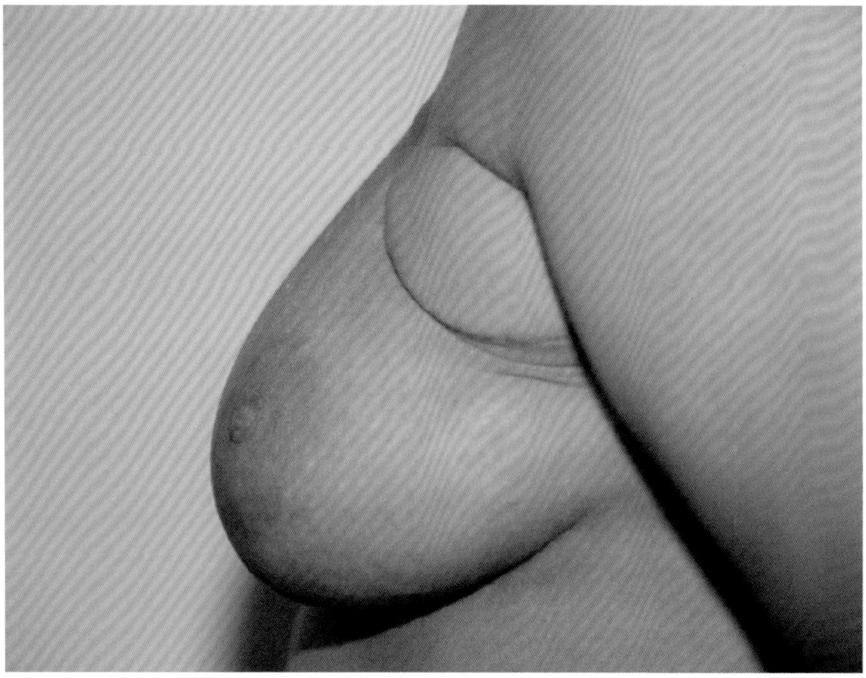

图 13.19 术后左侧位观：显示最后皮瓣的位置及可接受的乳房外观。

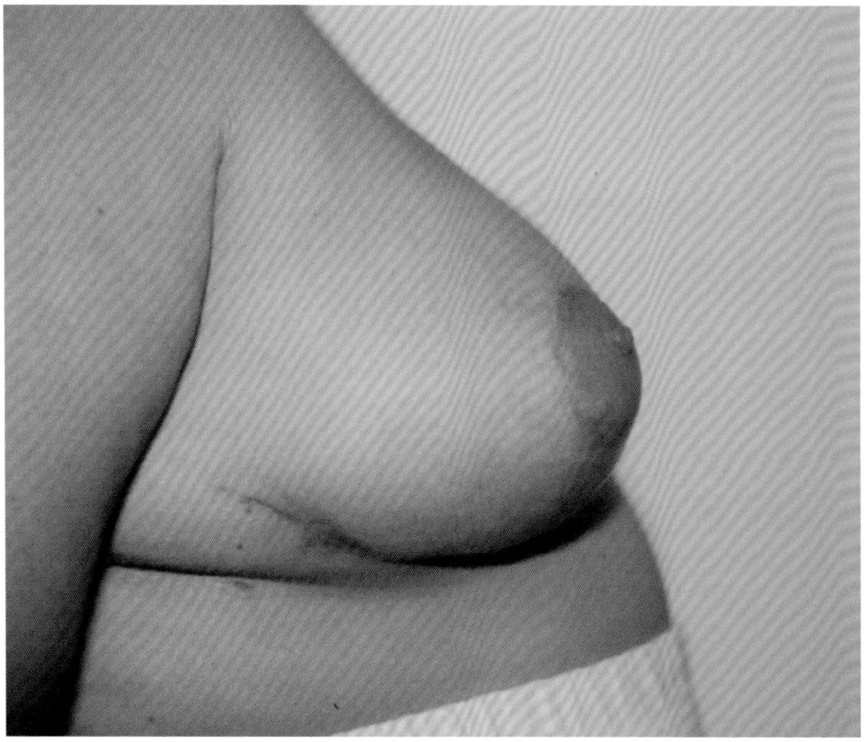

图 13.20 术后右侧位观：显示对侧乳房理想位置的 NAC 和可接受的乳房外观。

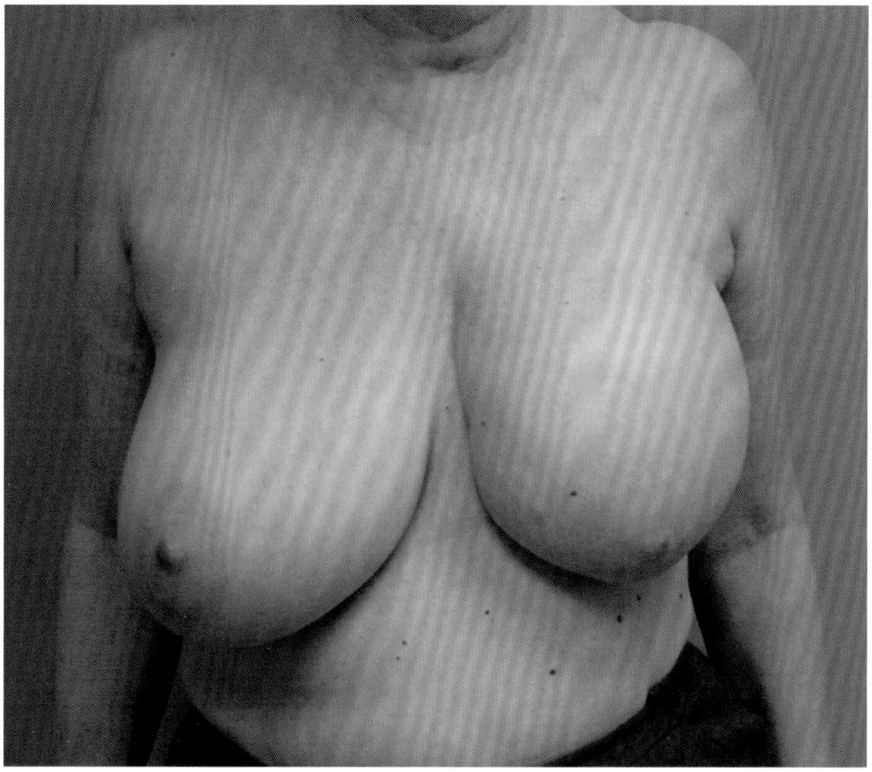

图 13.21　术前照：双侧乳房肥大的患者，左侧进行了部分乳房切除及放射治疗。计划进行双侧乳房缩小整形术。

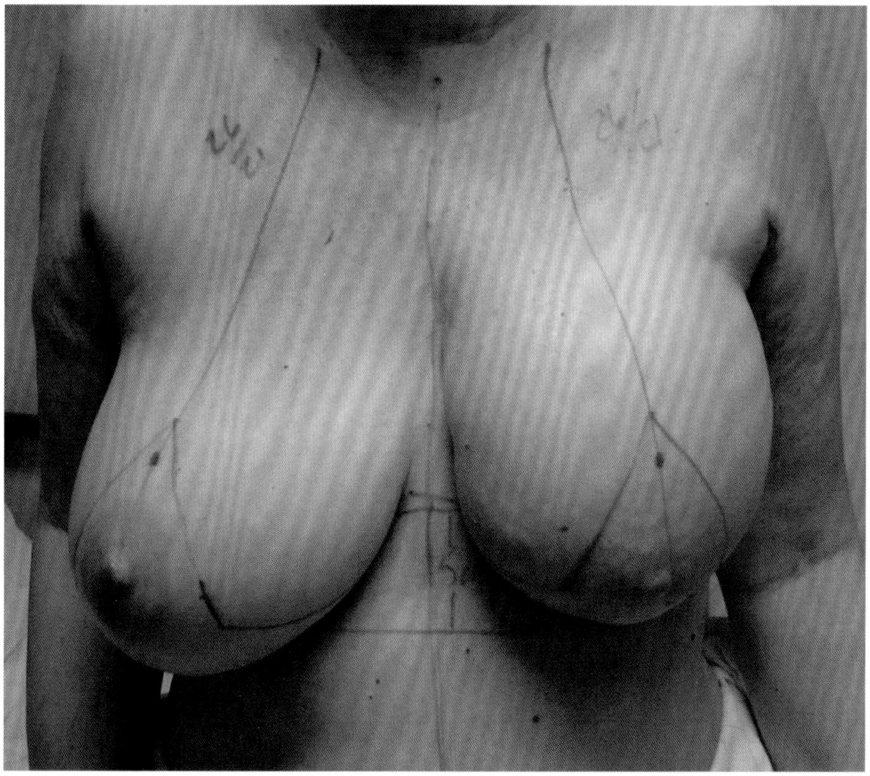

图 13.22　术前标记显示，除了在下皱襞水平和乳房上极的不对称之处，两侧胸骨切迹至乳头的距离相等。

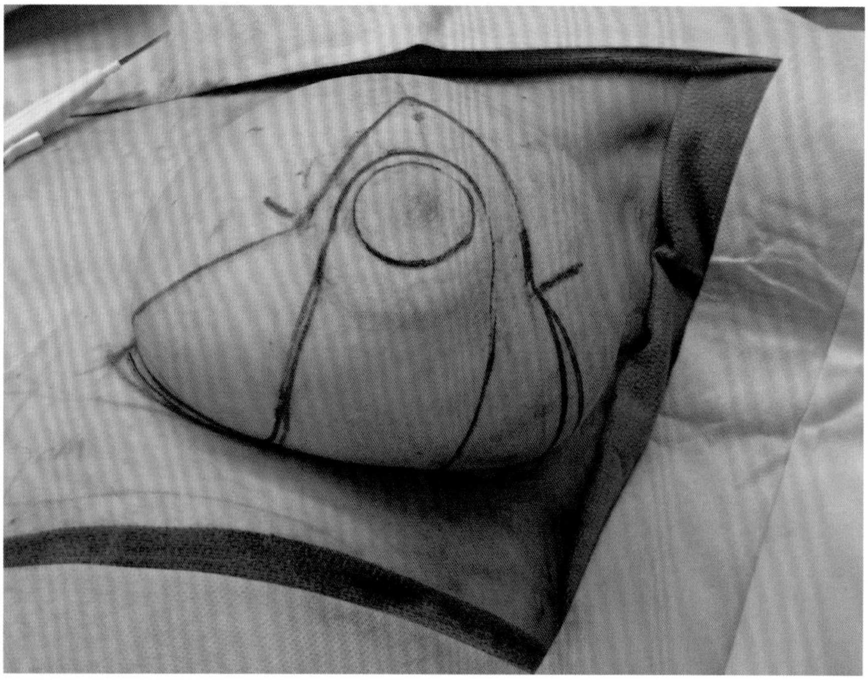

图 13.23 左侧乳房缩小方法采用下蒂的 Wise 法，对侧乳房则采用中央蒂的 Wise 法。两侧选择不同的方法是因为将要切除的组织位置的不同。

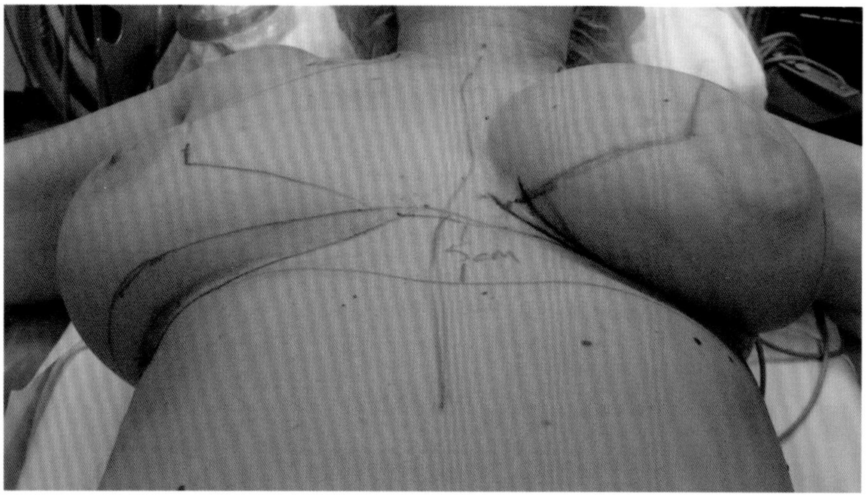

图 13.24 显示对侧乳房下皱襞的新位置。

充分，那么在下皱襞线上水平切除少量皮肤和脂肪来减小垂直切口长度很有效。

倒 T 形或者 Wise 法偶尔用于明显下垂的患者。如同以上两种方法，确定 NAC 理想位置并且标记乳房中线和下皱襞线。Wise 法的标记基本与前述用于乳房缩小的相同，主要的差别是此处垂直臂的长度通常是 9 ~ 10cm 而不是 8cm。另外，努力减小水平切口的长度以减少术后瘢痕。如同其他方法一样，切开标记线和 NAC 边缘，标记线范围内的皮肤去除表皮，切开真皮，并且进行乳房腺体局部的潜在分离。潜在分离的程度通常较以前描述的要大，常常延伸至胸壁以动员周围组织而不造成过度变形。真皮边缘闭合采用可吸收线。有时，沿水平切口可能有内侧及外侧的过度膨隆，那么需要切除一些乳房组织。这种方法通常能改进形状和外观，达到更好的效果。

保乳治疗或肿瘤整形手术后的对侧乳房充填术

保乳治疗或肿瘤整形手术后进行对侧乳房充填可

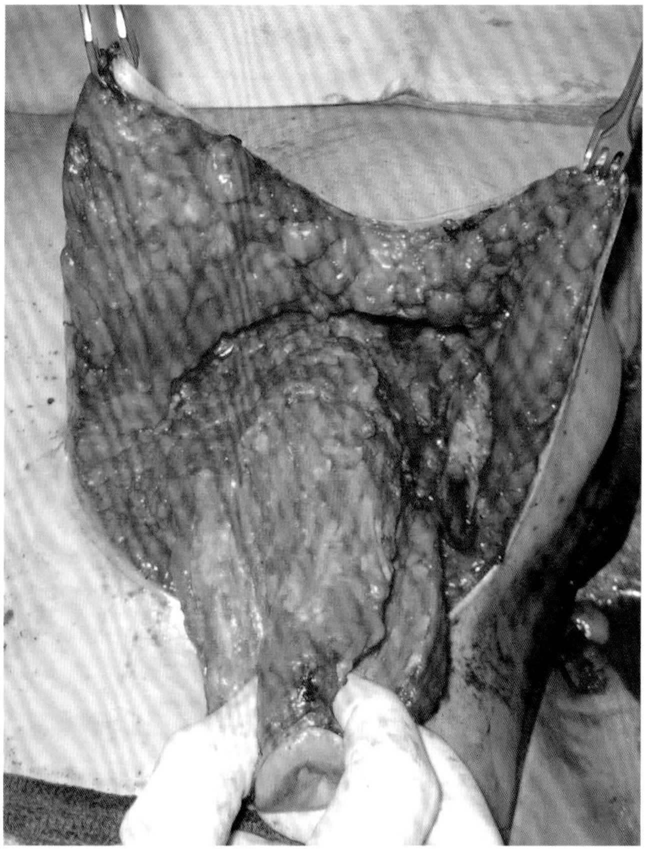

图 13.25　下蒂形成，保留着胸肌的附着和血管供应以增强 NAC 的血供。上部腺体的切除已经完成。

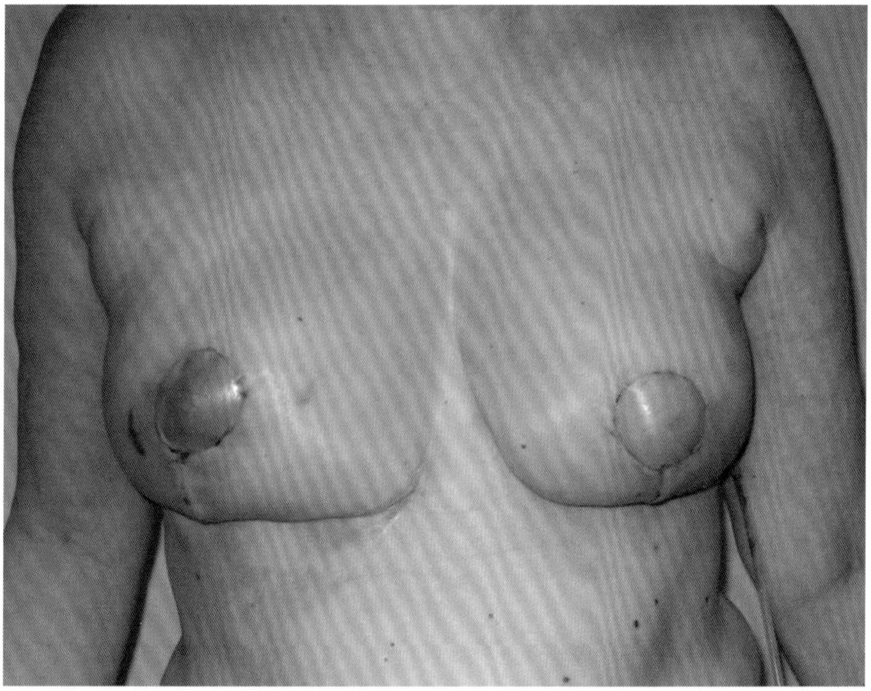

图 13.26　术后早期照：显示正常愈合后两侧乳房对称性得到改善。

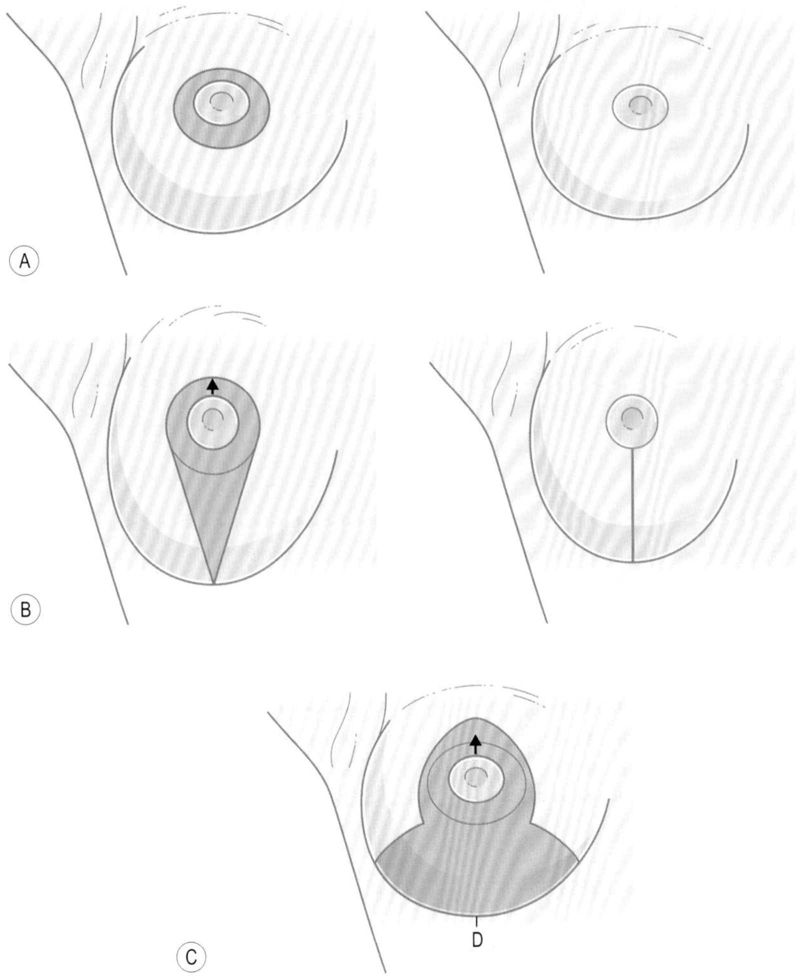

图 13.27 （A）图示环乳晕方法进行的乳房上提固定术。（B）图示环乳晕 - 垂直方法进行的乳房上提固定术。（C）图示 Wise 法乳房上提固定术。

能是最少见的。主要的适应证是小乳患者希望增大乳房体积和外形。通常需要双侧的手术，但是有时可能进行单侧的充填。这个手术仅在延迟情况下进行，并且建议患侧乳房在术后放射治疗以后至少 2 年再进行。

在实施这个手术之前，医生应当考虑一些重要的因素。首先，患侧乳房经过了部分切除和放射治疗，而对侧乳房没有。这可能造成术后不同程度的不对称。估计体积的差异并选择适合大小的假体很重要。其次是对患者的选择。对皮肤、皮下组织、腺体组织的质量必须进行评估。这显然对于健侧乳房不很重要，但如果考虑患侧乳房充填就非常重要。放射过的组织可能丧失弹性，乳房可能达不到希望的外形。最后，必须告知患者需要进行乳房扫描和监测。大的假体或者未正确放置的假体可能影响乳房腺体的显像。这可能在乳房 X 线照相时成为影响因素，但在 MRI 扫描则不成问题。

决定一个患者是否适合假体充填手术十分重要。如同所有乳房充填手术，需要清楚了解患者的手术动机和期望。在少数病例，对侧乳房小于患侧乳房，可以进行对侧乳房充填。但是对于希望双侧充填的患者，要注意有特别的考虑。总的说来，考虑有高的复发风险或者对侧乳房癌症风险的患者做此手术应当谨慎。不过，0 或 I 期乳腺癌患者在没有放射治疗的不利后遗症表现且没有复发的情况下可以考虑双侧的充填术。对于所有的病例，建议肿瘤外科和肿瘤内科的医生要与患者的愿望达成一致，并且提供术前的确认。图 13.29 中显示了保乳治疗后进行双侧乳房充填的病例。

完善效果

很好理解，当对患者的选择和手术技术为最优化时更能获得极好的效果。为了达到极好的术后效果，

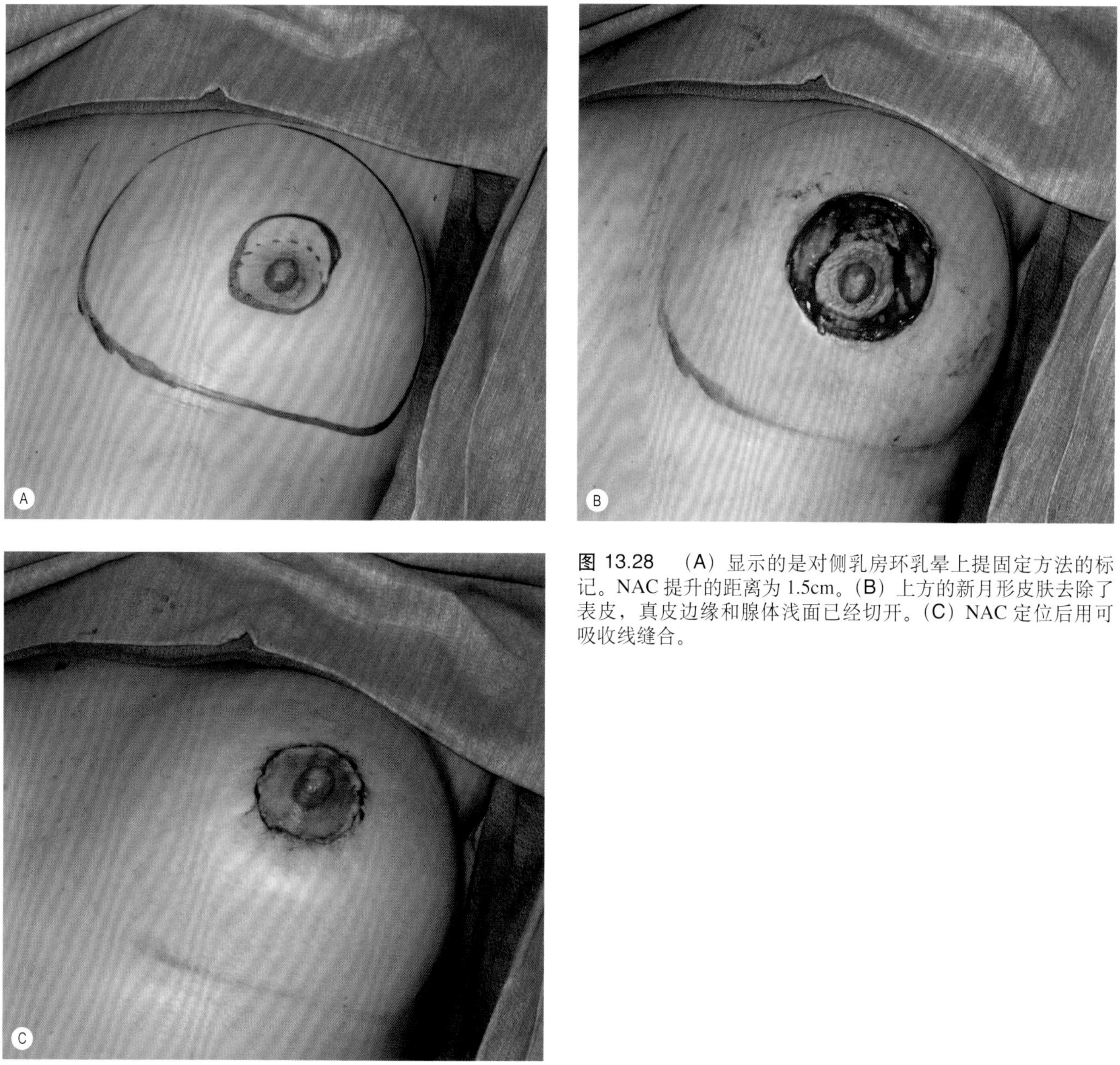

图 13.28 （A）显示的是对侧乳房环乳晕上提固定方法的标记。NAC 提升的距离为 1.5cm。（B）上方的新月形皮肤去除了表皮，真皮边缘和腺体浅面已经切开。（C）NAC 定位后用可吸收线缝合。

应当考虑一些要素（框 13.2）。在开始手术治疗计划之前，评估患者的期望总是非常重要的。患者应当理解可能有并发症或诱因而进行二次手术。努力用一次手术达到对称，但是这要在认为这样是安全的且对患者利益最有利的时候。另一个要素是应充分意识到放射治疗的影响。虽然放射治疗的是患侧，但它的作用将影响到对侧乳房对称性手术的结果。当计划对侧乳房缩小整形时，建议缩小得略微少一些以补偿患侧乳房方式治疗后的萎缩。由于这个原因，对侧乳房上提固定或者充填应当只在术后变化明确后延迟进行。出于乳房 X 线照相和扫描的原因，胸大肌下充填比腺体后充填更为可取。

框 13.2

评估患者的期望
当肿瘤切缘不明确时要推迟对侧乳房的手术
对侧乳房充填或者上提固定按延迟原则进行
对侧乳房缩小整形按即刻或者延迟原则进行
尽可能减小瘢痕长度

并发症和副作用

乳房缩小整形术

乳房缩小后可能有并发症发生，但在选择了适当的患者以及注意了手术细节的情况下很少发生。最常见的并发症包括出血、感染、瘢痕增生、脂肪坏死、乳头乳晕感觉丧失、伤口延迟愈合、不能哺乳以及乳房持久不对称，但还不限于此。认为乳房缩小术后并发症可以完全避免是不现实的，但是可以使其发生最小化。细心评估两侧乳房 NAC 的位置很重要。NAC 的血液供应应当根据蒂部边缘动脉及静脉出血的存在来确定。如果没有出血，应当进行乳头的游离移植。有时可能会发生部分乳头坏死（图 13.30）。瘢痕增生不常见，一旦发生常需修复（图 13.31）。虽然没有方法能够保障 NAC 的感觉不受影响，但有研究显示基于内侧和下方的蒂更多时候可以做到 [25]。预防血肿需要细致地止血。当存在血肿时，可通过使用术后的引流予以确定。引流通常 24 小时后拔除。伤口延迟愈合通常是血供差或者皮缘张力过大的结果。设计的缩小方式使皮缘不发生过大张力十分重要。延迟愈合出现时，最常见于 Wise 法沿下皱襞的三点交汇处（图 13.32）。

乳房上提固定术

乳房上提固定可以发生很多与在乳房缩小整形后出现的相同的并发症。然而最常见的是关于 NAC 位置和成活的并发症以及皮肤包被的扭曲。进行上提固定时，常常建议确定 NAC 的位置和评估将要切除皮肤的量。一般认为安全的方式是在切除皮肤前使用"粗缝"（tailor-tack）的方法，这样通常能保证皮缘没有过大张力。此外，医生还可评估乳房的外形。做皮肤切口后，一般建议皮肤和腺体浅面做局部的潜在分离，以使皮瓣有很好的动员。这样将很少产生扭曲变形。

乳房充填术

乳房充填由于没有假体能永久维持而很复杂。多数假体会在一生期间最终出现问题。最显著的并发症包括包膜挛缩、假体破裂、渐进性变形、不对称以及提早取出。其他还包括影响监测和患者的不满意。包膜挛缩与时间相关。放置的时间越长（通常大于 10 年），越可能发生。短期内减少包膜挛缩发生的措施包括仔细的术中止血、严格的无菌技术、大量抗生素冲洗以及抗生素的使用。使用当前的假体，失败比以往的报道要少见，10 年来的发生率为 10%。盐水假体破裂伴有快速的缩小，但硅凝胶假体的破裂可能发觉起来更困难。推荐每几年就做 MRI 扫描以进行评估。

乳房的监测很重要。有报告显示，乳房假体的存在可遮蔽 30% 病例的乳房 X 线照相的影像 [26]。MRI 扫描可以是这些病例影像研究的选择。假体置入胸大肌下可以使乳房有良好的影像，因为腺体 - 胸大肌层面不被假体遮蔽。

术后护理

最后，要注意对侧乳房手术后的护理。一般来

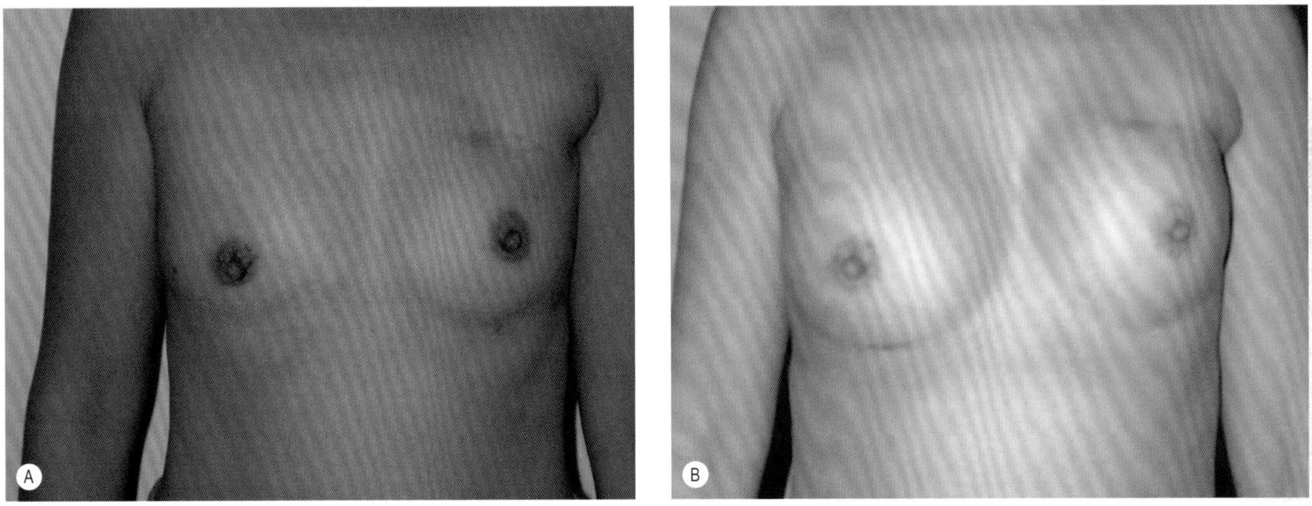

图 13.29 （A）术前照：患者 3 年前进行了左侧肿物切除及术后放射治疗。计划进行双侧乳房充填整形术。（B）术后照：用 150cm^3 盐水乳房假体进行乳房充填后 2 年。

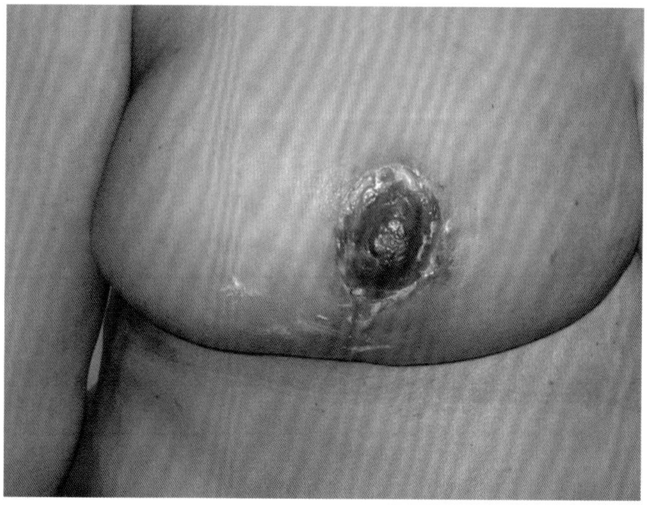

图 13.30　乳房缩小整形术后 NAC 边缘延迟愈合。

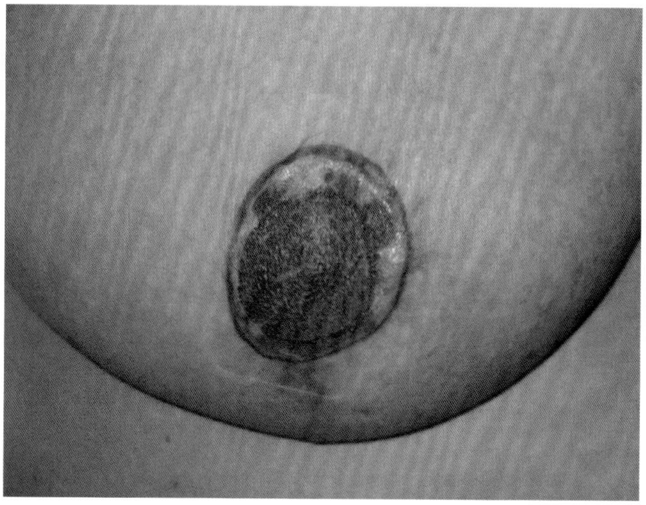

图 13.31　乳房缩小整形术后 NAC 边缘瘢痕增生。

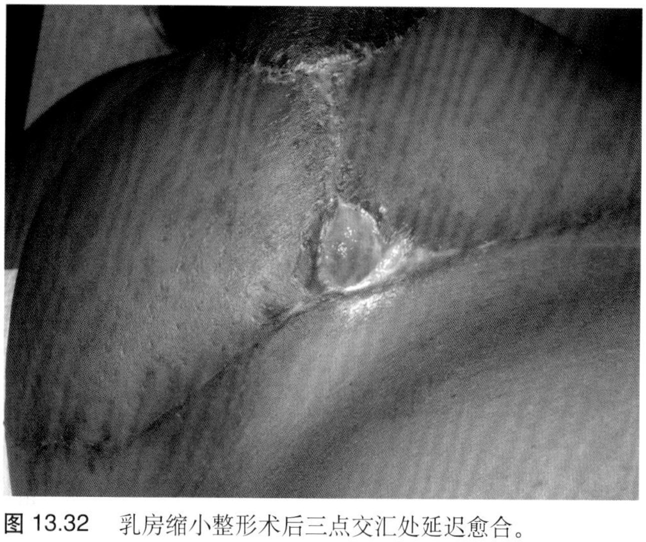

图 13.32　乳房缩小整形术后三点交汇处延迟愈合。

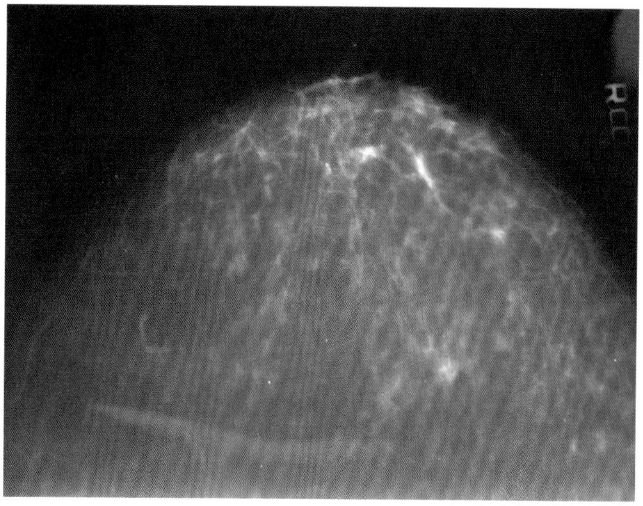

图 13.33　乳房缩小整形后正常的乳房 X 线照片。

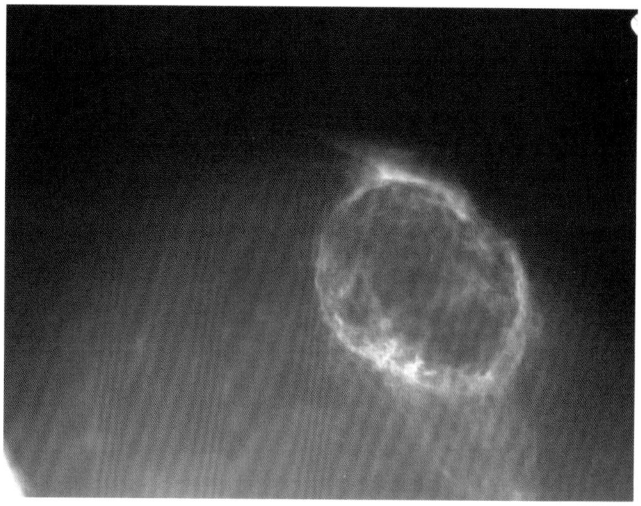

图 13.34　乳房缩小整形后脂肪坏死。

说，要指导患者如何照看引流以及做什么活动恰当。指导患者在术后 2 天或 3 天淋浴。抗生素使用 5 ~ 7 天。6 周内禁止激烈的活动如慢跑、举重物或者其他需要某种程度跳跃的活动。指导患者穿戴有轻度支撑作用的乳罩 1 个月。建议术后 6 个月内进行乳房 X 线照相以确定乳房表现的新基线。图 13.33 显示了乳房缩小整形后典型的乳房 X 线照片表现。图 13.34 显示乳房缩小整形后脂肪坏死的表现。

结　论

乳房肿瘤整形手术是一些乳腺癌患者除乳房切除外的安全选择。虽然这种治疗方法意图减小对乳房外形的损毁，但是常常会造成两侧乳房间的明显不对称。这种不对称可以通过采用通常用于乳房美容及重建的各种方法来进行成功的改进。恰当的患者选择和手术方法选择可以产生非常好的美容效果和很高的患者满意度，且不会影响对癌症的监测。

（李 比 译）

参考文献

1. Guyomard V, Leinster S, Wilkinson M. Systematic review of studies of patients' satisfaction with breast reconstruction after mastectomy. Breast 2007; 16:547–567.
2. Nahabedian MY. Symmetrical breast reconstruction: analysis of secondary procedures following reconstruction with implants and with autologous tissue. Plast Reconstr Surg 2005; 115:257–260.
3. Losken A, Carlson GW, Bostwick J, et al. Trends in unilateral breast reconstruction and the management of the contralateral breast. Plast Reconstr Surg 2002; 110:89–97.
4. Robbins GF, Berg JW. Bilateral primary breast cancers: a prospective clinicopathological study. Cancer 1964; 17:1501–1527.
5. Fisher F, Fisher B, Sass R, et al. Pathologic findings from the National Surgical Adjuvant Breast Project (protocol no. 4). Cancer 1984; 54:3002–3011.
6. Raabe W, Sauer T, Erichsen A, et al. Breast cancer in the contralateral breast: incidence and histopathology after unilateral radical treatment of the first breast cancer. Oncol Rep 1999; 6:1001–1007.
7. Kroll SS, Miller MJ, Schusterman MA, et al. Rationale for elective contralateral mastectomy with immediate breast reconstruction. Ann Surg Oncol 1994; 1:457–461.
8. Cook LS, White E, Schwartz SM, et al. A population-based study of contralateral breast cancer following a first primary breast cancer. Cancer Causes Control 1996; 7:382–390.
9. Heaton KM, Peoples GE, Singletary SE, et al. Feasibility of breast conservation therapy in metachronous or synchronous bilateral breast cancer. Ann Surg Oncol 1999; 6:102–108.
10. Healy EA, Cook EF, Orav EJ, et al. Contralateral breast cancer: clinical characteristics and impact on prognosis. J Clin Oncol 1993; 11:1545–1552.
11. Mariani L, Coradini D, Biganzoli E, et al. Prognostic factors for metachronous contralateral breast cancer: a comparison of the linear Cox regression model and its artificial neural network extension. Breast Cancer Res Treat 1997; 44:167–178.
12. Singletary EE, Taylor SH, Guinee VF, et al. Occurrence and prognosis of contralateral carcinoma of the breast. J Am Coll Surg 1994; 178:390–396.
13. Roubidoux MA, Helvie MA, Wilson TE, et al. Women with breast cancer: histologic findings in the contralateral breast. Radiology 1997; 203:691–694.
14. Losken A, Elwood ET, Styblo TM, et al. The role of reduction mammaplasty in reconstructing partial mastectomy defects. Plast Reconstr Surg 2002; 109:968–975.
15. Spear SL, Pelletiere CV, Wolfe AJ, et al. Experience with reduction mammaplasty combined with breast conservation therapy in the treatment of breast cancer. Plast Reconstr Surg 2003; 111:1102–1109.
16. Clough KB, Thomas SS, Fitoussi AD, et al. Reconstruction after conservative treatment for breast cancer: cosmetic sequelae classification revisited. Plast Reconstr Surg 2004; 114:1743–1753.
17. Ecklund GW, Busby RC, Miller SH, et al. Improved imaging of the augmented breast. Am J Roentgenol 1988; 151:469–473.
18. Palmer JH, Taylor GI. The vascular territories of the anterior chest wall. Br J Plast Surg 1986; 39:287–299.
19. Jaspars JJP, Posma AN, van Immerseel AAH, et al. The cutaneous innervation of the female breast and nipple–areola complex: implications for surgery. Br J Plast Surg 1997; 50:249–259.
20. Nahabedian MY, McGibbon BM, Manson PN. Medial pedicle reduction mammaplasty for severe mammary hypertrophy. Plast Reconstr Surg 2000; 105:896–904.
21. Mofid MM, Dellon AL, Elias JJ, et al. Quantitation of breast sensibility following reduction mammaplasty: a comparison of inferior and medial pedicle techniques. Plast Reconstr Surg 2002; 109:2283–2288.
22. Nahabedian MY, Mofid M. Viability and sensation of the nipple areolar complex following reduction mammaplasty. Ann Plast Surg 2002; 49:24–32.
23. Mofid MM, Klatsky SA, Singh NK, et al. Nipple–areola complex sensitivity after primary breast augmentation: a comparison of peri-areolar and inframammary incision approaches. Plast Reconstr Surg 2006; 117:1694–1698.
24. Nahabedian MY, Galdino G. Symmetric breast reconstruction: is there a role for three-dimensional digital photography? Plast Reconstr Surg 2003; 112:1582–1590.
25. Schlenz I, Rigel S, Schemper M, et al. Alteration of nipple areolar sensitivity by reduction mammaplasty: a comparison of five techniques. Plast Reconstr Surg 2005; 115:743–751.
26. Handel N, Silverstein M. Breast cancer diagnosis and prognosis in augmented women. Plast Reconstr Surg 2006; 118:587–593.